健康测量与评价

主 编 平卫伟

科学出版社

北 京

内 容 简 介

本书是在归纳总结前人知识的基础上，结合本人在健康测量与评价方面做的一些工作，从生理学、心理学、社会医学、卫生经济学等多方面对健康测量与评价进行系统阐述。书中重点阐述了健康保护行为量表的研制过程。本书共包含三部分，第一部分为体格检查。第二部分从认知、情绪与情感、应激与应对、自我概念、精神信仰、角色、家庭等有关心理学内容的评估。第三部分为社会医学综合评价方法，包括了生命质量评价、健康危险因素评价和卫生服务评价三大类的测量和评价方法。可以指导医务工作者在临床实践中在进行生理指标的测量的同时，也考虑病人其他方面的因素，达到综合防治的目标。

本书可供医务工作者、卫生管理人员、医学生和卫生管理专业研究生使用。

图书在版编目（CIP）数据

健康测量与评价 / 平卫伟主编. —北京：科学出版社，2019.7

ISBN 978-7-03-061789-7

Ⅰ. ①健… Ⅱ. ①平… Ⅲ. ①健康调查–研究–中国 Ⅳ. ①R195

中国版本图书馆 CIP 数据核字（2019）第 133503 号

责任编辑：王 颖 / 责任校对：郭瑞芝

责任印制：赵 博 / 封面设计：陈 敬

科学出版社 出版

北京东黄城根北街 16 号

邮政编码：100717

http://www.sciencep.com

北京凌奇印刷有限责任公司印刷

科学出版社发行 各地新华书店经销

*

2019 年 7 月第 一 版 开本：787×1092 1/16

2025 年 1 月第五次印刷 印张：12

字数：273 000

定价：98.00 元

（如有印装质量问题，我社负责调换）

自　序

健康是人类生活的一个永恒话题。今天人们对于健康的认识已经摆脱了“没病就是健康”的观念，对于健康的内涵已经有了全新的认识。1948 年世界卫生组织（WHO）提出，健康是一种身体上、心理上和社会适应的一个完好状态，而不仅仅是没有疾病和虚弱。这一概念的提出标志着健康成为一个多维度的概念。

在健康概念发生变化的同时，人们对于健康的测量也在不断发生变化。从最初的仅仅测量死亡，到流行病学（逐步开展了调查疾病在不同地区、时间和人群的分布），再到逐渐发展形成了如健康寿命年、伤残损失寿命年等一系列综合指标，到目前形成了既可以使用单一指标测量健康的某一个方面，也可以使用综合指标从多角度全面地测量健康。这不仅能够反映生命的长度，也能够去测量生命的质量，还可反映生命横向的宽度和生命存在的意义。

本书主要是在归纳总结前人知识的基础上，结合本人多年来在健康测量方面所做的一些工作，从生理、心理和社会医学综合评价方面对健康测量的单一指标、综合测量指标和评价方法进行系统阐述，重点阐述了健康保护行为量表的研制过程。该量表是首次出现的研究健康保护行为的量表，它为医务工作者和健康卫生工作人员提供了健康人群预防保健的工具，可以指导大众自行测量自身行为，达到疾病预防的目的。本书还系统阐述了常用的生理测量指标和心理、行为测量方法，达到了系统、全面地从多维度测量和评价健康状态的目的。本书可以用来指导医务工作者在临床实践中在进行生理指标的测量，同时也考虑病人其他方面的因素，达到综合防治的目标。本书共包含三部分，第一部分（第一章）为体格检查。第二部分（第二章）从认知、情绪与情感、应激与应对、自我概念、精神信仰、角色、家庭等方面进行有关心理学内容的评估。第三部分（第三至五章）为社会医学综合评价方法，包括了生命质量评价、健康危险因素评价和卫生服务评价三大类的测量和评价方法，主要涵盖了生命质量测量方法、个体和群体健康危险因素的评价方法、卫生服务需要与利用的评价、卫生项目评价、卫生费用评价、卫生资源评价及疾病负担评价等内容，同时还展示了本人研制的健康保护行为测试量表的内容，以及在近年来完成的一些相关研究成果。

本书相关研究得到了谭红专教授主持的美国中华医学基金会资助项目“洪灾的综合评价”（CMB98-689）、曹文君教授主持的国家自然科学基金项目“健康促进行为和健康保护行为的测量及评价研究”（81302518），以及本人主持的山西省软科学研究项目“基于医疗大数据的太行山地区分级诊疗模式的探讨”（2017041040-4）和“健康中国背景下基层卫生机构发展路径的探讨”（2018041033-1）的资助。

本书能顺利完成编写工作要感谢我的师长郑建中教授，在他的鼓励下我才开始进行这项编写工作，同时在实际的编写过程中，我得到了他很多无私的帮助。不仅如此，而且他严谨求实的治学态度、敏锐的科研思维和平易近人的生活态度，对我产生了深刻的影响，使我受益终身。还要感谢长治医学院公共卫生与预防医学系同事的帮助，感谢我的家人多年来对我的支持。

书中难免存在不足之处，恳请读者和业内同人不吝指正。

平卫伟

2018年4月

前　言

人们对健康和疾病的认识经历了漫长的过程，在无数有志于维护人类健康的先驱的努力下，逐渐形成了对于疾病和健康的不同认识，也正是在这个逐渐发展的过程中，人类不断探索疾病和健康的本质。

我国医学经典著作《黄帝内经》在理论上建立了中医学上的“阴阳五行学说”“脉象学说”“经络学说”“病因学说”“病机学说”“病症”“诊法”“论治”“养生学”等。其医学理论是建立在中国古代哲学理论基础之上的，反映了中国古代朴素唯物主义辩证思想。西方医学之父希波克拉底积极探讨了人的机体特征和疾病的成因，提出了著名的四体液学说。四体液学说提出人体是由血液、黏液、黄疸、黑疸这四种体液组成的。人之所以会得病，就是由于这四种体液不平衡造成的，而体液失调又是外界因素影响的结果。无论是中国还是其他国家的古代人民都努力试图揭示疾病的本质，虽然认识是模糊的、粗浅的，但是已经显现出了人们探索疾病本质的欲望，代表人类对健康的认识刚刚起步。

14～16 世纪兴起的文艺复兴运动，造就了一大批献身于科学事业的人，其中最著名的是英国自然科学家、哲学家培根（Bacon，1561—1626），他在其代表作《新工具》中提出用实验方法研究自然。他主张医生应放弃一切庸俗的观点，面向大自然。在其思想的指引下，医学研究进入了一个全新的领域，产生了一大批杰出的成果，形成了机械论的医学观念。法国百科全书派学者笛卡儿（Descartes，1596—1650）提出生物体只不过是精密的机器零件，其代表作是《动物是机器》。法国的医生拉美特利（La Mettrie，1709—1751）也撰写了论著《人是机器》，他认为人体是自己发动自己的机器，疾病是机器某部分故障失灵，需修补完善。意大利的病理解剖学家莫尔干尼（Morgagni，1682—1771）根据 640 个解剖病例发表了《论疾病的位置和原因》一书，他把疾病看作是局部损伤，而且认为每一种疾病在某个器官内有它相应的病变部位。这些思维模式代表了人类对健康和疾病认识的质的飞跃。

18 世纪 50 年代至 19 世纪初，在工业革命的浪潮下，城市化的同时也带来了疾病的蔓延，尤其是传染病的蔓延；巴斯德、科赫等的研究成果奠定了疾病的细菌学病因理论。人们对于生命、健康与疾病有了新的认识：健康就是要维持宿主、环境和病原体三者之间的动态平衡，平衡破坏就会生病。从纯生物学角度考虑生态平衡，病因是微生物，宿主是动物或人，环境就是自然环境。对于疾病和健康的这一认识促进了临床医学和预防医学的快速发展，在外科学治疗中，攻克了手术的疼痛、感染和失血三大难关，大大提高了手术的成功率；在疾病预防领域，采用杀菌灭虫、预防接种和抗菌药物三个主要武器，使得急、慢性传染病和寄生虫病的发病率大幅度下降，延长了人的寿命。这一时期逐步形成的生物医学模式，解释了许多长久以来影响医学发展的重大问题，是人类对健康和疾病认识的第三次质的飞跃。

1977 年美国纽约州罗切斯特大学恩格尔（Engel）教授提出了医学模式应该逐步演变为生物-心理-社会医学模式，他认为人们对于疾病和健康的了解，不仅包括疾病的生物医学因素，还包括心理因素、自然和社会环境因素，以及帮助治疗疾病的卫生保健体系（医疗卫生服务因素）。在该模式中把健康或疾病理解为从原子、分子、细胞、组织系统到个体，以及由个体、家庭、社区、社会构成概念化相联系的自然系统，健康反映为系统内、系统间高水平的协调。恢复健康不是回到病前状态，而是代表一种与病前不同系统的新的协调。

综上所述，随着社会经济的发展，人类对健康的认识不断地发生变化。在生物医学模式的影响下，健康被认为是“没有疾病，或不虚弱”，但这仅仅是从躯体性和生物性角度加以理解的概念，存在相当程度的局限性和片面性。1948 年 WHO 在其宪章中提出了三维健康概念，即健康不仅仅是没有疾病或虚弱，而是一种身体、心理和社会的完好状态，全面诠释生物-心理-社会医学模式对健康的理解，将人的身体结构与功能、躯体与精神、心理与社会适应作为统一的整体来看待，把人体健康与生物、心理和社会的关系紧密联系起来，帮助、指导人们成功有效地把握与维护自身的健康。

平卫伟

2018 年 4 月

目　　录

第一章 体格检查

第一节 生命体征

生命体征（vital sign）是评估生命活动存在与否的重要特征，其内容包括体温、呼吸、心率、脉搏和血压等，是衡量生命变化情况的重要指标。

1. 体温 测量体温的方法要规范，以保证结果准确。我国一般按摄氏法进行记录。测量体温的常规方法有腋测法、口测法和肛测法，近年来还出现了耳测法和额测法。所用体温计有水银体温计、电子体温计和红外线体温计。

（1）体温测量的常规方法

1）腋测法：将体温计头端置于病人腋窝深处，嘱病人用上臂将体温计夹紧，10 分钟后读数。其正常值为 36～37℃。使用该法时，注意腋窝处应无致热或降温物品，并应将腋窝汗液擦干，以免影响测定结果。该法简便、安全，且不易发生交叉感染，为最常见的体温测定方法。

2）口测法：将消毒后的体温计头端置于病人舌下，让其紧闭口唇，5 分钟后读数。其正常值为 36.3～37.2℃。使用该法时，应嘱测量者不用口腔呼吸，测量前 10 分钟禁饮热水和冰水，以免影响测量结果。该法结果较为准确，但不能用于婴幼儿及神志不清者。

3）肛测法：被测者取侧卧位，将肛门体温计头端涂以润滑剂后，徐徐插入肛门内达体温计长度的一半为止，5 分钟后读数。其正常值为 36.5～37.7℃。肛测法一般较口测法读数高 0.2～0.5℃。该法测值稳定，多用于婴幼儿及神志不清者。

4）耳测法：是应用红外线耳式体温计，测量鼓膜的温度，多用于婴幼儿。

5）额测法：是应用红外线测温计，测量额头皮肤温度，仅用于体温筛查。

（2）体温记录的方法：体温测定的结果，应按时记录在体温记录单上，描绘出体温曲线。多数发热性疾病在体温的变化上有一定的规律性。在临床实践中，有时会出现体温测量结果与被测者的全身状态不一致，应对其进行原因分析，以免导致诊断和处理上的错误，体温测量误差的常见原因有以下几个方面。

1）测量前未将体温计的汞柱甩到 35℃以下，致使测量结果高于实际体温。

2）采用腋测法时，由于病人明显消瘦、病情危重或神志不清而不能将体温计夹紧，致使测量结果低于实际体温。

3）监测局部存在冷热物品或刺激时可对测定结果造成影响，如用温水漱口、局部放置冰袋或热水袋等。

2. 呼吸 健康人在静息状态下呼吸运动稳定而有节律，是通过中枢神经和神经反射的调节予以实现的。正常成人在静息状态下，呼吸频率为 12～20 次/分，呼吸与脉搏之比为 1∶4，新生儿呼吸频率约为 44 次/分，随着年龄的增长而逐渐减慢。呼吸频率超过 20 次/分称为呼吸过速，如在发热、疼痛、贫血时，一般体温升高 1℃，呼吸频率约增加 4 次/分。呼吸频率低于 12 次/分称为呼吸过缓，常见于麻醉剂或镇静剂使用过量或颅内压增高等情况。

3. 心率和脉搏

（1）心率是指每分钟心搏次数。正常成人在安静、清醒的情况下心率范围为 60～100 次/分，老年人偏慢，女性稍快，儿童较快（<3 岁的儿童多在 100 次/分以上）。婴幼儿的心的率超过 150 次/分称为心动过速，心率低于 60 次/分称为心动过缓。心动过速与心动过缓可表现为短暂性或连续性，可由多种生理性、病理性或药物性因素引起。

（2）心律是指心脏跳动的节律。正常人心律基本规则，部分青年人可出现随呼吸改变的心律，吸气时心率增快，呼气时心率减慢，称为窦性心律不齐，一般无临床意义。听诊所能发现的最常见的心律失常有期前收缩和心房颤动。

（3）脉搏：检查脉搏主要用触诊，也可用脉搏计描记波形。检查时可选择桡动脉、肱动脉、股动脉、颈动脉及足背动脉等。检查时对比需两侧脉搏情况，正常人两侧脉搏差异很小，不易察觉。某些疾病时，两侧脉搏明显不同，如缩窄性大动脉炎或无脉症。在检查脉搏时应注意脉率、脉律、紧张度、动脉壁弹性、强弱和脉波。

（4）脉率：影响因素一般类似于心率。正常成人脉率在安静、清醒的情况下为 60～100 次/分，老年人偏慢，女性稍快，儿童较快（<3 岁的儿童多在 100 次/分以上）。各种生理、病理情况或药物影响也可使脉率增快或减慢。此外，除观察脉率的快、慢外，还应观察脉率与心率是否一致。当出现某些心律失常时，如心房颤动或较早出现的期前收缩，由于部分心脏收缩的搏出量低，不足以引起周围动脉搏动，故此时脉率可少于心率。

4. 血压 通常指体循环动脉血压（blood pressure，BP），是重要的生命体征。血压的测定方法有两种。

（1）直接测压法：经皮穿刺将导管送至周围动脉（如桡动脉）内，导管末端接监护测压系统，自动显示血压值。本法虽然精确、实时，但为有创方式，仅适用于危重、疑难病例。

（2）间接测量法：袖带加压法，以血压计测量。血压计有汞柱式血压计、弹簧式血压计和电子血压计，诊所或医院常用汞柱式血压计或验证合格的电子血压计进行测量。间接测量法的优点为简便易行，但易受多种因素影响，尤其是周围动脉舒缩变化的影响。

操作方法：被检查者 30 分钟内禁吸烟、禁饮咖啡，并排空膀胱，安静环境下在有靠背的椅子处安静休息至少 5 分钟。取坐位（特殊情况下可以取卧位或站立位）测血压，被检查者上肢裸露伸直并轻度外展，肘部置于心脏同一水平，将气袖均匀紧贴皮肤并缠于上臂，使其下缘在肘窝以上约 2.5cm，气袖之中央位于肱动脉表面。检查者触及肱动脉后，将听诊器体件置于搏动处准备听诊。然后，向袖带内充气，边充气边听诊，待肱动脉搏动声消失，再升高 30mmHg 后，缓慢以 2～6mmHg/s 放气，双眼随汞柱下降，平视汞柱表面，根据听诊结果读出血压值。根据 Korotkoff 5 期法，首先听到的响亮拍击声（第 1 期）代表收缩压，随后拍击声有所减弱和带有柔和吹风样杂音为第 2 期，在第 3 期当压力进一步降低而动脉血流量增加后，这些声音被比较响的杂音所代替，然后音调突然变得沉闷为第 4 期，最终声音消失即达第 5 期。第 5 期的血压值即舒张压。对于 12 岁以下儿童、妊娠妇女，以及严重贫血、甲状腺功能亢进、主动脉瓣关闭不全及 Korotkoff 音不消失者，可以第 4 期作为舒张压读数。血压至少应测量 2 次，间隔 1～2 分钟；如收缩压或舒张压 2 次读数相差 5mmHg 以上，应再次测量，以 3 次读数的平均值作为测量结果。收缩压与舒张压之差值为脉压，舒张压加 1/3 脉压为平均动脉压。需注意的是，部分被检查者偶尔可出现听诊间隙（在收缩压与舒张压之间出现的无声间隔），可能因未能识别而导致收缩压的低估，主要见于重度高血压或主动脉瓣狭窄等。因此，需注意向袖带内充气时肱动脉搏动声消失后，再升高 30mmHg，一般能防止此误差。气袖大小应适合被检查者的上臂臂围，至少应包裹 80%上臂。手臂过于粗大或测大腿血压时，用标准气袖测值会过高；反之，手臂太细或儿童测血压时用标准气袖则结果会偏低。因此，针对这些特殊情况，为保证测量准确，须使用适当大小的袖带。

正常成人血压标准的制订经历了多次变化，主要根据大规模流行病学资料分析获得。根据《中国高血压防治指南》（2010 修订版）的标准，规定见表 1-1。

表 1-1 血压水平的定义和分类

类别	收缩压（mmHg）	舒张压（mmHg）
正常血压	＜120	＜80
正常高值	120～139	80～89
高血压		
1 级高血压（轻度）	140～159	90～99
2 级高血压（中度）	160～179	100～109
3 级高血压（重度）	≥180	≥110
单纯收缩期高血压	≥140	＜90

注：当病人的收缩压与舒张压分属不同级别时，则以较高的分级为准；单纯收缩期高血压也可按照收缩压水平分为 1、2、3 级

血压变动的临床意义如下所述。

（1）高血压：血压测量值受多种因素的影响，如情绪激动、紧张、运动等；如在安静、清醒和未使用降压药的条件下采用标准测量方法，至少 3 次非同日血压值达到或超过收缩压 140mmHg 和（或）舒张压 90mmHg，即可认为有高血压，如果仅收缩压达到标准则称为单纯收缩期高血压。高血压绝大多数是原发性高血压，约 5%为继发性高血压，如继发于慢性肾炎、肾动脉狭窄等。高血压是动脉粥样硬化和冠状动脉粥样硬化性心脏病的重要危险因素，也是心力衰竭的重要原因。

（2）低血压：血压低于 90/60mmHg 时称低血压。急性的持续低血压状态多见于严重疾病，如休克、心肌梗死、急性心脏压塞等。慢性低血压也可有体质的原因，病人自诉一贯血压偏低，一般无症状。另外，如果病人平卧 5 分钟以后站立 1 分钟或 5 分钟，其收缩压下降 20mmHg 以上，并伴有头晕或晕厥，为直立性低血压。

（3）脉压改变：脉压明显增大，结合病史，可考虑甲状腺功能亢进、主动脉关闭不全和动脉硬化等。若脉压减小，可见主动脉瓣狭窄、心包积液及严重心力衰竭。

（4）动态血压监测（ambulatory blood pressure monitoring，ABPM）：血压监测方法除了危重病人的床旁连续有创监测外，动态血压监测也是高血压诊治的一个重要方面。测量应使用经验证合格的动态血压检测仪，应 24 小时连续监测，同时按设定的间隔时间记录血压。一般设白昼时间为 6：00～22：00，每 15 分钟或 20 分钟测血压一次；晚间时间为 22：00 至次日清晨 6：00，每 30 分钟记录一次。我国动态血压的正常参考值标准为：24 小时平均血压值＜130/80mmHg；白昼平均血压值＜135/85mmHg；夜间平均血压值＜120/70mmHg。正常情况下，夜间血压值较白昼低 10%～20%。凡是疑有单纯性诊所高血压（白大衣高血压）、隐蔽性高血压、顽固难治性高血压、发作性高血压或低血压的病人，均应考虑将动态血压监测作为常规血压测定的补充手段。

第二节 发育与体型

1. 发育 发育是对被测者的年龄、智力和体格成长状态（包括身高、体重及第二性征）之间的关系进行的综合评价。发育正常者，其年龄、智力和体格成长状态处于均衡一致。成年以前，随年龄的增长，体格不断成长，在青春期，尚可出现一段生长速度加快的青春急速成长期，属于正常发育状态。

成人发育正常的指标包括：①头部的长度为身高的1/8～1/7；②胸围为身高的1/2；③双上肢展开后，左、右指端的距离与身高基本一致；④坐高等于下肢的长度。正常人各年龄组的身高与体重之间存在一定的对应关系。

机体的发育受种族、遗传、内分泌、营养代谢、生活条件及体育锻炼等多种因素的影响。临床上的病态发育与内分泌的改变密切相关。在青春期，如出现垂体功能亢进，可致体格异常高大，称为巨人症；如发生垂体功能减退，可致体格异常矮小，称为垂体性侏儒症。甲状腺对体格发育也有很大影响，在新生儿期，如发生甲状腺功能减退，可导致体格矮小和智力低下，称为呆小症。性激素决定第二性征的发育，当性激素分泌受损，可导致第二性征的改变：男性表现为上、下肢过长，骨盆宽大，无胡须、毛发稀少，皮下脂肪丰满，外生殖器发育不良，发音女声；女性出现乳房发育不良、闭经、体格男性化、多毛、皮下脂肪减少、发音男声。性激素对体格也有一定的影响，性早熟儿童，患病初期可较同龄儿童体格发育快，但常因骨骺过早闭合限制其后期的体格发育。

2. 体型 是身体各部发育的外观表现，包括骨骼、肌肉的生长与脂肪分布的状态等。成年人的体型可分为以下3种。

（1）无力型：也称瘦长型，表现为体高肌瘦、颈细长、肩窄下垂、胸部扁平，腹上角<90°。

（2）正力型：也称匀称型，表现为身体各个部分结构匀称适中，腹上角90°左右，见于多数正常成人。

（3）超力型：也称矮胖型，表现为体格粗壮、颈粗短、面红、肩宽平、胸围大、腹上角>90°。

第三节 营养状态

个体的营养状态与食物的摄入、消化、吸收和代谢等因素密切相关，其好坏可作为鉴定健康和疾病程度的标准之一。营养状态与多种因素有关，因此常采用有关指标综合评定。营养过度和不良均可导致营养状态改变。

1. 综合评价 营养状态可依据皮肤、毛发、皮下脂肪和肌肉的情况，结合年龄、身高、体重进行综合判断。临床上常用良好、中等、不良3个等级进行描述。①良好：皮肤、黏膜红润，皮肤光泽、弹性好、皮下脂肪丰满，肌肉结实，指甲、毛发润泽，肋间隙及锁骨上窝深浅适中，肩胛部和股部肌肉丰满。②不良：皮肤、黏膜干燥、弹性下降，皮下脂肪菲薄，肌肉松弛无力，指甲粗糙无光泽，毛发稀疏，肋间隙及锁骨上窝凹陷，肩胛骨和髂骨嶙峋突出。③中等：介于良好与不良之间。

2. 体重 一定时期内体重的增减是观察营养状态最常用的方法。体重测量应于清晨、空腹、排便和排尿后，着单衣裤立于体重计中心进行。成人的理想体重可用以下公式粗略计算：理想体重（kg）=身高（cm）−105。一般认为体重在理想体重±10%的范围内，属于正常；超过理想体重10%～20%，称为超重，超过理想体重20%以上，称为肥胖；低于理想体重10%～20%，称为消瘦；低于理想体重20%以上为极度消瘦，也称为恶病质。常用体重指数（body mass index，BMI）衡量体重是否正常。计算方法为：BMI=体重（kg）/身高^2（m^2）。按照WHO的标准，BMI在18.5～24.9kg/m^2为正常，在25～29.9kg/m^2为超重，≥30kg/m^2为肥胖。按照我国标准，成人BMI在18.5～24.0kg/m^2为正常，在24.1～27.9kg/m^2为超重，≥28kg/m^2为肥胖，＜18.5kg/m^2为消瘦。

3. 皮褶厚度 皮下脂肪可直接反映体内的脂肪量，与营养状态关系密切，可作为评估营养状态的参考。常用测量部位有肱三头肌、肩胛下和脐部，成人以肱三头肌皮褶厚度测量最常用。测量时被测量者取立位，两上肢自然下垂，测量者立于其后，以拇指和食指在肩峰至尺骨鹰嘴连线中点的上方2cm处捏起皮褶，捏起点的两边皮肤需对称，然后用重量压力为10g/mm^2的皮褶计测量，于夹住后3秒内读数。一般取3次测量值的平均值。正常范围：男性为（13.1±6.6）mm，女性为（21.5±6.9）mm。

4. 营养状态异常 临床实践中常见的营养状态异常包括营养不良和营养过剩两个方面。

（1）营养不良：由于摄食不足和（或）消耗增加引起。一般轻微或短期的疾病不易导致营养状态的异常，故营养不良多见于长期或严重的疾病。消瘦或恶病质的常见原因有以下几个方面。①摄食障碍：多见于食管、胃肠道疾病，神经系统疾病，以及肝肾等疾病引起的严重恶心、呕吐等；②消化吸收障碍：见于胃肠、胰腺、肝及胆道疾病引起消化液或酶的合成和分泌减少，影响消化和吸收；③消耗增多：常见于慢性消耗性疾病，如长期活动性肺结核、恶性肿瘤、代谢性疾病、内分泌疾病等，消耗过多的糖、脂肪和蛋白质。

（2）营养过剩：如果机体摄入的能量远超过机体消耗的能量，必定会造成能量的储备。这种能量的储备现象就是营养过剩的表现。过多的能量往往是以脂肪的形式储存在我们的皮下组织、内脏器官的周围以及腹部网膜上。肥胖按其病因可分为原发性和继发性两种。①原发性肥胖：也称为单纯性肥胖，为摄入热量过多所致，表现为全身脂肪分布均匀，身体各个部位无异常改变，常有一定的遗传倾向。②继发性肥胖：主要为某些内分泌疾病所致，如下丘脑垂体疾病、库欣综合征、甲状腺功能减退症、性腺功能减退症等。

第四节 全身体格检查

一、全身体格检查的基本要求

全身体格检查是临床医生必备的基本功，主要用于住院病人、健康人全面的体格检查，是指面对病人或受检者全面系统、井然有序地进行全身各部分的体格检查。为保证检查内容全面系统、顺序合理流畅，应该注意以下基本要求。

1. 检查的内容务求全面系统 这是为了收集尽可能完整的客观资料，起到筛查的作用，也便于完成入院记录的各项要求。由于检查通常是在问诊之后进行，检查者一般对应重点深入检查的内容心中有数，因此重点检查的器官必然应更为深入细致。这就使每例全身体格检查不是机械性重复，而是在全面系统的基础上有所侧重，使检查内容既能涵盖住院病历所要求的条目，又能重点深入患病的器官系统。

2. 检查的顺序应是从头到四肢分段进行 检查顺序强调一种合理规范的逻辑顺序，不仅可最大限度地保证体格检查的效率和速度，而且也可大大减少病人的不适和不必要的体位变动，同时也方便检查者操作。为了检查的方便，某些器官系统，如皮肤、淋巴结、神经系统等，采取分段检查、统一记录的方式。

3. 可适当调整个别检查顺序 遵循上述检查内容和顺序基本原则的同时，允许根据具体受检者和医生的情况，酌情对个别检查顺序作适当调整。如甲状腺触诊，常需从病人背后进行，因此卧位的病人可在座位检查背部后，再触诊甲状腺，予以补充。四肢检查中，上肢检查习惯上是由手至肩，而下肢则应由近及远进行。

4. 体格检查还要助于具体操作的灵活性 面对具体病例，如急诊、重症病例，可能需要简单体检后即着手抢救或治疗，遗留的内容待病情稳定后补充；因为病情原因不能采取坐位的病人，背部检查只能侧卧进行。肛门直肠、外生殖器的检查应根据病情需要确定是否检查，如需检查应特别注意保护病人隐私。

5. 全身体格检查的顺序

（1）以卧位病人为例：一般检查/生命体征，头颈部，前、侧胸部（心、肺），（病人取坐位）背部（包括肺、脊柱、肾区、骶部），（卧位）腹部，上肢，下肢，肛门，直肠，外生殖器，神经系统检查（最后站立位）的共济运动、步态与腰椎运动。

（2）以坐位病人为例：一般检查/生命体征，头颈部，上肢，背部（包括肺、脊柱、肾区、骶部），前、侧胸部（肺），（病人取卧位）心脏，腹部，下肢，肛门、直肠，外生殖器，神经系统（最后站立位）共济运动、步态与腰椎运动。

这样，可以保证分段而集中的体格检查顺利完成。

6. 检查过程中与病人的适当交流 不仅可以融洽医患关系，而且可以补充病史资料，健康教育也可以在检查过程中体现。

7. 要掌握检查的进度和时间 一般应尽量在 40 分钟内完成。

8. 检查结束时应与病人简单交谈 说明重要发现，病人应注意的事项或下一步的检查计划。

二、全身体格检查的基本项目

1. 一般检查/生命体征

（1）准备和清点器械。

（2）自我介绍（说明姓名，简短交谈以融洽医患关系）。

（3）观察发育、营养、面容表情和意识等一般状态。

（4）当受检者在场时，检查者洗手。

（5）测量体温（腋温，10 分钟）。

（6）触诊桡动脉至少 30 秒。

（7）用双手同时触诊双侧桡动脉，检查其对称性。

（8）计数呼吸频率至少 30 秒。

（9）测右上肢血压 2 次。

2. 头颈部

（1）观察头部外形、毛发分布、异常运动等。

（2）触诊头颅。

（3）视诊双眼及眉毛。

（4）分别检查左、右眼的视力（用近视力表）。

（5）检查上、下眼睑结膜、球结膜和巩膜，检查泪囊。

（6）检查眼球运动（检查 6 个方向）。

（7）检查瞳孔直接对光反射与间接对光反射。

（8）检查调节与集合反射。

（9）观察及触诊双侧外耳及乳突，触诊颞颌关节及其运动。

（10）分别检查双耳听力（摩擦手指法）。

（11）观察及触诊外鼻。

（12）观察鼻前庭、鼻中隔。

（13）检查上颌窦、额窦、筛窦有无肿胀、压痛、叩痛等。

（14）观察口唇、牙齿、上腭、舌质和舌苔。

（15）借助压舌板检查口腔黏膜、口咽部及扁桃体。

（16）检查舌下神经（伸舌）。

（17）检查面神经运动功能（露齿、鼓腮或吹口哨）。

（18）检查三叉神经运动支（触双侧嚼肌，或以手对抗张口动作）。

（19）检查三叉神经感觉支（上、中、下三支）。

（20）暴露颈部，检查颈部外形和皮肤、颈静脉充盈和颈动脉搏动情况。

（21）触诊颈部淋巴结（耳前、耳后、枕后、颌下、颈前、颈后、锁骨上）。

（22）触诊甲状软骨、甲状腺峡部、甲状腺侧叶。

（23）听诊颈部（甲状腺、血管）杂音。

（24）触诊气管位置。

（25）检查颈椎屈曲、侧弯、旋转活动。

（26）检查副神经（耸肩及对抗头部运动）。

3. 前、侧胸部

（1）暴露胸部，观察胸部外形、对称性、皮肤和呼吸运动等。

（2）分别触诊双侧乳房（4 个象限、乳晕及乳头）。

（3）分别触诊双侧腋窝淋巴结。

（4）触诊胸壁弹性、有无压痛、双侧呼吸度。

（5）检查双侧触觉语颤（上、中、下，双侧对比）。

（6）检查有无胸膜摩擦感。

（7）叩诊双侧肺尖、双侧前胸和侧胸（自上而下，由外向内，双侧对比）。

（8）听诊双侧肺尖、双侧前胸和侧胸（自上而下，由外向内，双侧对比）。

（9）检查双侧语音共振。

（10）观察心尖、心前区搏动，切线方向观察。

（11）触诊心尖冲动（两步法）。

（12）触诊心前区。

（13）叩诊心脏左、右侧相对浊音界。

（14）听诊二尖瓣区、肺动脉瓣区、主动脉瓣区、主动脉瓣第二听诊区、三尖瓣区的心率、心律、心音、杂音、摩擦音，听诊先用膜式胸件，酌情用钟式胸件补充。

4. 背部

（1）请受检者坐起，充分暴露背部，观察脊柱、胸廓外形及呼吸运动。

（2）触诊脊柱有无畸形、压痛。

（3）直接叩诊法检查脊椎有无叩击痛。

（4）检查双侧肋脊点和肋腰点有无压痛。

（5）检查双侧肾区有无叩击痛。

（6）检查胸廓活动度及其对称性。

（7）检查双侧触觉语颤。

（8）请受检者双上肢交叉，对比叩诊双侧后胸部。

（9）叩诊双侧肺下界移动度（肩胛线）。

（10）听诊双侧后胸部。

（11）检查双侧语音共振。

5. 腹部

（1）正确暴露腹部，请受检者屈膝、放松腹肌，观察腹部外形、对称性、皮肤、脐及腹式呼吸等。

（2）听诊肠鸣音至少 1 分钟，腹部有无血管杂音。

（3）叩诊全腹。

（4）叩诊肝上、下界。

（5）检查移动性浊音（经脐平面先左后右）。

（6）浅触诊全腹部（自左下腹开始、逆时针触诊至脐部结束）。

（7）深触诊全腹部（自左下腹开始、逆时针触诊至脐部结束）。

（8）训练病人作加深的腹式呼吸，在右锁骨中线上单手法触诊肝。

（9）在右锁骨中线上双手法触诊肝。

（10）在前正中线上双手法触诊肝。

（11）检查肝颈静脉回流征。

（12）检查胆囊点有无触痛。

（13）双手法触诊脾。

（14）如未能触及脾，嘱受检者右侧卧位，再触诊脾。

（15）双手法触诊双侧肾。

（16）检查腹部触觉（或痛觉）与腹壁反射。

6. 上肢

（1）正确暴露上肢，观察上肢皮肤、关节等。

（2）观察双手及指甲。

（3）触诊指间关节和掌指关节。

（4）检查指间关节运动。

（5）检查上肢远端肌力。

（6）触诊腕关节和检查腕关节运动。

（7）触诊双肘鹰嘴和肱骨髁状突。

（8）触诊滑车上淋巴结。

（9）检查肘关节运动。

（10）检查屈肘、伸肘的肌力。

（11）视诊肩部外形，触诊肩关节及其周围。

（12）检查肩关节运动和上肢近端肌力。

（13）检查上肢触觉（或痛觉）。

（14）检查肱二头肌反射。

（15）检查肱三头肌反射。

（16）检查桡骨膜反射。

（17）检查霍夫曼征。

7. 下肢

（1）正确暴露下肢，观察双下肢皮肤、外形、趾甲等。

（2）触诊腹股沟区有无肿块、疝等。

（3）触诊腹股沟淋巴结横组与纵组。

（4）触诊股动脉搏动，必要时听诊。

（5）触诊双足背动脉。

（6）检查双下肢有无凹陷性水肿。

（7）检查下肢触觉（或痛觉）。

（8）检查髋关节屈曲、内旋、外旋运动。

（9）检查双下肢近端肌力（屈髋）。

（10）触诊膝关节和浮髌试验。

（11）检查膝关节屈曲运动。

（12）检查膝腱反射和髌阵挛。

（13）触诊踝关节及跟腱。

（14）检查踝关节背屈、跖屈活动，内翻、外翻运动。

（15）检查双足背屈、跖屈肌力。

（16）检查屈趾、伸趾运动。

（17）检查跟腱反射与踝阵挛。

（18）检查巴宾斯基征、奥本海姆征、戈登征。

（19）检查凯尔尼格征、布鲁津斯基征。

（20）进行直腿抬高试验。

8. 肛门、直肠（仅必要时检查）

（1）嘱受检者左侧卧位，右腿屈曲，观察肛门、肛周、会阴区。

（2）戴上手套，示指涂以润滑剂行直肠指检，观察指套是否有分泌物。

9. 外生殖器（仅必要时检查） 解释检查必要性，消除顾虑，保护隐私。确认膀胱已排空，受检者仰卧位。

（1）男性

1）视诊尿道外口、阴囊，必要时作提睾反射。

2）触诊双侧睾丸、附睾、精索。

（2）女性

1）视诊阴毛、阴阜、大小阴唇、阴蒂、尿道口及阴道口。

2）触诊阴阜、大小阴唇、尿道旁腺、巴氏腺。

10. 共济运动、步态与腰椎运动

（1）请受检者站立，检查闭目难立征。

（2）指鼻试验（睁眼、闭眼）与双手快速轮替动作。

（3）检查腰椎伸曲、侧弯、旋转运动。

第二章　心理社会评估

人不仅具有生物属性，还具有心理和社会属性。人的生理功能与其心理、社会功能密切相关。健康不仅是没有躯体疾病，还包括心理和社会适应的完好状态，因此心理社会评估是健康评价的重要组成部分。心理评价的主要目的是评价在疾病发生发展过程中的心理过程，包括认知、情绪与情感、应激与应对、自我概念和精神信仰等，从而发现病人潜在或现存的心理健康问题，为制订心理干预措施提供依据。社会评估的主要目的是评价病人的社会功能状态及其所处的社会环境，包括角色、家庭、文化和环境等，以明确其对健康状况的可能影响，为制订相应的措施、促进个体的社会适应能力及身心健康提供依据。

心理社会认知的常用评估方法有观察法、会谈法、心理测量学方法和医学检测法4类。

1. 观察法　是一种有目的、有计划地通过对被观察者的行为表现，直接或间接地进行考察、记录和分析的方法。在心理评估过程中，可以通过观察所得到的关于病人行为表现的印象，推测病人的心理活动过程及个性心理特征等。

观察法的优点是得到的材料比较真实和客观。对儿童、不合作者、言语交流困难者及精神障碍者，使用观察法显得尤为实用。通过观察，可以获得病人不愿意或没有能力报告出来的心理行为。观察法的不足之处在于观察得到的只是外显行为，难以获得病人的认知方式和内心想法等。此外，观察结果的有效性还取决于观察者的观察能力和分析综合能力，并且观察活动本身也可能会影响到被观察者的行为表现，从而使观察结果失真。

2. 会谈法　又称访谈法、交谈法，是一种通过面对面的谈话方式所进行的评估方法，也是心理社会评估中最常见的一种基本方法。会谈过程中可以灵活提问，使资料收集具有弹性。在倾听谈话者回答问题的同时，注意分析周围环境状况，及时辨别真伪，还可能获得意想不到的信息。会谈法是一种有目的的会话，依据在访谈过程中的控制程度不同，将会谈法分为自由式会谈和结构式会谈两种类型。

会谈法是会谈双方互动的过程，会谈过程中，谈话者应灵活运用相应的沟通技巧，取得被谈话者的信任，以真实、全面而准确地获得需要的信息，了解被谈话者的心理和社会状况，会谈具有较好的灵活性，谈话者可根据具体情况适当调整会谈问题的多少，以及决定会谈时间的长短，会谈法获得的信息量较大，但会谈结果的信度和效度较差，聚焦困难，并且费时。

3. 心理测量学方法　是依据心理学的原理和技术，利用心理测量工具，如标准化测验或量表对个体的外显行为进行观察或评定，并将结果按数量或类别加以描述的过程。依据心理测量工具的不同，可将心理测量学方法分为心理测验法和评估量表法。

（1）心理测验法：作为心理评估的主要技术和工具有其自身的特点，包括以下几点。①间接性：心理特质是内在的、抽象的东西，无法直接测量。心理测验即是通过测量外显行为推论个体的内在特质。②相对性：心理特质的测量不像物理特性的测量，没有绝对的零点，而是一种相对的比较，即与常模比较。测验分数不是一个确切的点，只是一个范围或最佳估计。③客观性：心理测验的客观性实质上是测验的标准化问题。由于心理测验采用标准化、数量化的原则，同时对结果的解释可参照常模进行比较，避免了主观因素的影响，因此评估结果较为客观。

（2）评估量表法：是指用量表，即一套预先以标准化的测试项目对被评估者的某种心理品质进行测量、分析和鉴别的方法。依据测试项目不同编排方式可分为二择一量表、数字等级量表、描述评定量表、李克特评定量表、检核表、语义量表和视觉类似物量表等。依据量表评估的方法可分为自评量表和他评量表两种基本形式，自评量表是被评估者依据量表内容自行选择答案进行判断的方法，可比较真实地反映被评估者内心的主观体验。他评量表则是评估者根据对被评估的行为观察或会谈结果对其进行客观评定。常用的评估量表较多，如生活事件量表、社会支持量表、对应方式量表等，在选用量表时应根据测量的目的和被评估者的具体情况进行合理选择。

4. 医学检测法　用于心理评估，其内容主要包括对检测者进行体格检查和实验室检查，如测量体温、呼吸、血压、测定血液中肾上腺皮质激素的浓度等检测结果可以为心理评估提供客观依据，并对通过会谈法、观察法或心理测量法收集到的资料的真实性和准确性进行验证。

心理社会评估的方法较多，除以上介绍的心理社会评估中较常使用的观察法、会谈法、心理测量方法和医学检测法外，还有环境评估尤其是物理环境的评估，所以应进行实地考察和抽样调查，以了解环境中是否存在有害的因素。值得注意的是不同方法均有其独特的优点，同时也存在不足和局限性。因此在心理社会评估过程中为保证所收集的资料更为完整、全面、科学，可依据不同的评估目标及被评估者的特点，综合运用多种不同的评估方法。

第一节　认　　知

认知过程是指人们获得知识或运用知识的过程，即信息加工的过程，是人们最基本的心理过程，包括感觉、知觉、注意、记忆、思维、定向力及智力，其中思维是认知过程的核心。认知水平受个体的年龄、教育水平、生活经历、文化背景、疾病、经验等因素的影响。

一、认知概述

感觉是人脑对直接作用于感觉器官的当前客观事物的个别属性的反映，为最基本的认知过程。知觉是人脑对直接作用于感觉器官的当前事物的整体属性的反映。感觉反映事物的个别属性，知觉反映事物的整体属性。感觉是知觉的基础，感觉越清晰、越丰富，知觉就会越完整。感知觉是思维的基础，对维持大脑正常活动有着重要的意义。

（一）注意

注意是心理活动对一定对象的指向和集中，具有选择、保持及对活动的调节和监督功能。注意的类型有以下 3 种。

1. 无意注意　是预先没有目的，也不需要意志努力的注意，如寂静的夜晚突然出现的巨大的声响所引起的注意。

2. 有意注意 是预先设有目的并需要意志努力的注意，为注意的一种高级形式。

3. 有意后注意 是指事先有预定目的，但不需要一定意志努力的注意。有意后注意是在有意注意的基础上发展起来的，有高度的稳定性，如护士进行的熟悉的护理行为。

（二）记忆与遗忘

记忆是指在头脑中积累和保持个体经验的心理过程。从信息加工的观点来分析，记忆是人脑对外界输入的信息进行编码、储存和提取的过程。记忆的基本过程包括识记、保持、再认和再现（回忆）。识记是通过对客观事物的感知与识别而获得的事物的信息和编码，并且在头脑中留下印象的过程，表现为已保存信息的数量和质量随着时间的推移而发生改变。再认是指当以前感知过的事物或场景重新呈现时能够识别出来。再现是指当以前感知过的事物或场景不在眼前时大脑将其重新呈现出来。

按信息在大脑中保存时间的长短，可将记忆分为以下 3 种。

（1）感觉记忆：是指个体的感觉器官感应到刺激时所引起的短暂的记忆。感觉记忆直接以信息材料所具有的物理特性编码，有鲜明的形象性，但仅存于感官层面，信息存储的时间极短，为 0.25 秒，稍不注意，转瞬即逝。

（2）短时记忆：是指感觉记忆中经过注意能保存到 1 分钟以内的记忆。短时记忆容量有限，是信息处理的中间站，来自感觉记忆的信息可以在短时记忆中得到加工而进入长时记忆。

（3）长时记忆：是指能够长期甚至永久保存的记忆，一般来源于短时记忆的加工和重复。这种记忆的容量非常大，构成了个体关于外界和自身的全部知识和经验。长时记忆保存时间长，从 1 分钟以上到几天、几个月、几年甚至终身。长时记忆的牢固与否主要取决于记忆信息的意义重大与否。

记忆的内容不能保持或提出时有困难，称为遗忘。遗忘是与记忆的各个阶段相伴随的一种正常的、合理的心理现象，包括暂时性遗忘和永久性遗忘。遗忘具有以下特点。

（1）遗忘进程先快后慢：遗忘速度最快的区段是 20 分钟、1 小时、24 小时，分别遗忘 42%、56%、66%；2～31 天遗忘率稳定在 72%～79%。

（2）与记忆材料的性质和长度有关：抽象材料遗忘快于形象材料；有意义能理解的内容不容易遗忘，无意义不理解的内容容易遗忘；言语材料遗忘快于形象材料；熟练技能遗忘最慢；记忆材料长度越长越易遗忘。

（3）遗忘的多少与个体的心理状态相关：能满足个体需要、引起个体愉快情绪体验的材料容易保持；反之容易遗忘。

（4）遗忘与个体的学习程度和学习方式有关：学习重复次数越多越不易遗忘。反复阅读与试图回忆结合比单纯反复阅读记忆保持效果好。

（三）思维

思维为人脑客观现实的一般特性和规律间接的、概括的反映，是人们认识事物本质特征及其内部规律的理性认知过程。思维活动是人类认知活动的最高形式，在感知觉的基础上产生，借助语言和文字来表达。思维过程具有连续性，当这种连续性丧失时，即出现思维障碍。

1. 思维的分类 根据思维的凭借物不同可将其分为以下几类。①动作思维：指在实践活动中，人们以实际行动为支柱在头脑中解决具体问题的操作过程，是 0～3 岁婴幼儿的主要思维方式。②形象思维：对形象信息传递的客观形象体系进行感受、储存的基础上，结合主观的认识和情感进行识别（包括审美判断和科学判断等），并用一定的形式、手段和工具（包括文学语言、绘画线条色彩、音响节奏旋律及操作工具等）创造和描述形象（包括艺术形象和科学形象）的一种基本的思维形式。③抽象思维：又称为逻辑思维，为人类思维的核心。抽象思维是依赖抽象概念和理论知识来解决问题的思维过程，如医生依据对病人病情的了解做出诊治的过程。

2. 思维活动的过程　人类从感性认识上升到理性认识是通过一系列思维过程实现的。任何思维活动都是分析与综合、比较与分类、抽象与概括这些过程协同作用的结果，其中分析与综合是思维的基本过程。

（1）分析与综合：分析是指在人脑中将事物整体分解为各个部分或各个方面，把整体的各个属性或各个特征区分出来。综合则是在人脑中将事物的各个部分、各个特征或各种属性结合起来形成一个整体的过程。综合是思维的重要特征。

（2）比较与分类：比较是在分析综合的基础上，将各种事物或现象加以对比，找出事物间的异同点及其关系的思维活动。分类是在比较的基础上确认事物主次并将其联合为组、属、种、类的过程。

（3）抽象与概括：抽象是从事物许多特征中找出共同本质属性，排除非本质属性的思维过程。概括是把各类事物和现象的共同特征和属性综合起来，形成对一类事物的概括本质属性的认识。

3. 思维的形式　概念、判断和推理是思维的 3 种基本形式。

（1）概念：是指人脑反映客观事物本质特征的思维形式，在抽象概括的基础上形成。通过抽象与概括，舍弃事物次要的、非本质的特征，把握事物的本质特征，并据此将同类事物联系起来，就形成了该类事物的概念。

（2）判断：是指人们比较和评价客观事物及其相互关系并得出结论的思维模式。判断可以以现实为基础，也可以脱离现实；可以以社会常模为依据，也可以违背社会常模。判断不仅反映出思维的过程，而且也表现出人们对事物的评价、情感和愿望。个体的判断能力受个体的情绪、智力、受教育水平、社会经济状况和文化背景的影响，并随年龄而变化。

（3）推理：是指人们由已知的判断，经过分析与综合推出新判断的过程，包括演绎和归纳两种形式。归纳推理是从特殊事例到一般原理的推理；演绎推理恰好相反。总之，人的思维就是在生活过程中，在感知觉获得的感性材料的基础上，在大脑中进行复杂的分析与综合、比较与分类、抽象与概括等一系列智力操作，形成概念、应用概念进行判断和推理，从而认识事物本质特征和规律性联系的心理过程。

语言是人们进行思维的工具，是思维的物质表现，思维的抽象与概括总是借助语言得以实现的，所以思维与语言不可分割，共同反映人的认知水平。语言可分为接受性语言和表达性语言，接受性语言是指理解语句的能力，表达性语言是指传递思想、观点、情感的能力。

智能也称智力，是人们认识客观事物并运用知识解决实际问题的能力。智能是认知过程各种能力的综合，与感知、记忆、思维、注意、语言等密切相关。

二、认 知 评 估

感知觉评估需要综合应用会谈法、观察法和医学检测法。通过询问一系列问题了解其有无感知觉的异常变化，同时结合观察及感知觉方面的医学检测来互相验证和综合分析、判断病人的感知觉情况。

1. 注意能力评估 ①无意注意：可通过观察其对周围环境变化有无反应进行评估，如对居室的光线变化有无反应；②有意注意：可以通过让被观察者完成某项任务进行评估，如填写一份表格，在此时观察其执行任务的专注程度。

2. 记忆能力评估 ①回忆法：为评估记忆常用的方法，用于测量短时记忆和长时记忆。评估短时记忆可让被测者在短时间内重复一句话或一组由 5～7 个数字组成的数字串，如电话号码、身份证号码等。评估长时记忆可让被测者回忆昨日进食食物的种类，家人的生日等。②再认法：让被测者完成试卷中是非题或选择题。属于用再认法测量其已学过的知识，是评估记忆最常用的方法，可用于测量感觉记忆、短时记忆和长时记忆这些不同的记忆类型，尤其是当回忆法无法使用时，再认法可以弥补其不足。③评定量表测评：上述的评估方法大多只是考查了记忆的部分种类或部分特征，专门用于检测记忆能力的成套记忆测验更能全面系统地评估被测者的记忆能力。目前我国常用的记忆测验的工具有韦氏记忆量表（Wechsler memory scale，WMS）和临床记忆量表（clinical memory scale，CMS）等。

3. 思维能力评估 主要针对思维形式和思维内容两方面进行。推理是思维的基本形式之一，也是临床最常用的思维能力评估指标，如使用瑞文标准推理测验（Raven's standard progressive matrices，SPM）对被测者的推理能力进行系统评估。

4. 语言能力评估 通过观察、会谈等可对语言能力进行初步判断，如发现语言能力异常，应进一步明确其语言障碍的类型。可通过观察被测者对问题的理解和回答是否正确，判断其有无感觉性失语。如可请被测者诵读短句或一段文字，并说出其含义，自发性书写、默写或抄写一段文字等，判断有无失读、失写等可能。

5. 定向能力评估 可通过询问“今天是星期几？”或“今年是哪一年？”来评估其时间定向能力；可通过询问“现在在什么地方？”来判断其地点定向能力；可通过询问“我站在你的左边还是右边？”“厨房在哪里？”来评估其空间定向能力；可通过询问“你叫什么名字？”或“我的名字是什么？”来判断其任务定向能力。

6. 智能评估 临床实践中常通过一些有目的的简单提问和操作了解病人的常识、理解能力、分析判断能力、记忆力和计算力等，从而对其智力是否有损害及其损害的程度做出粗略的判断。此外，还可以用简易精神状态量表（mini-mental state examination，MMSE）、长谷川痴呆量表（Hastgawa dementia scale，HDS）、圣路易斯大学智能状态检查量表（Saint Louis University mental status examination，SLUMSE）、蒙特利尔认知评估量表（Montreal cognitive assessment，MoCA）等对病人的智能进行评估。MMSE 是目前公认的用于认知功能初步筛查的评价方法，主要内容包括定向力、注意力、计算力、记忆力、语言和视空间能力等。但由于其敏感性较低，主要用于痴呆的筛查。对于轻度认知损害者，目前国内多采用蒙特利尔认知评估量表进行筛查。

第二节　情绪与情感

情绪与情感是个体对客观事物是否满足自身需要的内心体验与反应。当需要获得满足，就会引起高兴、满意、爱慕等的积极、肯定的情绪和情感，反之则会引起生气、不满、憎恨等消极、否定的情绪和情感。情绪是人和动物共有的心理现象，与生理需要满足与否的体验相关，具有较强的情境性、机动性和暂时性。情感是人类特有的高级心理现象，具有较强的稳定性、深刻性和持久性，为人格构成的重要成分。情绪与情感既有区别又相互联系，情绪依赖于情感，各种情绪受已经形成的情感特点的制约；情感也依赖于情绪，人的情感总是在各种不断变化着的情绪中得到体现，从某种意义上说情绪是情感的外在表现，情感是情绪的内在本质。

一、情绪与情感的作用

（一）适应作用

情绪与情感是个体生存发展与适应环境的重要手段，如初生婴儿脑的发育尚未成熟，不具有独立生存的基本能力，依靠情绪信息的传递得到成人的抚育。在危险情景下的情绪反应是机体处于高度紧张状态，通过自主神经系统和内分泌系统的活动，调动机体能量、促使个体产生适宜的防御反应，各种情绪与情感的发生，时刻提醒着个体去了解自身或他人的处境与状态，以求得良好的适应。

（二）动机作用

情绪与情感作为个体的需要得到满足与否的主观体验能够激励或阻碍人的行为，在最广泛的领域里为人类的各种活动提供动机。情绪与情感的动机功能既体现在生理活动中也体现在认识活动中。

（三）组织作用

情绪与情感是心理活动的组织者，这种由需要的满足与否引起的特殊的心理活动影响着感知、记忆、思维等其他心理过程。正性情绪起协调、组织作用，负性情绪起破坏、瓦解和阻断作用。研究表明，情绪能影响认知操作的效果，其效应取决于情绪的性质与强度。愉快强度与操作效果呈倒“U”形，即中等程度的愉快和兴趣为认知活动提供最佳的情绪背景。负性情绪如痛苦、恐惧的强度与操作效果呈直线相关，情绪强度越大，操作效果越差。

（四）沟通作用

情绪和语言一样具有服务于人际沟通的功能。情绪通过面部肌肉运动、声调和身体姿态变化等非语言沟通的形式来实现信息传递和人际间的相互了解，其中面部表情是最重要的情绪信息媒介。

二、情绪与情感的分类

情绪与情感复杂多样很难总结分类，一般可分为基本情绪、情绪状态及高级情感体验。

（一）基本情绪

基本情绪为最原始的情绪，可分为以下 4 种最基本类型。①快乐：为追求的目标得以实现，导致紧张解除时产生的情绪体验。快乐的程度取决于所追求目标价值的大小，以及追求过程中所达到的紧张水平及实现目标的意外程度。其程度可以从满意、愉快，到欢乐、狂喜。②愤怒：由于愿望不能达到，一再受阻碍时引起的内心紧张积累而产生的情绪体验，其程度可从轻微不满、生气、愤怒到大怒、暴怒。愤怒的程度与干扰的程度次数及挫折的大小有关，愤怒对个体的身心伤害非常明显。③悲哀：个体失去某种其重视和追求的东西或目标时产生的情绪体验，其程度取决于失去的事物的价值，可以从遗憾、失望到难过、悲伤、哀痛。悲哀带来紧张的释放，可导致哭泣。悲哀并不总是消极的，有时会转化为前进的动力。④恐惧：是面临和遇到危险而又缺乏应对能力时产生的情绪体验，其程度可以从担心、害怕到恐惧、惊恐。

（二）情绪状态

情绪状态是指在生活事件或情景的影响下，于一定时间内，情绪活动在强度、紧张水平和持续时间上的综合表现，主要有以下几种状态。①心境：是指微弱而持久，带有渲染性的情绪状态。心境不是对某一事物的特定体验，而是作为一种心理背景，使人的一切活动都带有一定的感情色彩，少则持续几天，长则数周、数月。心境对人的生活、工作、学习及健康具有很大的影响，积极、乐观的心境可以提高人的认知活动效率，增强信心，有益于健康；消极、悲观的心境会降低人的认知活动效率，使人丧失信心和希望，有损于健康。②激情：是一种强烈而短暂的情绪状态，这种情绪状态通常由对个人有重大意义的事件引起，如重大成功之后的狂喜，或者是亲人突然死亡引起的极度悲哀等。激情状态下的人往往出现“意识狭窄”现象及认知活动范围缩小，理智分析能力减弱，自制能力下降。③应急：当人们遇到突发事件或危险时产生的高度紧张的情绪状态，以做出适应性和应对性反应。

（三）高级情感体验

情感是人特有的、区别于动物的、与社会性需要相联系的心理体验。人的高级情感体验有以下几种。①道德感：是关于个体的行为、举止、思想和意图是否符合社会道德行为标准和客观的社会价值而产生的情感体验，为一种与个体所掌握的社会行为标准相联系的情感。道德属于社会历史范畴，不同时代、不同民族及不同阶级有着不同的道德评价标准。②理智感：是个体对认知活动的需要和意愿能否得到满足产生的情感体验，与个体的求知欲望、认识事物、科学探索及追求真理相联系，体现了对自己的认知活动过程与结果的态度，如求知欲、好奇心都属于理智感的范畴。③美感：是根据一定的审美标准，对客观事物、人的行为和艺术作品予以评价时产生的情感体验。人的审美标准既反映事物的客观属性，又受个人思想观点和价值观念的影响。美感具有一定的社会历史性，不同历史阶段、不同文化背景的人对美的评价不同。

无论是情绪还是情感均与个体的生理机制和外显行为紧密相关，对人的身心健康有极大的影响，积极健康的情绪对促进人体身心健康具有正性作用，如愉快、乐观的情绪状态能提高大脑及整个神经系统活动的张力，充分发挥机体的潜能，提高脑力劳动和体力劳动的效率和耐力，还能增强机体的抵抗力，更有效地适应环境，减少疾病发生的机会，即使患有某种疾病也有利于康复。相反，不良情绪和情感不仅可以直接作用于人的心理活动，导致心理疾病，还可通过神经、内分泌和免疫等一系列中介机制影响人体组织器官的生理功能，甚至引起组织器官的器质性病理改变，导致心身疾病，如长期紧张和焦虑，可以引起高血压、冠心病和消化性溃疡等疾病。

三、情绪与情感的评估

情绪与情感的评估可通过会谈、观察、医学测量和评定量表测评等多种方法对病人的情绪和情感进行综合评估。

（一）会谈

会谈是评估情绪与情感最常用的方法，用于收集有关情绪情感的主观资料，如询问病人“你近来心情如何？”“你如何描述自己此时和平时的情绪？”“有什么事情使你感到特别高兴、担心或者沮丧？”“这样的情绪存在多久了？”“你感到生活有意义吗？”等。并应将会谈结果与病人家属如父母、配偶、朋友等核实。

（二）观察

1. 面部表情　可以发现情绪在面部肌肉上的表现。人的眼睛是最善于传情的，不同的眼神可以表达不同的情绪，如高兴时眉开眼笑、气愤时怒目而视等。口部肌肉的变化也是表现情绪的重要线索，如憎恨时咬牙切齿、哭泣时口角向下等，整个面部肌肉的协调活动，能显示出人类丰富多彩的情绪状态。

2. 身体表情　为情绪在身体动作上的表现。人在不同的情绪状态下身体姿势会发生不同的变化，如得意时摇头晃脑，紧张时坐立不安，悔恨时在捶胸顿足等。在身体表情中以手势最为重要。言语表情是情绪在语言的音调、速度和节奏等方面的表现，如喜悦时音调高亢、速度较快，悲哀时音调低沉、速度缓慢等。

（三）医学测量

情绪常伴随着一系列生理变化，主要为呼吸、循环系统的变化，因此可通过测量到访者的呼吸频率、心率、血压、体温，以及询问食欲和睡眠状态等的变化，来获取情绪与情感异常的客观资料。注意对会谈所收集的主观资料进行验证，如紧张常伴有皮肤苍白、焦虑和恐惧，抑郁可有食欲减退、睡眠障碍、体重下降等。

（四）评定量表测评

是评估情绪情感较为客观的方法，可根据需要选择适宜的情绪与情感评价量表对到访者进行评估。常用的量表有 Avillo 情绪与情感形容词简表、Zung 焦虑自评量表、Zung 抑郁自评量表、医院焦虑抑郁量表等。此外，对于情绪抑郁者需特别注意其是否有自杀倾向、自伤或者自杀行为。常见的自杀倾向包括行为的突然改变，如将自己珍藏的财物捐献出来、回避社交场合、独处等。

第三节　应激与应对

近百年来，不同学者逐渐形成不同的应激理论，如重视应激刺激作用的“刺激模型”、

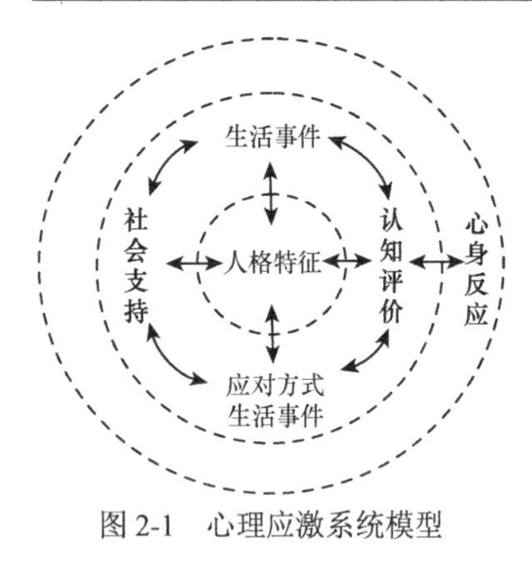

图 2-1　心理应激系统模型

重视个体对应激源和应对能力评价的“认知评价模型”、重视应激作用的“过程模型”等。大量实证研究提示，应激有关因素之间不是单向的从因到果或从刺激到反应的过程，而是多因素相互作用的系统。如病人可以对应激刺激做出不同的认知评价，采用不同的应对方式、利用不同的社会支持，从而导致不同的应激反应。反过来，应激反应对社会支持、应对方式、认知评价乃至生活事件也可产生影响。应激其实是与效应有关因素相互作用的系统，可以用“心理应激系统模型”来解释（图 2-1）。

一、应激相关概念

现代应激理论将应激定义为当个体面临或觉察到环境变化对机体有威胁或挑战时，做出的适应性和应对性反应的过程。

1. 应激源　凡能够引起个体产生应激的各种因素均可视为应激源。应激源可以来自体内也可以来自体外，可以是客观的也可以是主观的，可以是正性的、积极的，也可以是负性的、消极的。一般按属性可分为以下几类。

（1）生理性应激源：包括机体生理功能失调或者组织结构残缺，如疲劳、饥饿、失眠、外伤、手术、疾病等。

（2）心理性应激源：主要是指导致个体产生焦虑、恐惧和抑郁等情绪反应的各种心理冲突和心理挫折。

（3）社会文化性应激源：包括战争、动乱、家庭功能失调、经济困难、职业压力、角色改变、文化差异等。

（4）环境性应激源：包括寒冷、炎热、噪声、空气污染、生活环境改变等。

2. 应对方式　是个体对生活事件，以及因生活事件而出现的自身不稳定状态所采取的认知和行为措施。不同的应对方式对应激反应的产生和发展起着促进或限制的作用，从而影响着个体的身心健康。根据应对的指向性，可将其分为以下几类。

（1）情感式应对：为解决自身情境反应的应对活动，指向的是应激反应，倾向于采用过度进食、用药、饮酒、远离应激源等行为回避或忽视应激源，以处理由应激所致的情感问题。

（2）问题式应对：为了直接解决事件或改变情境的应对活动，指向的是应激源，倾向于通过有计划地采取行动、寻求排除或改变应激源所致影响的方法，来处理导致应激的情景本身。

实际生活中，人们在面对应激时多同时使用上述两种应对方式。一般认为，在应激可以由行动直接处理时，问题式应对方式更积极有效；反之情感式应对更为有效，可暂时缓解紧张情绪。但过度持续的使用情感式应对可导致高度的焦虑或抑郁，甚至出现自毁行为。

3. 认知评价　是指个体根据自身情况对应激源的性质和意义进行的估计。当事件发生时，个体会通过认知活动评价其与自己是否存在利害关系。当个体认为该事件与自己无关或属于良性刺激时，则不会引起应激反应；若认为有关，则会对事件是否可以改变或对个人的应对能力进行评价。若个体认为事件是可以控制的，多采用问题式应对方式来应对，反之则采用情感式应对方式来应付。认知评价在心理应激的发生和强度方面发挥着重要的作用。同样的应激源，由于认知评价不同，引起的应激反应可以截然不同。此外，认知评价并不是一个完全独立的因素，一方面认知评价受到诸多特征和社会支持的影响；另一方面认知评价又影响着其他的因素，其中受认知评价影响较为明显的是应对方式。

4. 社会支持　是指个体与社会各方面包括亲属、朋友、同事，以及家庭、单位、党团、工会等社会组织所产生的精神上和物质上的联系程度。根据社会支持的性质可将其分为以下几类。

（1）客观支持：是可见的或实际的，包括物质上的直接援助、团体关系的存在和参与等。

（2）主观支持：是个体体验到的或情感上感受到的支持，与个体的主观感受密切相关。在应激过程中，社会支持是个体可利用的外部资源，具有减轻或缓冲应激反应的作用。个体的社会支持程度与各种应激因素存在交互作用。例如，许多生活事件本身就是社会支持方面的问题；认知因素影响社会支持的获得，特别是影响主观体验到的支持的质量。

5. 个性　是指个体的整个精神面貌及具有一定倾向性的稳定的各种心理特征的总和。个性作为应激系统中的诸多因素之一，与应激源、认知评价、应对方式、社会支持和应激反应等因素之间均存在相关性。个性可以影响个体对生活事件的感知，有时甚至可以决定作为应激源的生活事件的形成；个性可以不同程度地影响个体对应激源的认知评价，从而间接的影响应激反应；个性在一定程度上决定个体的应对方式；个性间接影响客观社会支持的形成，同时也影响了主观感知到的社会支持以及对社会支持的利用度；个性与应激反应的形成和程度也存在密切关系，同样的生活事件，不同个体的不同个性，可以出现完全不同的心身反应结果。

6. 应激反应　是指应激源所致机体生理、情绪、认知和行为等方面的非特异性反应，通常称为应激的心身反应。应激通过各种心理和生理反应影响个体的健康水平。

（1）生理反应：主要特点为交感-肾上腺髓质系统兴奋，分泌大量儿茶酚胺，导致呼吸频率、心率、心肌收缩力和心排出量增加，血压升高，血糖升高，血液重新分配，汗腺分泌增加，瞳孔扩大等，为机体适应和应对应激提供充足的能量储备。若反应有效，机体适应成功，则恢复内环境的稳定，如果应激源持续存在，机体会因长期的资源耗竭，而导致躯体因损伤而患病，甚至死亡。

（2）情绪反应：个体在应激时产生的情绪反应及其强度受多种因素的影响，差异很大。适度的应激水平使人保持适度的紧张和焦虑，从而有利于任务的完成。若应激水平过高，会引起过度焦虑和恐惧，还可以出现抑郁、愤怒、敌意、过度依赖和无助感等。这些负性情绪反应可以与其他心理行为活动产生相互影响，使自我意识变狭窄，注意力下降，判断能力和社会适应能力下降等。

（3）认知反应：应激引起的认知反应包括积极的和消极的两个方面，适度的应激水平可以引起积极的认知反应，如警觉水平提高、注意力集中、思维活跃，以及记忆力、判断力、洞察力和解决问题的能力均有所增强。但如果应激水平较高或长时间处于高的应激状态则会引起消极的认知反应，包括注意范围缩小、注意力涣散、记忆力下降、思维迟钝、感知混乱、判断失误、定向障碍，发现、分析和解决问题的能力下降，同时还可能影响人的社会认知，导致自我评价下降等。

（4）行为反应：行为是人们心理活动的外在表现，个体在应激状态下的行为可以随心理活动的变化而出现相应的改变。常见的行为反应有以下几种：①逃避与回避，拖延、闭门不出、离家出走或辞职等；②退化与依赖，如哭闹、退化到儿童的应对方式；③敌对与攻击，如毁物、争吵、冲动、伤人或自杀等；④无助与自怜，如不采取能够采取的行动积极应对；⑤物质滥用，如吸烟、酗酒、吸毒等，这些行为改变可以影响个体的社会适应性。

应激的生理、心理和行为反应因人而异，并不是每个人都会出现以上所有的应激反应。此外，所有的应激反应都是机体以整体方式做出的反应，这些反应相互影响、相互作用、彼此转化。

应激反应与健康的关系，可以表现为两个方面，一方面应激反应是个体对变化着的内外环境变化所做出的适应性反应，具有积极的意义。通过对应激源及时做出反应的锻炼，可以使人形成健康的体格和积极的人格，从而有益于对各种环境的适应。另一方面，当应激源过强或长期存在超出个体的应对能力时，则会对健康带来不利的影响，可以诱发心身疾病，可导致个体出现应激相关的心理障碍如急性应激障碍、创伤后应激障碍或适应障碍等。

二、应激的评估

（一）会谈

会谈为应激评估的主要方法。会谈的重点包括应激源、应对方式、社会支持、个性和应激反应。

1. 应激源 可通过询问被访谈者“目前让你感到有压力的事件有哪些？”“近来你的生活有哪些改变？”等问题了解其近 1 年内是否经历过重大的生活事件和日常生活困扰以及其对个体的影响。

2. 应对方式 询问被访谈者“通常采取什么方式缓解紧张或压力？”“这样做的效果如何？”“这次生病住院对你有什么影响？”“你是怎么处理的？”等问题，了解被访谈者以往对应激事件常采用的应对方式及效果、目前对所面临的应激事件的反应及应对情况。

3. 社会支持 可通过询问以下问题了解被访谈者主观和客观的社会支持情况，如“当你遇到困难时是否主动请求家人、亲友或者同事的帮助？”“当你遇到困难时能否感受到家人和朋友的支持？”“当你遇到困难时你的家人、亲友和同事中，谁能帮你？”“你对家人、亲友或同事的帮助是否满意？”等。

4. 个性 可通过询问下列问题进行评估，如“面对困难时你一般采取什么样的态度和行为？”“你做事情和做决定是独立完成还是依赖他人？”“遇到不开心的事，你是喜欢说出来还是闷在心里？”。

5. 应激反应 询问病人有无食欲缺乏、头痛、疲乏、睡眠障碍等应激所致的生理反应；有无焦虑、抑郁、愤怒等情绪反应，有无记忆力下降、思维混乱、解决问题的能力下降等应激所致的认知改变，有无行为退化或敌对、物质滥用、自杀或暴力倾向等应激所致的行为反应。

（二）评定量表评测

针对应激过程中的有关因素可以选用相应的评定量表进行评测。

1. 应激源量表 常用的有社会再适应评定量表、生活事件量表、住院病人压力评定量表等。

2. 应对方式量表 常用的有 Jaloviee 应对方式量表、简易应对方式问卷、特质应对方式问卷、医学应对方式问卷等。

3. 社会支持量表 临床常用的有肖水源 1993 年编制的社会支持评定量表、领悟社会支持量表等。

4. 人格测验 也称个性测验，包括人格技术和投射技术。人格调查常用的问卷有艾森克人格问卷（EPQ）、明尼苏达多项人格测验（MMPI）和卡特尔 16 因素人格测验（16PF）。常用投射技术有罗夏墨迹测验、主题统觉测验等。

（三）观察与医学检测

观察与医学检测主要是观察和检测有无因应激所致的生理功能改变、认知与行为异常等，如血压升高、心率加快、儿茶酚胺水平增高、注意力不集中、记忆力下降等。

第四节 自我概念

一、自我概念的概述

自我概念作为人口构成的重要组成部分，为人们通过对自己内在和外在特征，以及他人对其反应的感知与体验而形成的，对自我的认识与评价是个体在与其所处的心理和社会环境的相互作用过程中形成的动态的、评价性的“自我肖像”。个体的自我概念是心理健康的重要标志，自我概念紊乱可极大地影响个体维护健康的能力与康复的能力。因此，自我概念是心理评估最重要的内容之一。

（一）自我概念的分类

Rosenberg 分类法是目前国内外较为认可的自我概念分类法。具体分类如下所述。

1. 真实自我 是自我概念的核心，指个体对其身体内在和外在特征及社会适应状况的真实感知与评价，包括体象、社会认同和自我认同。

2. 期望自我 又称理想自我，是个体对“我希望自己成为什么样的人”的感知。期望自我既包括个体期望得到的外表和生理方面的特征，也包括个体希望具备的个体特征、心理素质，以及人际交往与社会方面的属性，是人们获取成就、达到个人目标的内在动力。期望自我包含真实与不真实两种成分，真实成分含量越高，与真实自我越接近，人的自我概念越好，反之可产生自我概念紊乱或自尊低下。

3. 表现自我 表现自我为个体对真实自我的展示与暴露，是自我概念中最富于变化的部分。由于不同的人及不同的社会团体对他人自我形象的认可标准不尽相同，因而在不同场合，如初次就诊时病人自我的方式和程度也有所不同。因此表现自我的评估较为困难，评估结果取决于个体表现自我与真实自我的相关程度。

（二）自我概念的组成

自我概念包括个体的体象、社会认同、自我认同和自尊等。

1. 体象 也称为身体意象，主要指的是个体对自己身体外形及功能的认识与评价，如觉得自己肥胖、矮小、虚弱或强壮等。体象与个体的衣着与密切相关。对住院病人来说心脏监护仪、引流管也可成为体象的组成部分。体象是自我概念中最不稳定的部分，较易受疾病、手术或外伤等的影响。

2. 社会认同 指个体对自己的社会人口特征，如年龄、性别、职业、社会团体成员资格，以及社会名誉和地位等的认知和感受。

3. 自我认同 指个体对自己的智力、能力、性情、道德水平等的认知与判断。

4. 自尊 作为主观判断与评价，是个体尊重自己、维护个人尊严和人格，不容他人歧视和侮辱的一种心理意识和情感体验。自尊源于个体对自我概念的各个组成部分，如体象、社会认同和自我认同的正确认识和评价。任何对自我的负性或消极的认识和评价都会影响个体的自尊。对自我消极的评价表明个体有现存或潜在的自尊低下。同时，自尊还与期望自我密切相关，是个体有意无意地将自我评价与期望自我进行比较而形成的。当自我评价与期望自我一致时，自尊得以提高；反之则下降。

（三）自我概念的形成与发展

1. 自我概念理论 自我概念并非与生俱来，它是在个体的成长和生活过程中不断形成和发展的，是通过与他人相互作用的社会化产品。与自我概念的形成与发展相关的主要理论包括“镜中我”理论和“社会比较”理论。社会学家 Cooley 的“镜中我”理论认为，个体的自我概念是在与他人的交往中产生的，对自己的认识和评价是他人对自己看法的反映，即“他人对我是明镜，其中反映我自身”。社会学家 Mead 进一步指出，与个体自我概念有关的并不是他人实际上如何评价个体自身，而是个体觉得他人是如何评价自己的。人们由此想象自己在他人面前的形象，想象他人对自己这种形象的评价，从而产生并形成对自我的认知和评价，如美丽、聪明、能干等。美国社会心理学家 Festinger 在其社会比较理论中指出，个体对自我的价值判断及自我概念的形成是通过与他人的条件、能力和成就相比较而形成的。事实上，从婴儿期开始个体就有了对身体的感受，此时如果生理需求能够被满足，爱和温情能够被体验，便开始建立对自我的积极感受。之后随着年龄的增长及与周围人交往的增多，则会逐渐将自己的观察和感知到的自我与他人对自己的反应和态度内化到自己的判断中形成自我概念。

2. 影响自我概念的因素 个体的自我概念易受多种因素的影响而发生变化。①早期生活经历：个体早期生活经历中如果得到的身心社会反馈是积极的、令人愉快的，建立的自我概念多半是良好的；反之则是消极的。②生长发育过程中的正常生理变化：如青春期第二性征的出现、妊娠、衰老过程中皮肤弹性的丧失和脱发等生理变化，均可影响个体对自我的感知。③健康状况：健康状况改变如外科手术、生理功能障碍、慢性疾病等，尤其是体象的暂时性或永久性改变均可影响个体的自我概念。④人格特征：控制观是个体在长期社会学习经历中形成的相对稳定的人格特征，影响着个体对外界事物的态度和感受。控制观可分为内控型和外控型两种类型，内控型者将事物的结果归因于个人的行动与选择，多与积极的自我概念相联系，面对疾病时会选择寻求并且重获控制感。外控型者则将事物的结果归因于命运、运气或其他外部力量，多与消极的自我概念相联系，面对疾病时易产生无助感。⑤其他：包括文化、环境、人际关系、社会经济状况、职业与个人角色等均可对自我概念产生潜移默化的影响，如在社会交往过程中社会文化所赞许的内容对自我概念可产生潜移默化的影响。

3. 自我概念紊乱　高危人群有以下自我概念紊乱出现时应重点评估。①因疾病和外伤导致身体某一部分丧失，如女性的乳房或子宫切除术、截肢术、结肠造口术等。②因疾病或创伤导致容颜或者是体表外形变化，如关节炎、颌面部手术、烧伤、红斑狼疮、多毛症、脊柱畸形等。③特殊治疗或不良反应，如安置胃管、导尿管、药物不良反应出现脱发或是第二性征改变等。④生理功能障碍，如脑血管意外、瘫痪、癌症等。⑤神经肌肉障碍，如帕金森病、脊髓灰质炎、多发性硬化等。⑥性生殖系统疾病或功能障碍，如绝经、流产、性病、不育症等。⑦感知觉或沟通功能缺陷，如视觉障碍、听觉障碍、感觉异常、孤独、口吃等。⑧心理生理障碍或精神疾病，如神经性畏食、酗酒、药物成瘾、抑郁症、精神分裂症等。⑨过度肥胖或消瘦。⑩其他，偶发事件、危机、衰老、角色改变，如失业、退休等。

4. 自我概念紊乱的表现　可表现为生理情绪及行为等方面的异常。①情绪方面：可出现焦虑、抑郁、恐惧等情绪，其中以焦虑表现为主者可以出现注意力无法集中、易激惹、姿势与面部表情紧张、神经质动作、望着固定位置（如墙壁、天花板），以及肢端颤抖、快语、无法平静等；以抑郁表现为主者则可出现情绪低落、心境悲观、自我感觉低沉、自觉生活枯燥无味、哭泣等。②行为方面：常可通过“我真没用”“看来我是无望了”等语言，或不愿见人、不愿照镜子、不愿与他人交往、不想看身体外形改变的部位、不愿与他人讨论伤残或不愿听到相关的讨论等非语言行为表现出来。部分个体可表现出过分依赖、生活懒散、逃避现实甚至自杀倾向。③生理方面：可有心悸、食欲减退、睡眠障碍、动作迟缓及机体其他功能的减退。

二、自我概念的评估

一般采用会谈、观察、画人测验、评定量表测评等方法对个体的体象、社会认同、自我认同及自尊等进行综合评估，从而了解个体对自我概念的感受和评价，影响自我概念的相关因素及自我概念方面现存或潜在的威胁。

1. 会谈　①体象：通过询问“你对自己的外表和身体满意吗？”“最满意的是哪些部位，最不满意的又是哪些部位，为什么？”“外表方面你最希望自己什么地方有所改变，他人又希望你什么地方有所改变？”等了解个体对自我体象的认知。对体象有改变者，可进一步询问“这些改变对你的影响有哪些？”“你认为这些改变会影响他人对你的看法吗？”等了解个体是否存在对自我体现认知的改变。②社会认同：通过询问“你从事什么职业？”“你对自己的工作满意吗？”“你的家庭及工作情况如何？”“你最引以为豪的个人成就有哪些？”等问题对个人的社会认同进行评估。③自我认同与自尊：通过询问“你觉得你是怎样的一个人？”“你的同事、朋友、领导如何评价你？”“是否常有‘我还不错’的感觉？”等评估个人的自我认同与自尊。④自我概念的现存与潜在的威胁：通过询问“目前有哪些事情让你感到焦虑、恐惧或绝望？”“目前有哪些事情让你感到忧虑或痛苦？”等予以评估。

2. 观察　用于收集个体的外表、非语言行为及与他人互动过程等与自我概念相关的客观资料。具体内容如下所述。①外表：是否整洁、穿着打扮是否得体，身体各部位有无异常。②非语言行为：是否与他人有目光交流，面部表情如何，是否有不愿见人、不愿与他人交往、不愿照镜子、不愿看体貌改变的部位、不愿意别人讨论伤残或不愿听到这方面的谈论等行为表现。③语言行为：是否有“我怎么什么都做不好”“我真没用”等语言的流露。④情绪状态：有无焦虑、抑郁等不良情绪的表现。

3. 评定量表测评 常用的可以直接测定个体自我概念的量表有 Rosenberg 自尊量表、Tennessee 自我概念量表、Pierr-Harries 儿童自我意识量表及 Michigan 青少年自我概念量表等，每个量表都有其特定的适用范围，应用时应仔细选择。

第五节 精神信仰

精神信仰是宗教心理学的一个重要术语。该术语基于对生命意义和目的的关注，整合了价值观和对生命根本问题的考虑，同时关注个体与超力量和周围环境的关系，帮助个体定义自我和自身生活的终极意义。精神信仰具有多种体现方式，如祈祷、冥想、朝圣、忏悔、太极、饮食限制、反思、宽恕或其他探索生命意义和目的的活动。

一、精神信仰与宗教的关系

宗教是一个群体共同分享的仪式、活动和经历，包括对神的追求。相对于精神信仰来说，宗教是一个信仰的组织系统，常围绕着对超自然力量或人的膜拜，并由这些来定义自我和自身生活的意义。宗教以群体的形式存在，有着共同的信仰。精神信仰与宗教是既相互联系又相互独立的概念（图 2-2）。

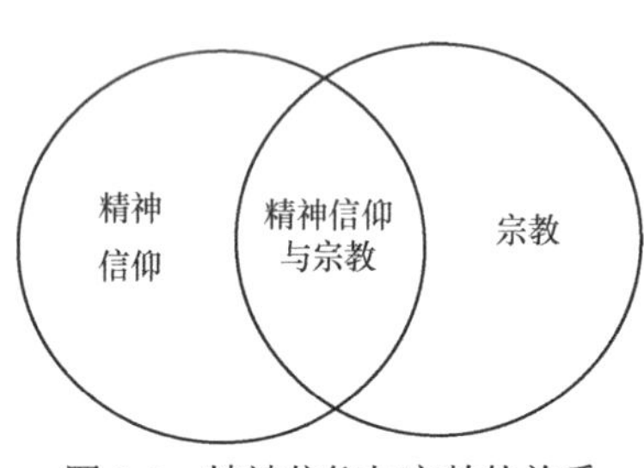

图 2-2 精神信仰与宗教的关系

个体可以既有精神信仰又有宗教信仰，参与宗教组织，用精神信仰来约束自己的行为和信念。而越来越多的人承认自己有精神信仰，但没有宗教信仰，如个体持有的精神信仰是“人与动物有着内在的联系，所有生命应该在地球上友好共处”，但不需要用特定的仪式或相应的组织系统将精神信仰变成宗教。

二、精神信仰与健康的关系

精神信仰所关注的是生命的意义和目的，决定着个体对健康与疾病、生存与死亡的态度，是健康的重要影响因素。大量研究证实精神信仰对健康有积极影响，其主要原因在于精神信仰可以使个体产生一种内在的力量，从而帮助个体有效地应对疾病和死亡。精神信仰所带来的内心平和、爱、自尊和期望等通过影响内分泌及免疫系统的功能状态，可提高身体的抗病能力和促进身体康复的效果。临终的个体，宗教和精神信仰可成为其强大的应对疾病的方式。很多精神信仰活动如冥想、瑜伽等可以促进身心健康。

精神困扰是个体感到其信仰系统或自身在其中的位置受到威胁时的一种内心体验。任何对个体生命的威胁，或者是对个体思想的暗示均可激发个体对生命意义和目的的感叹与思考。

（1）精神困扰产生的情景：生活中涉及个体健康的任何重大变化或危机均有可能导致个体精神或者宗教信仰的瓦解，产生精神困扰。常见情景为：①事故与死亡；②境遇突然改变；③听到坏消息，如恶性肿瘤的诊断和不良的疾病预后；④身体结构与功能的丧失；

⑤面临死亡；⑥面临有关晚期病人的生命支持、疼痛控制等的有关伦理问题的抉择。

（2）精神困扰的表现：可能比较轻微，也可能比较明显，语言行为和非语言行为是其主要的表现形式。①语言行为：个体通过语言表达其关于精神信仰方面的问题或表达无望，无价值感甚至想死的念头，如“我真的不明白为什么这一切发生在我的身上”“这种经历真的让我看透了”“我所有的一切有什么意义呢”等。②非语言行为：表现为哭泣、叹息或退缩行为，出现注意力下降、焦虑等，甚至请求家人或其他人给予精神协助。

三、精神信仰的评估

可采用会谈、观察、评定量表测评等方法对个体的精神信仰进行评估，以了解病人的精神信仰、宗教信仰及其对健康生活或健康问题的影响。

1. 会谈　有效的精神信仰的评估策略并非针对任何宗教教派，而应该开始于一般性的导入问题，并由此较深入的引导出有关个体独特精神信仰需求的准确问题。通过询问“你认为生活的意义和目的是什么？”“对你来说什么最重要？”“是什么支持着你不断努力向前？”“在面对困难时给你力量和希望的源泉是什么？”“你认为自己是有宗教信仰和精神信仰的人吗？”“你这些信仰与你的健康和健康决策有何关系？”“在你的生活当中有哪些需要遵守的戒规，如饮食禁忌？”“我看到你有些特殊的饰品，你是否有宗教信仰或精神信仰”等评估个体有无精神信仰或宗教信仰。通过询问“你是否加入了精神或宗教团体？”“这对你是否很重要？对你有何帮助？”“你是否经常参加相关的活动？参加这些活动对你都有哪些帮助？”“患病和住院期间对你参加这些活动有何影响？”等问题评估个体是否参与有组织的宗教活动。还应注意询问在医疗照顾过程中，病人有无因精神信仰和宗教信仰而需要特别注意的事项，如饮食禁忌、对环境的特殊要求等，以及是否有生前遗嘱、器官捐献的意愿。

2. 观察　会谈过程中，可通过观察获取与个体精神信仰和宗教信仰相关的线索，如个体是否穿戴宗教服饰或饰品等，是否阅读宗教书籍，有无餐前祈祷以及有无教友访视等。

3. 评定量表测评　精神信仰是主观的、多纬度的，对于每个人来说也是独特的，个体之间差异很大，即使是同一教派也会如此。又因为用于精神信仰评估的工具多源于某一特殊的信仰背景，并没有跨文化的基础，故由此为精神信仰的评估带来了困难。目前精神信仰的评估工具多为自评问卷，较常用的包括精神信仰经验指数（spiritual experience index，SEI）、精神健康调查（spiritual health inventory，SHI）、日常精神体验量表（daily spiritual experience scale，DSES）、精神超越指数（spiritual transcendence index，STI）、米勒精神信仰量表（Miller measure of spirituality，MMS）等，不同的工具和概念框架决定了评估的准确程度。在医疗保健中，精神信仰是重要的影响因素，对有些病人甚至是至关重要的影响因素。鉴于精神信仰与宗教密切的关系，评估者应该知晓不同宗教的一般性要求以利评估，此外，评估者在评估过程中应保持客观、尊重、开放和积极的态度，如果个体不愿讨论切不可强求。

第六节　角　　色

角色是社会认可的一种行为的综合性形态，它将个体置于社会的一定位置上，并为识别个体提供了一种方法，角色是个体与社会之间的互动点。“角色”一词原本是戏剧中的专门术语，是指演员在戏剧舞台上所扮演的某种特定人物，后被引入社会心理学领域，用来表示与人们的某种社会地位及身份相一致的一整套权利和义务的规范与行为模式，以及个体在特定的社会关系中的身份及由此而规定的行为规范和行为模式的总和。具体地说，就是个人在特定的社会环境中有着相应的社会身份和社会地位，并按照一定的社会期望运用一定的权力来履行相应社会职责，如教师和学生、照顾者与被照顾者等。

一、角色的分类

根据角色存在的形态可分为以下几种。①理想角色：也称期望角色，是指社会或团体对某一特定社会角色所设定的理想的规范和公认的行为模式；②领悟角色：是指个体对其所扮演的社会角色的行为模式的理解；③实践角色：是指个体根据自己对角色的理解而在执行角色规范过程中所表现出来的实际行为。

根据角色的获得方式可分为以下几种。①先赋角色：是建立在先天因素基础上的，如性别角色、父母角色等；②成就角色：是指主要通过后天努力而获得的角色，如教师角色、医生角色等。

根据角色扮演者受角色规范制约的程度可分为以下几种。①规定性角色：也称为正式角色，是指角色规范比较严格，或有明确规定的角色，如政府官员、医生、护士、学生、士兵等；②开放性角色：也称非正式角色，是指没有严格的角色规范，个人可以根据自己的理解比较自由的履行角色行为的角色，如父母、朋友等。

二、角色的形成

角色的形成经历了角色认知和角色表现两个阶段。角色认知是个体通过自己有意识地观察，或通过学校、家庭和社会教育等途径，逐渐认识某一角色行为模式的过程，即个体认识自己和他人的身份、地位，以及各种社会角色的区别与联系的过程。模仿是角色认知的基础，先对角色产生总体印象，然后深入角色的各个部分认识角色的权利和义务。角色表现是个体为达到自己所认识的角色要求而采取行动的过程，也是角色的成熟过程。

1. 角色适应不良 每个个体都扮演着多个不同的角色，其角色行为随着不同的时间和空间进行适当的调整。若个体的角色表现与角色期望不协调或无法达到角色期望的要求时，可发生角色适应不良。角色适应不良是由来自社会的外在压力引起的主观情绪反应，可给个体带来生理和心理的不良反应。生理反应有头痛、头晕、乏力、睡眠障碍、心率及心律失常等。心理反应表现为紧张、伤感、焦虑、抑郁或绝望等不良情绪。

2. 角色适应不良的常见类型

（1）角色冲突：指角色期望与角色表现间差距太大，是个体难以适应而发生的心理冲突与行为矛盾。引起角色冲突的原因有：①个体需同时承担 2 个或 2 个以上在时间或精力上冲突的角色，如孩子突然生病需要母亲照顾，而母亲需要工作不可能同时既照料孩子又完成工作，不管其最后如何决定，都可能引起其中一个角色表现未能达到角色期望而产生懊恼或罪恶感。②对同一角色有不同的角色期望标准，如移民发现在自己文化中认可的角色行为在新的社会中不被认可，而又难以迅速转变、接受和满足新的角色期望时可发生角色冲突。

（2）角色模糊：是指个体对角色期望不明确，不知道承担这个角色应该如何行动而造成的不适应反应。引起角色模糊的原因有角色期望太复杂、角色改变、主要角色与互补角色间沟通不良等。如一位新住院的病人，若护士未能及时与其进行有效沟通，使病人对住院期间自己的角色不明确，不知道医院作息时间，以及自己应如何配合治疗，最终可因角色模糊而产生焦虑。

（3）角色匹配不当：指个体的自我概念、自我价值观或自我能力与其角色期望不匹配。如让一位公司的高级管理人员承担营业员的角色，或让营业员承担高级管理人员的角色均可能发生角色匹配不当。

（4）角色负荷过重和角色负荷不足：角色负荷过重是指个体角色行为难以达到过高的角色期望。角色负荷不足则是对个体的角色期望过低不能完全发挥其能力。角色负荷过重或不足是相对的，与个体的知识、技能、经历、观念以及动机是否与角色需求吻合有关。

三、角色与角色适应的评估

1. 会谈　重点是确认个体在家庭工作和社会生活中所承担的角色，对角色的感知与满意情况，以及有无角色适应不良。①角色数量与任务：可询问个体目前在家庭、工作和社会生活中所承担的角色与任务，如“你从事什么职业及担任什么职务？”“目前在家庭、单位或社会中承担的角色与任务有哪些？”。②角色感知：通过询问个体对自己承担的角色数量与责任是否适当的评价了解其角色感知，如“你是否清楚自己的角色权利和义务？”“你觉得自己所承担的角色数量和责任是否合适？”。③角色满意度：通过询问个体对自己角色的满意情况与对与自己的角色期望是否相符等，了解其有无角色适应不良。④角色紧张：通过询问了解个体有无角色紧张的心理和生理表现，如个体是否感到压力很大，角色不能胜任，有无疲乏无力、头痛、焦虑、抑郁等角色适应不良的生理和心理反应。会谈过程中应注意个体有关角色适应不良的叙述，并判断其类型，如“我觉得时间不够用”“我感到很疲劳”等多提示角色负荷过重，“我因为工作而没有很好地照料患病的孩子”常提示角色冲突。

2. 观察　主要内容为有无角色适应不良的心理和生理反应。①一般状况：观察有无角色紧张的表现，如疲乏、头痛、失眠等表现，或焦虑、愤怒和沮丧等心情。②父母的角色行为：胜任父母角色者对自己所承担的父母角色感到满意和愉快，而不胜任者常表现出焦虑、沮丧、筋疲力尽，对孩子的表现感到失望、不满，甚至愤怒等。

第七节　家　　庭

家庭是个体最重要的关系网络和生活环境，家庭中的许多问题都直接或间接影响家庭成员的健康。家庭是基于一定的婚恋关系、血缘或收养关系组合起来的社会生活基本单位，为一种特殊的心理认可群体。家庭的定义有广义和狭义之分，狭义的家庭指一夫一妻制家庭，家庭成员包括父母、子女和其他共同生活的亲属。广义的家庭则泛指人类进化不同阶段的各种家庭形式。家庭的产生、演化和发展，随着社会的进化逐步由较低阶段向较高阶段发展，由较低的形式演进到较高的形式。通常认为，在人类的家庭发展过程中，主要出现过血缘家庭、普那路亚家庭、对偶家庭、专偶家庭 4 种家庭形式。

一、家庭的特征与结构

家庭的主要特征是家庭是群体，不是个体，至少应包含 2 个或 2 个以上的成员；婚姻是建立家庭的基础和依据，是约束夫妻关系及保证家庭相对稳定的基础和依据；组成家庭的成员应以共同生活，有较密切的经济和情感交往为条件。

家庭结构是指家庭内部的构成和运作机制，反映家庭成员之间的相互作用和相互关系。家庭结构包括家庭人口结构、权力结构、角色结构、沟通过程和价值观。

1. 家庭人口结构 即家庭类型，指家庭的人口组成、家庭成员的数量。一般按家庭规模和人口特征将其分为核心家庭、主干家庭、单亲家庭、重组家庭、无子女家庭、同居家庭和老年家庭七类。在我国也常采取以下分类。①核心型家庭：以夫妻为核心与未成年子女组成的家庭；②主干型家庭：由夫妻、夫妻的父母，或其直系长辈及未成年子女组成，以男性血统为主干的家庭；③扩大型家庭：由核心家庭和主干家庭加上其他旁系亲属组成的家庭；④不完全型家庭：指夫妻关系残缺的家庭，如单亲家庭、父母双亡家庭。

2. 家庭权力结构 指家庭中，夫妻间、父母与子女间在影响力、控制权和支配方面的相互关系。家庭权力结构的一般类型有以下几种。①传统权威型：由传统习俗继承而来的权威，如父系家庭以父亲为权威人物；②工具权威型：由养家能力、经济权力决定的权威；③分享权威型：家庭成员彼此协商，根据各自的能力和兴趣分配权力；④感情权威型：由感情生活中起决定作用的一方做决定。家庭权力结构是评估者进行家庭评估后，采取家庭干预措施的重要参考资料，必须确定谁是家庭中的主要决策者，与之协商，才能提出有效的建议。

3. 家庭角色结构 指家庭对每个占有特定位置的家庭成员所期待的行为和规定的家庭权利、责任与义务。家庭角色结构受到家庭人口结构和家庭价值观的影响，如在单亲家庭，父亲除了要承担本身的角色外还必须要承担母亲的角色。一些家庭认为母亲承担看护孩子的角色，而另一些家庭认为父亲应承担看护孩子的角色。大多数家庭都具备维持家庭正常功能所必需的角色，如供养者的角色、持家者的角色、照顾孩子的角色等公开角色。此外，还可能存在家庭以外成员不易了解的角色，称为非公开性角色，如家庭统治者角色。

良好的家庭角色结构应具有以下特征：①每个家庭成员都能认同和适应自己的角色范围；②家庭成员对某一角色的期望一致并符合社会规范；③角色期待能满足家庭成员的心理需要，符合自我发展的规律；④家庭角色有一定的弹性，能适应角色的变化。

4. 家庭沟通过程和价值观 家庭沟通过程最能反映家庭成员间的相互作用与关系，家庭内部沟通良好是家庭和睦与家庭功能正常的保证。家庭内部沟通过程良好的特征为：①家庭成员间能进行广泛的情感交流；②家庭成员互相尊重对方的感受和信念；③家庭成员能坦诚的讨论个人和社会问题；④家庭成员间极少有不易沟通的领域，如家庭根据个体的成长发育水平和需求分配权利。

家庭内部沟通过程障碍的特征为：①家庭成员自卑；②家庭成员以自我为中心，不能理解他人的需求；③家庭成员在交流时采用或间接掩饰的方式；④家庭内信息的传递是不直接的、含糊的、有矛盾或防御性的；⑤家庭价值观指家庭成员判断是非的标准，以及对特定事物的价值所在。信念与态度为家庭成员对家庭活动的行为准则及生活目标的共同态度和基本信念。通常不被人们意识到，却深深影响着每个家庭成员的思维和行为方式、价值观，也在有意无意中将家庭成员紧紧地联系在一起，指导家人的行为。

二、家庭的功能和生活周期

家庭生活周期指从家庭单位的产生、发展到解体的整个过程。家庭生活周期可分为新婚、有婴幼儿、有学龄前儿童、有学龄儿童、有青少年、离家创业、空巢期和老年期八个阶段。每个阶段都有其特定的任务，由家庭成员协同完成，否则将在家庭成员中产生相应的健康问题。

（一）家庭功能

家庭对人类生存和社会发展起着重要的作用，家庭功能健全与否与个体的身心健康密切相关，为家庭评估中最重要的部分。家庭功能主要包括以下几种。①生物功能：指家庭所具有的繁衍后代、满足家庭成员衣食住行等基本生活需求，以保证家庭成员身体健康的功能，是家庭最原始而最基本的功能。②经济功能：表现为家庭在任何条件下所具有的得以维持生存所必需的消费能力，家庭成员主要通过参加社会化劳动而谋生，以不断工作的形式增加家庭的收入，保证家庭其他功能的正常进行。家庭功能通过其经济功能进一步影响社会的经济和生产。③文化功能：指家庭通过亲朋往来、文化娱乐、求学就业等活动以传递社会道德、法律、风俗或时尚等过程。家庭通过其文化功能培养家庭成员的社会责任感，社会交往意识与技能。④教育功能：家庭教育对其成员的影响是任何教育组织都不可替代的。人的品行、个性、观念及心理健康观等，与其最初接受的家庭教育是分不开的。父母作为子女的第一任教师。其言行就是子女模仿的榜样，家庭教育在社会教育中占有特殊的地位和作用，但家庭教育不能取代学校和其他各类职业教育。只有将家庭教育和其他各类教育结合起来才能更好地发挥家庭教育和其他教育的作用。⑤心理功能：是家庭在维持家庭内部稳定，建立爱与归属感，维护家庭成员的安全与健康等方面提供良好的心理支持与照顾的作用。

（二）家庭危机

家族危机指当家庭压力超过家庭资源，导致家庭功能失衡的状态。家庭压力主要来自：①家庭经济收入低下或减少，如失业、破产；②家庭成员关系的改变与终结，如离婚、分居、丧偶；③家庭成员角色改变，如初为人父母、退休、患病等；④家庭成员的行为违背家庭期望或损坏家庭荣誉，如酗酒、赌博、犯罪等；⑤家庭成员生病、残障、无能等。

（三）家庭资源

家庭资源是指家庭为了维持其基本功能、应对压力事件或危机状态所需的物质、精神与信息等方面的支持，可分为家庭内部资源和家庭外部资源两种类型。家庭内部资源包括以下几种。①经济支持：如住院费用的分担；②精神与情感支持：如对家人的关心、爱护、鼓励、安慰等；③信息支持：如提供医疗服务信息或保健知识；④结构支持：如改变家中设施、装修，以方便家人的生活。家庭的外部资源包括以下几种。①社会资源：如亲朋好友和社会团体的支持；②文化资源：参观文物古迹等可陶冶情操、愉悦心情，提高家人的生活质量；③医疗资源：如医疗保健机构；④宗教资源：家人可从宗教信仰中得到精神支持。

三、家庭的评估

家庭评估的常用方法有会谈、观察和评定量表测评。

（一）会谈

会谈的重点为个体的家庭类型、生活周期与家庭结构。

1. 家庭类型与人口结构 通过询问家庭的人口组成，确定其家庭类型，如“你的家庭有多少人？”“人口组成怎样？”等。

2. 家庭生活周期 通过询问确定家庭所处的生活周期，如“你结婚多久了？”“你们有孩子吗？多大了？”等。

3. 家庭结构 包括以下几种：①权力结构，重点询问家庭的决策过程。如“家里大事小事通常由谁做主？”“家里有麻烦时，通常由谁提出意见和解决的方法？”。②角色结构，重点询问家庭中各成员所承担的角色，包括正式角色和非正式角色，注意是否有人扮演有损家庭关系的角色如受虐者或虐待者等，以及家庭各成员的角色行为是否符合家庭的角色期望，是否有成员存在角色适应不良。③沟通过程，了解家庭内部沟通过程是否良好，评估时应结合对家庭成员间语言和非语言沟通行为的观察综合分析，如“你的家庭和睦、快乐吗？”“大家有想法或要求是否直截了当地提出来？”等。④价值观，重点是了解家庭成员日常生活的规范和行为方式，如“家庭最主要的日常生活规范有哪些？”“家庭成员的主要行为方式是什么？”“如何看待吸烟、酗酒等生活行为？”“家庭是否倡导成员间相互支持、关爱、个人利益服从家庭整体利益？”等。

（二）观察

观察的主要内容为家庭沟通过程、父母的角色行为及有无家庭虐待。

1. 家庭沟通过程 在与家庭接触的过程中，通过观察每个家庭成员的反应以及家庭各成员的情绪，可了解家庭的内部关系。出现下列情况提示家庭关系不良：①家庭成员交流过程中，频繁出现敌对性或伤害性语言；②家庭成员过于严肃，家庭规矩过于严格；③所有问题均由某一家庭成员回答，而其他成员只是附和；④家庭成员间很少交流意见；⑤家庭内部有家庭成员被忽视。如果评估对象为家庭中某一成员应重点观察其与家庭其他成员间的交往方式，包括是否积极地表达自己的想法，是否与其他成员有充分的目光交流，是否允许他人发表意见等。

2. 父母的角色行为 可通过以下 3 个方面观察父母是否胜任其角色，是否具有良好的抚养孩子的能力。①父母的情绪状态：胜任父母角色者对自己所承担的父母角色感到满意和愉快；不能胜任者表现出焦虑、沮丧、筋疲力尽，对孩子的表现感到失望、不满甚至愤怒。②子女与父母的沟通方式：有良好抚养能力的父母，对于子女的反应敏感。经常与子女沟通；缺乏抚养能力的父母不注意子女的需求和反应，不允许子女质疑或提出反对意见。③子女的表现：有抚养能力的父母，子女健康快乐，有依附父母的行为；缺乏抚养能力的父母，其子女可有抑郁、冷漠、孤独、怪癖，对父母排斥或过度顺从等表现，无依附父母的行为。

3. 有无家庭虐待　观察家庭成员有无受虐待的体征，如皮肤淤血、软组织损伤、骨折等。虐待提示家庭内部成员间存在不健康的家庭关系。

（三）评定量表测评

可采用评定量表对被评估者的家庭功能状况及其从家庭中可获得的支持情况进行评测，常用的评定量表有 Procidano 与 Heller 的家庭支持量表和 Smilkstein 家庭功能量表。

第三章　生命质量评价

生命质量（quality of life，QOL），可以译为“生命质量”、“生活质量”或“生存质量”，最初是一个社会学概念，后来逐渐被人们引入到医学研究中来。生命质量多用于临床研究，评价慢性病病人生存期的生命质量。社会学及医学的研究对象除病人外，更多涉及普通人群、健康人群等，研究对象广泛，故常用生命质量来表示，目前在我国生命质量更加常用。

第一节　生命质量概述

一、生命质量的研究历史

（一）研究早期

生命质量研究起源于20世纪30年代的美国，当时美国经济在罗斯福新政的引导下快速复苏，经济飞速发展给人们的生活水平带来大幅的提高，但随之而来的是世风日下、社会动荡、犯罪增加的局面。因此，人们要求建立除单纯经济指标之外的其他社会指标，以便更全面地反映社会发展水平和人民生活的实际情况。在此背景下，Ogbum对生命质量的研究表现出了极大的兴趣，并领导斯坦福大学胡佛研究所于1933年发表了《近期美国动向》，其讨论和报道了美国生活各个方面的动向。随后这方面的研究日益增多，逐渐发展成两大主流：社会指标研究和生命质量研究。

（二）成熟期

20世纪五六十年代是生命质量研究的成熟期。1957年，Gurin联合美国的几大院校进行了一次全国抽样调查，主要研究美国民众的精神健康和幸福感。1961年，Bradbum主持了全美的精神健康状况监测，发现良好适应状态与两个独立状态（正向与负向情感）有关。进入20世纪60年代后，生命质量研究被政府承认，因而在全美各地蓬勃发展起来。自1966年Bauer主编的《社会指标》（*Social Indicators*）论文集发表后，在社会指标研究领域大致形成两大流派：其一是客观社会指标派，主要用医学社会及其环境的客观条件指标来反映社会发展水平，如人口数量、出生率、死亡率、经济收入与消费水平、受教育水平、就业率、卫生设施和应用程度等；其二是主观生活质量派，强调人对社会及其环境的主观感受，如对生活各个方面（家庭、生活、工作、休闲等）的感受。

（三）分化期

随着社会领域生命质量研究的发展，20世纪70年代末医学领域广泛开展了生命质量的研究工作，并逐渐形成一个研究热潮。1976年，Priestman等用线性模拟自我评估量表对乳腺癌病人化疗前后的健康感觉、情绪、活动水平、疼痛、恶心、食欲、家庭事务能力、社会活动和焦虑水平进行了测定。生命质量的研究发展至1977年，医学索引（index medicus，IM）第一次用“quality of life”作为医学主题词取代“philosophy”，收入医学主题词（medical subject headings，MeSH）。1985 年，美国药品和食品管理局（Food and Drug Administration，FDA）开始在接受新药时要求同时递交药物对患者生命质量和生存时间影响的资料。1992 年，出版了专门的生命质量研究杂志 *Quality of Life Research*，1994 年，成立了国际生命质量研究协会（International Society for Quality of Life Research，ISOQOL）。

1948 年世界卫生组织（WHO）健康定义的提出，使临床医务工作者们认识到医学研究的目的是更好地服务于病人，于是把生命质量的理论和医学实际结合起来，开始研究疾病对生命质量造成的影响，逐步形成了健康相关生命质量（health-related quality of life，HRQOL）的概念。20 世纪 70 年代末医学领域广泛开展了生命质量的研究工作，探索疾病及其治疗对生命质量的影响，形成了 HRQOL 的理论。目前医学研究中提到的生命质量一般均指 HRQOL。

生命质量研究在我国是从 20 世纪 80 年代兴起的，并且逐渐快速发展。查阅中国知网等中文重要数据库，可以看到我国生命质量研究的发展历程（图 3-1）。从 1986 年第一篇包含有生命质量的文章出现，到 2015 年，每年以生命质量为关键词的文章有 1200 多篇，说明很多的学者已经在关注生命质量，并且进行了有意义的研究。

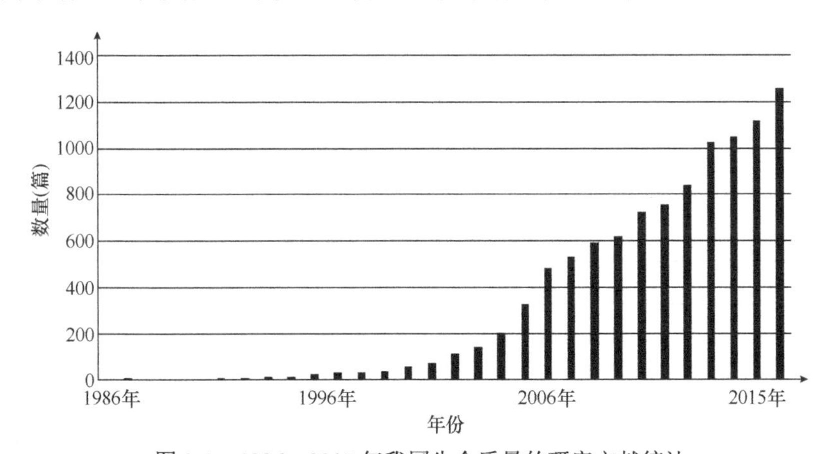

图 3-1　1986～2015 年我国生命质量的研究文献统计

二、生命质量研究产生的背景

生命质量研究在全球广泛开展，那么我们不禁要问到底是什么环境、哪些因素促成了众多学者对于生命质量的关注，近年来我国和其他国家发生的哪些变化使得人们青睐于生命质量的研究，归纳众多学者的研究，可能是基于以下几方面的原因。

（一）医学模式的转变

美国罗切斯特大学精神病和内科学教授恩格尔 1977 年在《科学》杂志撰文提到：为了理解疾病的决定因素，以及达到合理的治疗和卫生保健模式，医学模式必须考虑到病人、病人生活在其中的环境，以及由社会设计来对付疾病的破坏作用的补充系统，即医生的作用和卫生保健制度。生物医学模式应该逐步演变成为生物-心理-社会医学模式。生物-心理-社会医学模式逐渐成为现代医学模式的主导思想，与原来的生物医学模式相比，现代医学模式在考虑生物因素的基础上，考察了心理因素和社会因素在健康中的作用，从多维的角度全面的认识健康，促进了生命质量研究的发展。

（二）人群疾病谱和死亡谱的变化

疾病谱的变迁与医疗技术进步、人口年龄结构变化、生活习惯等密切相关。首先，随着社会的发展、抗生素的发现，以及医疗技术的进步，多数感染类疾病已经被人类控制，曾经全球肆虐的天花病毒已经在全球范围内被消灭，丙肝病毒有望随着直接抗病毒药物的广泛应用而被征服。其次，不同疾病在不同年龄段的发病率有显著的差异，年龄越大，糖尿病、高血压、肿瘤、脑卒中等慢性疾病的发病率越高。2003～2013 年，我国不同年龄段居民的慢性病患病率相对稳定，但由于人口的老龄化，总人群的慢性病患病率增加了 1 倍。最后，不健康的生活习惯也对疾病谱有显著的影响。例如，现代人热量摄入过多而运动不足导致肥胖，进而对血压、血脂、血糖等产生负面影响，冠状动脉性心脏病、缺血性脑卒中、2 型糖尿病甚至恶性肿瘤的风险都会随着体重指数（BMI）增加而稳步加大。

随着疾病谱的改变，心脑血管疾病、肿瘤等慢性病成为威胁人类生存的主要疾病（表 3-1）。这些疾病很难治愈，治疗手段对延长生命的效果并不十分肯定，而且治疗本身对病人常存在副作用。此外，作为评价疗效的传统终点，生理指标常与病人的感觉联系不大。想了解干预对病人关心的结果如功能、症状等产生了何种影响，有必要通过主观评价和报告的方法评价病人的疾病体验。生命质量全面评价疾病及其治疗对病人造成的生理、心理和社会生活等方面的影响。它不仅关心病人的存活时间，还关心病人的存活质量；它不仅考虑客观的生理指标，还强调病人的主观感受；它不仅用于临床结局评价，还用于保健康复和卫生决策。

表 3-1　2015 年我国城市居民前 10 位疾病死亡率及死因构成

疾病名称	死亡率（1/10 万）	构成（%）	位次
恶性肿瘤	164.35	26.44	1
心脏病	136.61	21.98	2
脑血管病	128.23	20.63	3
呼吸系统疾病	73.36	11.80	4
损伤和中毒外部原因	37.63	6.05	5
内分泌、营养和代谢疾病	19.25	3.10	6
消化系统疾病	14.27	2.30	7
神经系统疾病	6.90	1.11	8
传染病（含呼吸道结核）	6.78	1.09	9
泌尿生殖系统疾病	6.52	1.05	10

（三）居民健康需求的变化

随着社会生产力的发展与生活水平的提高，人们的健康需求也日益多样化，已不再仅仅满足于对疾病的防治，而是积极地要求提高健康水平和生命质量，要求和谐的人际关系和社会心理氛围。对于生命质量研究的重视，可以全面满足人们生理、心理和社会的卫生服务需求，达到提高健康水平和生命质量的目的（表 3-2）。

表 3-2　我国居民慢性病患病率（‰）

项目	2003 年	2008 年	2013 年
按人数计算	123.3	157.4	245.2
按例数计算	151.1	199.9	330.7

（四）卫生保健消费者地位的提升

医学正在进入一个新的时代，病人的功能状态、良好适应和其他重要的卫生保健信息被常规收集，用以克服现有信息不足所带来的问题。希望最佳使用卫生投入的管理者、希望给予病人最佳健康结局的医生，以及评价新的治疗方案和技术的临床研究者都试图利用这些信息比较不同卫生服务的成本和效益。生命质量评价的发展是多因素作用的结果，包括卫生保健消费者和照料者的诉求，公共政策部门、卫生服务提供者对于控制卫生费用上涨、医疗技术发展延长生存时间的需要及健康结局多角度测量的重视程度。

三、生命质量的概念

多年来，不少学者对生命质量的概念进行了探讨，直至现在，人们对生命质量的概念始终无法达成共识，因此与健康相关的生命质量没有一个公认的定义，一些学者从各自的专业角度出发加以理解，提出了生命质量的不同定义，甚至有的学者完全否定生命质量的测量，认为这根本是一个虚无缥缈、不可捉摸的概念，是完全不可测的，或是不应该被测量的。而更多的学者则积极的认为生命质量是可测的，而且是非常有必要测量的。各国学者提出了多个有关生命质量的概念，其中将生命质量的概念与健康状况相关联的主要有以下几种提法。Levi 认为生命质量是对个人或群体所感受到的躯体、心理、社会各方面良好适应状态的一种综合测量，而测得的结果是用幸福感、满意感或满足感来表示的。Cella 认为生命质量是病人对现在的功能状态与其预期或认为可达到的功能状态相比时产生的赞同感和满足感。Katz 认为生命质量是完成日常工作、参与社会活动和追求个人爱好的能力，是病人对生活环境的满意程度和对生活的全面评价，包括认知、情感和行为方面。WHO 将生命质量定义为：不同的文化和价值体系中的个体对与他们的生活目标、期望、标准，以及所关心事情有关的生活状态的体验。

研究者普遍认为，疾病给病人的日常生活带来生理、心理和社会生活等诸多方面的损害，这种损害会影响个体对生活的满意度。生命质量体现了个体对疾病损害的反应，包括生理状态，也包括各种良好适应的感觉、基本的满意度和总的自我价值感。生命质量的概念抽象、复杂，包含多个领域，但最终指向个体满意度和自尊。生命质量是在疾病、意外损伤及医疗干预的影响下，测定与个人生活事件相联系的主观健康状态和个体满意度。生命质量是一种病人报告结果（patient-reported outcomes，PRO），区别于实验室检查、临床医生评价和照料者报告。PRO 是指直接来自病人或病人群体的任何有关健康的报告，不仅包括生命质量，也包括治疗和保健的满意度、依从性和任何其他从病人或病人群体获得的与健康状况和治疗有关的感受。就个体而言，生命质量是被个体的主观概念和期望所过滤的健康状态。老年人随着生理功能的退化，会逐渐降低对功能状态的期望或调整功能状态的评价标准。慢性病病人发病前后，不仅对生命质量的领域，而且对这些领域的相对重要性的评价都发生了变化。就群体而言，生命质量建立在一定的文化价值体系基础上，具有文化依赖性，不同文化背景人们的生活感受不尽相同。

四、生命质量的构成

生命质量测定的内容应由什么项目构成？对于生命质量的不同理解导致了生命质量构成的差异。如 Aaronson 认为生命质量是一个多维的概念，主要包括功能状态、心理和社会的良好状况、健康意识和疾病及治疗的相关症状。其中功能状态包括生理、心理、个人角色的功能，良好的心理健康状况涉及精神健康、情绪积极有活力。Morales 认为生命质量主要由 4 个方面组成：生理和职业功能、心理状态、社会互动状况和经济状况或因素。Ferrell 提出一个生命质量四维模式结构，即身体健康状况、心理健康状况、社会健康状况和精神健康状况。WHO 的生命质量测定包括生理状况、心理状况、独立能力、社会关系、生活环境、宗教信仰与精神寄托 6 个领域，24 个小方面。Hollen 等认为生命质量的研究范围大致如表 3-3 所述。

表 3-3　Hollen 认为生命质量的研究范围

生理	功能	心理	社会	精神
疾病症状	活动水平	情绪良好	社会关系	生活意义
治疗副作用	认知状态	情绪压抑	工作角色	宗教问题
压抑表现	角色状态		业余休闲	
	性功能		财政状况	

尽管目前对生命质量的构成尚未达成共识，但绝大多数研究者认同生命质量的测定，包括：生理问题（症状、疼痛），功能（活动），家庭良好适应，精神，治疗满意度，对未来的取向，性及亲密行为，社会功能和职业功能。在实际应用过程中，生命质量的测定逐渐形成两种方法：一种是统一界定生命质量的各个方面，发展一个代表不同人群共性的多维量表，根据需要附加一个较短的特异问卷来评价特定人群的生命质量，使得研究结果既有可比性又有针对性。另一种是限定只测量某一层次的生命质量，这样可在较少的工作量下解决实际问题，而且在相同限定条件下，不同群体间研究也具有可比性。

第二节　生命质量评价内容与方法

根据生命质量的基本概念和构成，生命质量评价是指具有一定生命数量的人在一定时间点上的生命质量表现。健康或疾病是一个连续变动且不能截然区分的状态，生命质量随时间推移显示出平衡、改善和下降。

一、生命质量评价内容

生命质量通常包括生理状态、心理状态、社会功能状态、主观判断与满意度，此外针对具体疾病的量表还包括疾病症状等内容（表 3-4）。生理、心理和社会功能状态是生命质量的重要内容。任何一种疾病或损伤，都会导致这 3 个方面功能的改变。主观判断和满意度评价反映了个人对健康状态的自我评判及需求，或期望得到满足时所产生的主观认可程度，是生命质量的综合指标。

表 3-4 生命质量评价的基本内容

概念/分类	定义/指征
满意度与幸福感	健康需求满足程度的判断及综合感觉
对健康总的感受	自我判定健康、感到健康或担忧健康
社会功能状态	
社会交往	与人们、亲人和朋友交往的频率
社会融合	以成员身份参与社会组织活动
社会接触	与亲友交往，参加集体活动
亲密关系	获得亲密感和支持感
机会	因健康而达成机会平等
社会资源	社会关系、网络的数量和质量
心理状态	
情绪反应	对事物的体验，包括压抑、忧虑、痛苦和恐惧
认知功能	意识、机智、定向、推理及记忆力
生理状态	
活动受限	在躯体活动、移动和自我照顾方面受限
体力适度	进行一般的体力活动无疲劳感和虚弱感
角色受限	如工作、学习和家务等通常角色活动受限
疾病	
主诉	病人自述生理和心理症状、感觉、疼痛或其他不能直接观察的感受
体征	体检发现的缺陷与异常表现
自我报告疾病	病人自述有病或损伤
生理测定	生理测定读数及临床解释，如脉搏、血压等
组织改变	病理学证据
诊断	临床判断的证据
失能	因健康问题带来的工作能力丧失
死亡	死亡率、生存率

（一）生理状态

生理状态为反映个人体能和活动能力的状态，通常包括活动受限、社会角色受限和体力适度等 3 个方面的内容。

1. 活动受限 指日常生活活动能力因为健康问题而受到的限制，包括 3 个层次：躯体活动受限，如屈体、弯腰、行走困难等；迁移受限，如卧床、不能驱车、不能利用交通工具等；自我照顾能力下降，如不能自行梳洗、穿衣和进食等。通常所说的基本日常生活活动能力包括穿衣、进食、洗澡、如厕、室内走动等五项指标，这是康复评价最常用的指标。

2. 社会角色受限 人的社会角色表现为担当一定的社会身份、承担相应的社会义务、执行相应的社会功能。健康问题常引起角色功能受限，包括主要角色活动的种类和数量受限、角色紧张和角色冲突等。角色功能反映了躯体健康状况和对通常角色活动的需求，因此角色功能不仅反映病人的生理状态，还受心理状态和社会生活状态的影响，是反映病人生命质量的一个综合性指标。

3. 体力适度 主要指个人在日常活动中所表现出的疲劳感、无力和虚弱感。许多疾病并不导致躯体活动受限，但通过降低病人的体力而使其角色功能下降。体力适度是一个相对概念，不同的社会角色在日常活动中所支付的体力是不同的，因此病中或病后所表现出的体力适度也是不同的。

（二）心理状态

所有的疾病都会给病人带来不同程度的心理变化，主要是情绪和意识。情绪反应和认知功能的测定，是生命质量评价又一重要组成成分。

1. 情绪反应 情绪是指个体感知外界事物后所产生的一种体验，包括正向体验如愉快、兴奋、满足和自豪等，以及负向体验如恐惧、抑郁、焦虑和紧张等。情绪反应是生命质量测量中最敏感的部分，不仅直接受疾病和治疗措施的影响，病人的生理状态和社会功能状态的变化也会间接地从情绪反应中表现出来。

2. 认知功能 包括时间与地点的定向、理解力、抽象思维、注意力、记忆力及解决问题的能力等，它们是个体完成各种活动所需要的基本能力。认知功能损害常发生于特定的疾病或疾病的特定阶段，以及到达一定年龄段的老年人。任何疾病的晚期，都可能伴有认知功能的损害，包括智力、思维、注意力和记忆力的损失。由于认知功能的改变是渐进的，因此认知功能在生命质量测量中不是一个敏感的指标，是否纳入生命质量测量内容要根据研究目的和对象而定。

（三）社会功能状态

社会功能包含两个不同的概念：社会交往和社会资源。社会交往根据其深度，可分为3个层次：一是社会融合，即指个人属于一个或几个高度紧密的社会组织，并以成员身份参与活动；二是社会接触，即指人际交往和社区参与，如亲友交往和参加集体活动等；三是亲密关系，即指个人关系网中最具亲密感和信任感的关系，如夫妻关系。许多疾病和治疗都会给病人造成主观上或客观上的社交困难。这些社会交往功能的下降，最终导致社会支持力下降，心理上的孤独感和无助感及个人机会的丧失。

社会资源不能被直接观察。社会资源的质量只能由个体来判断并通过向个体直接询问来进行测量。社会资源的测量代表了个体对其人际关系充足度的评判，包括与能够倾听私人问题并提供实质性帮助和陪伴的亲友联系。对社会资源感到满意的人往往可感觉到与别人“连线”或“接合”，感受到被关照、关爱和需要。

（四）主观判断与满意度

1. 自身健康和生活判断 指个人对其健康状态、生活状况的自我评判，是生命质量的综合性指标。这类指标在生命质量评价中非常重要，它反映在疾病和治疗的影响下，病人生命质量的总变化，同时也反映病人对未来生活的期望与选择。由于指标是建立在自我意识的基础上，影响因素很多，在实际情况下常常不是很敏感。

2. 满意度与幸福感 两者同属于当个人需求得到满足时的良好情绪反应。满意度是对待事件的满意程度，是人有意识的判断。而幸福感是对全部生活的综合感觉状态，产生自发的精神愉快和活力感。在生命质量评价中，满意度是用来测定病人的需求满足程度，幸福感是用来测定病人整体生命质量水平。

（五）其他内容

一些针对特殊人群或特定疾病的生命质量评价量表，常包括反映特殊人群特征或症状等疾病特异的内容。评价内容应选择研究问题所涉及的目标，体现被评价对象的特征及其所关注的问题。如对麻风病病人来说，社会歧视和自卑心理应纳入心理状态的测定。此外评价内容应敏感，操作性强。

二、生命质量的评价方法

按照生命质量评价目的和内容不同，生命质量的测定可有不同的方法，常见的有访谈法、观察法、主观报告法、症状定式检查法、标准化的量表评价法。

（一）访谈法

访谈法是研究者通过与研究对象的广泛交谈来了解对方心理特点、行为方式、健康状况、生活水平等，进而对其生命质量进行评价。早在20世纪20年代，有人就把访谈法定义为“有目的的谈话”。按照提问和回答的结构方式的不同，可以分为无结构访谈和有结构访谈两类。前者是事先规定了所访谈项目和反应可能性的访谈形式，访谈按预定内容进行；后者是一种非特异性的、自由提问和作答的访谈形式。在实际应用时可两者兼用。

访谈法的主要缺点有以下几个。

（1）主观性太强，访问者的价值观和偏向会影响被访人的反应，以及对其做出的判断。

（2）花费较大，完成一例需大量的时间和精力投入。

（3）结果的分析处理较难。

（二）观察法

观察法是在一定时间内由研究者对特定个体的心理行为表现或活动、疾病症状及副作用等进行观察，从而判断其综合的生命质量。观察法比较适合一些特殊病人的生命质量评价，如精神病病人、植物人、老年性痴呆病人、危重病人等。

（三）主观报告法

由被测者根据自己的健康状况和对生命质量的理解，自己报告一个对其生命质量的评价（分数或等级数），这是一种简单的、一维的全局评价法。

主观报告法的优点是非常容易分析处理，其缺点是这种方法获得的资料可靠性和综合性很难保证。因而一般不用该方法，或不单独使用，常作为其他方法的补充。

（四）症状定式检查法

当生命质量的测定主要限于疾病症状和治疗的毒副作用时，可采用症状定式检查法。该法即把各种可能的症状或副作用列成一表格，由评价者或病人逐一选择。其选项可以是“有”和“无”两项，也可根据程度分为不同项。不少疾病的症状和副作用评价采用此法，如著名的鹿特丹症状定式检查。

（五）标准化的量表评价法

这种方法是目前最为常用的方法，使用具有较好信度、效度和反应度的正式标准化测定量表对被测者的生命质量进行多维的综合评价，主要用于对主观生命质量的评价。该法具有客观性强、可比性好、结构标准化、易于操作等优点，在实践中广为使用。

以上介绍的几种测定方法是在生命质量研究的不同发展过程中使用的，其测定的层次和侧重点不同，因而其适用条件也不同。目前，标准化量表测定是主流。由于标准化的量表评价法是实践中最为常用的生命质量测定方法，因此随后章节会重点叙述这种方法。

第三节　生命质量评价中量表的研制与评价

标准化量表评价法作为实践中最为常用的生命质量测定方法，在本节专门进行叙述。

一、应用量表的步骤

1. 要根据研究目的确定目标人群　即确定要测定哪些人的生命质量，是正常人还是患有某种疾病的人群，是儿童还是老年人。确定目标人群之后采用一定的随机抽样的方法随机抽取一定量的个体作为样本，样本量的确定可以参照相关专业书籍。

2. 选择需要使用的量表　目前已经研制出来的量表数量很多，即使是测量同一种疾病的量表可能就已经存在几种相关量表，选择量表时要掌握以下几个原则。

（1）按测定对象和目的来选择与其相应的量表：每一种生命质量量表都建立在设计者对生命质量定义的基础上，其所包含的内容也不尽相同。因此，在选择量表时，首先要考虑该工具设计者对测量所下的定义是否科学，是否符合应用者的要求。另外，因为每一种量表都是按照一定目的设计和完善的，同样一个主题可能因目的差异而产生完全不同的量表。因此，应用者应检验相应的测量目的，以明确其能否满足应用要求，如目的是反映一般人群健康状况，就可选择 36 条目简明健康量表（SF-36）或世界卫生组织生存质量测定量表简表（WHOQOL-BRFF），如果希望简便快速测定则可选择欧洲生存质量测定量表（EQ-5D）。

（2）尽量选择 1980 年以后研发的量表，这些量表可能更多的融合了现代医学模式和现代生命质量的内涵，并且按照严格的程序进行了研制，进行了信度和效度的评价，科学性和理论性较强，符合现代量表研制的发展趋势。

（3）结合各量表的特性来选择：绝大多数生命质量量表针对生命质量的各个构成内容如生理状态、心理状态和社会功能状态等分别予以评价，以便了解服务对象生命质量各个方面的变化情况，从而采取针对性措施以改进生命质量。有的生命质量量表测量的是生命质量的综合值，如良好适应状态指数，主要用于卫生经济学评价；还有一些生命质量量表仅测量生命质量的一个方面，如日常生活自理能力、疼痛等。

（4）要明确是使用通用型量表还是特异型量表：通用型工具主要反映人们生命质量中共同的特性，测定对象是一般人群或是不同疾病或状况的人群，用于描述一般人群的生命质量状况和不同人群的生命质量的差异。相反，特异型工具包含很多与人群特征或疾病密切相关的内容，测定对象是特殊人群或是特定疾病病人，用于测量特定人群的生命质量状况。对于不同的评价对象应该选用不同类型的量表。

（5）如果有多个可以使用的量表，要尽量选择其中经过了信度和效度评价的量表，好的量表具有较好的测量学特征。信度、效度、反应度和可解释性是评价量表质量的基本指标。信度是指测量结果反映非随机误差引起的变异程度。效度是指量表测定待测特质或功能的程度。反应度是指量表检测生命质量随时间变化的能力和程度。可解释性是指解释量表分数意义的难易程度。此外，量表特性的全面考评还包括对量表的应答负担、调查方式和文化适应性进行分析比较。信度、效度、反应度和可解释性等特性随着样本的不同而改变，研究人群发生变化，需要重新评价。

（6）要注意量表内容的文化适应性：目前大部分的生命质量测定工具都产生并应用于使用英语或法语的国家。将西方国家的量表应用于我国不失为一条捷径。但由于文化差异，不能将量表直接翻译过来使用，而是要进行适当的改造，即汉化，使之成为适合我国文化背景的新的量表，并经过预试和性能测试后才能使用。即便是本国自行开发的量表，如果应用于不同的亚文化人群，也要考虑文化适应性问题。

根据测定目的和对象的不同，生命质量测定量表的构成略有不同，一般包括条目、维度、领域和总量表 4 个层次。条目是量表最基本的构成元素，所有备选的有关条目的集合称为条目池。维度由若干反映同一特征的条目构成，如生理职能、活力、抑郁、焦虑等。领域指生命质量中一个较大的功能部分，由若干密切相关的维度构成，如生理领域、心理领域等。若干领域构成一个完整的量表。

3. 在样本人群中进行生命质量量表的测量　由研究人员根据实际情况把相关量表分发给被测试者，被测试者独立完成量表的相关内容。

4. 结果分析　根据生命质量量表的计分规则和计分方法给出每个测定对象的得分，进而评价其生命质量。

在上述 4 个步骤中，最关键的一步是量表的选择，量表是测定生命质量的重要工具，因而研制生命质量测定量表也是生命质量测评的重要一环，下一部分主要介绍量表的制订方法及其测评过程。

二、量表的研制和评价

生命质量评价所用的量表一般来源于两种途径：一是利用已有的量表，二是制订新的量表。随着医学模式和健康观念的转变，生命质量研究在国际范围内迅速发展。一般来说，针对某一研究需要如果存在适宜的外文量表，且目前已经广泛应用，在这种情况下利用国外已有量表来制订我国版本土化量表不失为一种捷径，但是由于文化差异，不能直接翻译过来马上使用，必须经过适当的修订，严格按照不同语言版本量表的研制程序进行。这样研制出的量表才能和国际同类量表进行比较。

（一）利用已有量表进行测量的步骤

1. 了解、审定国外量表的发展、评价和使用情况　在我国使用一个国外量表之前，首先要完全熟悉这一量表在西方的发展和应用情况，尽可能地查阅所有有关文献，以便正确评价这一工具的质量，然后再决定有无必要进行大量的工作将此量表引进并使之适用于我国。

量表必须基于可靠的科学理论。编制量表的理论基础是量表建立的根本所在，是量表编制时必须考虑的。同时必须考虑量表编制的全过程，如编制量表时的原始条目池是否全面；确定量表条目时，选择条目的方法是否适当；用来建立常模的样本是否具有代表性；对量表的信度、效度是否进行了严格的测试分析；要关注量表的主要测试人群是差别量表、预测量表和评定量表这三类中的哪一类。

2. 量表的翻译和回译　确定了一个量表在西方确实行之有效，而且测量目的、测量对象和我国的研究相似，下一步就是翻译这个量表。量表的翻译是一个重要的步骤，原则上应组成一个翻译小组来负责翻译和回译工作，小组中要有熟练掌握两种语言的人。如果研究的主要目的是比较不同国家的同类病人，应力求量表译本与原版之间的意思相同，这一要求可通过对量表的翻译和回译来达到。如果原版量表是英文则步骤为：一个人将原版量表翻译成中文，另一个人（尚未看过原版量表）将中译本回译成英文，并与原版量表进行比较。再将中译本适当修改后，还需进行回译并与原版量表比较，有必要如此反复，直到回译本尽可能接近原版量表为止。如果研究的主要目的是提供一个能在我国使用的生命质量量表，那么翻译时用词就应力求按照中文的习惯用法使之适合我国文化的要求，即文化适应，但在量表特征考评时会与原量表有所差别。因此文化适应后的量表必须进行新的信度和效度评价才能在实际中使用。

3. 对量表进行初试和必要的修订　量表在正式使用之前，要先进行小范围预试并根据预试结果对量表加以修改。预试有助于发现哪些条目含义不清楚、不明确、太复杂或不具区别能力。预试人数以 20～30 人为宜，其人群特征应与将来量表的应用对象相同。应观察受试者在填写量表（或回答定式询问）过程中如何反应，如受试者选择某个条目时感到犹豫，可建议其写出犹豫的原因。在预试时可以要求受试者完成每一条目后，采用三分制来判断受试者对条目理解的难易程度（容易理解、中等、难于理解），标记出条目中看不懂的词句，如果几乎所有受试者对某一条目回答的结果都一样，那么这个条目就肯定需要修改，因为其不具备区别能力。

预试的另一个重要作用是评价量表的格式，对自评量表尤其重要。评价的内容包括：指导语是否清楚；在指导语中要不要举例说明；条目是否易引起误解；条目的回答方法是否清楚；是否有使受试者容易疏忽而漏填的条目；完成所有量表需要多长时间等。如果初试发现受试者由于填表时间太长而不愿意完成量表或不能保持注意力，则研究的设计必须修改，有的量表甚至需要改变整个格式。

4. 进行正式研究以评价量表的应用价值　完成初试并进行适当修改后，便可进行正式研究以确定量表在我国是否具有实用价值。此时，至关重要的是应该对量表的真正用途有明确的概念：是用于判别、预测还是评定。一个特定的量表可以有几种用途，但一次研究只能检验一种用途。

5. 基于初步研究结果对量表进行修订　通过初步研究肯定了量表的信度和效度后，下一步就是利用研究结果对量表进行修订。其目的是确定哪些条目不清楚、不稳定或不符合量表的效度。多数翻译过来的量表，已根据研究结果进行过筛选削减，如果进一步减少条目数量可能会使量表对所测内容的综合性评定能力降低。因此，对量表译本中不好的条目来说，往往需要的是修改或替代而不是删除。如果对一个不好的条目有几种可能的修改，难以肯定哪一种最好，可以在下一次修订量表时，将几种可能的修改都纳入研究，比较修改后量表的效度和信度，择优选择最后版本。如果定性研究表明量表译本的所测内容中未能包括本文化的重要方面，就应该扩充条目，将其包括进去。

6. 用已修订的量表测定另一组人群　要获得一个满意的量表，往往需要多次的修订和再评价。在反复修改的过程中，所用样本应是量表将要测量人群的代表性样本。由于文化差异，一个量表经修订后，在内容和形式方面就会有很大的变化。因此，仍用西方的常模来区分“正常”与“异常”是不适当的。修订工作一旦完成，就应该采用一个很大且有代表性的样本来建立具有文化特异性的常模，并确定效度和信度指标。

使用翻译过来的量表，并不是从编制量表的第一步做起。因为编制一个量表首先要获得与测定现象有关的大条目池，然后从提高量表测定某功能的信度和效度出发，对条目进行筛选削减或修订。量表译本中的条目来源于有关研究范畴的西方概念，并通过西方样本的研究加以筛选和削减。如果在我国编制同一研究范畴的量表，原始条目的来源可能是与原始研究概念不同的中国概念，并通过我国样本研究后，将筛选得到的条目编制成量表，其条目肯定会与翻译过来的量表有明显的不同。

因此，所有西方量表译本都可能存在人种偏差。例如，汉密顿抑郁评定量表（定式检查量表）中文译本具有较好的信度和效度，但 Beck 抑郁问卷（自评量表）中文译本的信度和效度则不理想。使用定式检查时，检查者可用本文化习惯用语给病人解释条目的含义，这样就减少了人种偏差，而自评量表则难以做到这点。与测量心理生物指标的量表相比，测量心理社会指标的量表更有可能含有西方文化特异性的条目，因而文化差异性更大。将来，有可能采用证明有跨文化信度和效度的定式检查量表作为“外部标准”，以便修订测量同一结构的自评量表。

（二）研制新的量表

生命质量量表的研制是一个复杂的系统工程，包括概念确立、操作化定义、条目的形成、条目筛选、量表的考评及修订等一系列过程。具体步骤如下所述。

1. 明确研究对象和研究目的　确定所测的人群，从而决定是制订通用型量表还是特异型量表，以确定量表的使用目的。

2. 建立研究工作组　通常选取一定数量的与生命质量主题有关的人组成研究工作组，如病人、医生、家属和研究人员等组成议题小组和核心工作组负责量表的制订与考评。其中，议题小组的成员来源应广泛，提供与待测人群生命质量有关的信息，主要负责条目的提出和筛选；核心小组一般由专业人员组成，负责具体的量表制订和考核等研制工作。

3. 测定概念的定义及分解　由核心小组完成，给出所测概念的可操作化定义及构成。如所测生命质量指什么，可能包含哪些领域和维度及其含义。

4. 提出量表条目并形成条目池　由核心小组阐释概念的含义，然后议题小组成员分别独立地写出可能的领域或维度下有关的条目，也可通过对待测人群个别和（或）焦点组访谈，了解待测人群的日常生活感受及特定健康问题对待测人群的影响。对其他相关人员如医生、照料者的访谈也可补充有价值的信息。核心小组通过对访谈内容的整理分析，包括归类、筛除和合并等，识别其中独特的概念设计成条目，构成条目池。

5. 精简条目并形成初步量表　对条目池的各条目通过专家分析（如专家头脑风暴法）和核心小组讨论后精简条目，通过修改并确定条目形式及回答选项，形成初步量表。确定条目的形式及回答选项：多半采用线性记分法和等级记分法。线性记分法，一般给出一定长度（通常 0～10cm）的线段，并定出两端的选项，适用于一些反映心理感受和社会功能状态的条目。等级记分法主要根据状态的强度赋予一定的分值，各个回答选项原则上通过反应尺度分析来确定，适用于测量客观功能状态和行为。反应尺度分析通过对可作回答选项的各种措辞进行定位，选出合适的措辞使选项间等距，从而方便条目的量分及统计分析。如果未作定位分析，各选项间不一定等距，应用时需再作各词的定位试验以便调整各选项的得分。

6. 预调查和条目筛选 初始量表分别在专家组和测试对象中进行预调查。专家组调查可以采用德尔菲法或小组讨论法对条目的重要性、辨别力、代表性和独立性进行筛选。15～20 例测试对象实际填写初始量表，据此对各条目进行考察，并根据结果进行条目的选择和改良，制订出初始量表。条目筛选有传统的筛选方法，如专家重要性评分法、变异系数法、相关系数法、主成分分析法、聚类分析法、判别分析法、反应分析法、项目分析法等，有时还可以借助 IRT 对条目的深入刻画（条目特征函数和参数估计）和各种信息函数进行分析和筛选，选择的模型主要是 Samejima 的等级反应模型和 Masters 的分布评分模型。

7. 量表的量分方法 一般生命质量测定量表条目很多，若对每个条目直接进行分析，工作量很大而且不能揭示其规律，通常先进行适当的降维处理，把多个变量综合为少数几个主要的指标，即维度、领域和总量表。常用两种综合方法：一是直接累加，将条目的得分按照构成层次的所属关系进行累加，从而得到各维度、各领域甚至总量表的得分。采用相加法量化的问卷，在设计时要特别注意问卷中每一个维度组成条目的数量，重要维度的条目数应该多些，以强调这一维度对整个问卷得分值的贡献；二是加权累加，每个条目给一个权重值，再进行加权累加。权重值的确定可以通过统计学方法（如因子分析法）和决策分析中的一些方法（如标准博弈法、时间权衡法）来获得，也可采用管理学常用的德尔菲法等。加权累加由于权重难以确定，在实际工作中不易实行，直接累加用得较多。上述计算所得的分值为初评分，有时需要计算转化分，以消除条目多少的影响，并且使得分在相同的范围内取值以便于比较。

8. 量表现场测试和评价 初始量表进行预调查后，根据数据的分析和条目筛选形成正式量表测试版在更大范围内进行测试，一般要求在大样本或测试量表条目数的 10～15 倍的样本中进行。应用测试结果对量表的信度、效度、反应度等特性进行评价。常用的信度评价方法有内部一致性信度、复测信度、复本信度和折半信度。常用的效度评价方法有内容效度、结构效度和准则效度。反应度一般采用效应量或与某种外部标准相比较的方法。例如，从专业知识上讲，某病在治疗前后各功能状态会发生较大的变化，如果量表没有反映出这种变化，说明反应度不佳，因此解释性可采用人们较熟悉的定性描述或外部测量作为比较基准，如最小重要变化是指从病人或医生角度认为最小有意义改变的量表分数或分数范围。

9. 量表的修改完善及进一步评价 在大样本测试评价的基础上，通过分析测定数据来确认或修改完善条目形成最终的测定量表。如果在评价中发现个别条目需要有所改变，还需要进一步测定，再次进行相关指标考评，直至达到测量学特征要求的量表才能正式确定和使用。

（三）量表研制中的条目分析及筛选方法

量表研制中的一个关键问题是如何筛选出具有重要性、关联性、代表性和独立性的条目以构成量表的主要内容，因此条目筛选的方法就显得尤为重要，常用的条目筛选方法有两大类，一类是主观筛选方法，另一类是客观筛选方法。常用的有以下几种。

1. 被试及其相关者主观评价法　这是从指标的重要性或适宜性角度筛选指标，就是由被试者或者专家组成员独立地对所提出的各个备选条目根据自己的专业知识和经验做出判断，可以按百分制进行打分，也可以按照等级进行评价（如非常重要、重要、一般、不重要、非常不重要），从而综合各专家的重要性评分来筛选条目，一般会舍去得分较低的条目。如通过计算内容效度指数（content validity index，CVI）来筛选条目就是要求专家就每一个条目与相应内容维度的关联性或代表性做出的重要程度的选择。

2. 专家咨询法　主要通过对相关领域专家的咨询和评价来完成（主要针对指标的重要性、适宜性和修改意见等），可以是分别独立的一次或多次咨询评价，也可以是同一批专家的多轮评价。美国 Rand 公式提出的德尔菲法就是其中代表性的常用方法。该方法是在专家会议预测法的基础上发展而来的，其核心是专家独立评价，及时反馈，多轮评价意见逐渐集中。具体做法是：在设计好专家咨询表的基础上，通过多轮函询征求专家对某一问题的意见，并对每一轮的意见汇总，剔除专家意见共同否定的问题，增加专家提出的新建议，在下一轮函询时随函询表寄送给专家供其在评价时参考。通过 2～4 轮的反复评价，使得专家意见逐渐趋于一致，最终得到较为公认的指标。

例如，陈玉等对公立医院运行效率研制了相应量表，指标体系建立应用了专家咨询法，分别对一级指标和二级指标的重要性和可操作性进行打分。重要性的打分标准：很重要=5 分；重要=4 分；一般=3 分；不重要=2 分；很不重要=1 分。可操作性的打分标准：很好=5 分；较好=4 分；一般=3 分；较不好=2 分；很不好=1 分。得分结果统计如表 3-5 和表 3-6 所示。

表 3-5　公立医院运行效率量表第一轮专家咨询一级指标打分情况

一级指标	重要性			可操作性		
	均数	标准差	变异系数	均数	标准差	变异系数
人力指标	4.73	0.55	0.12	4.27	0.71	0.17
财务指标	4.59	0.59	0.13	4.36	0.66	0.15
教学指导指标	4.83	0.45	0.09	4.00	0.69	0.17
医疗服务数量指标	4.55	0.51	0.11	4.50	0.59	0.13
医疗服务效率指标	4.68	0.48	0.10	4.05	0.65	0.16
医疗服务质量指标	4.86	0.35	0.07	4.23	0.69	0.16
科研指标	4.14	0.83	0.20	3.55	1.18	0.33

表 3-6　公立医院运行效率量表第一轮专家咨询二级指标打分情况

二级指标	重要性			可操作性		
	均数	标准差	变异系数	均数	标准差	变异系数
本科及以上学历数占比	4.64	0.49	0.11	4.82	0.39	0.08
副高及以上职称数占比	4.50	0.74	0.16	4.59	0.67	0.15
技能培训人次	4.59	0.51	0.11	4.18	0.73	0.17
核心医院每年为下属医院培养专科医生或护士人数	4.68	0.57	0.12	4.55	0.67	0.15
外院进修医生人数	4.32	0.78	0.18	4.45	0.91	0.20
总收入	4.82	0.39	0.08	4.73	0.55	0.12
住院收入	4.82	0.39	0.08	4.64	0.65	0.14

续表

二级指标	重要性			可操作性		
	均数	标准差	变异系数	均数	标准差	变异系数
药占比	4.55	0.80	0.18	4.68	0.57	0.12
总支出	4.82	0.39	0.08	4.73	0.55	0.12
人员支出	4.45	0.96	0.22	4.45	0.96	0.22
协作分院的隶属部门给其经费补助	4.23	0.87	0.21	4.23	0.87	0.21
医院集团化运营各院区管理成本占比	4.36	0.85	0.19	4.14	0.89	0.21
管理讲座次数	4.64	0.49	0.11	4.68	0.48	0.11
学术讲座次数	4.81	0.59	0.12	3.95	0.79	0.20
业务讲座次数	4.41	0.91	0.21	3.86	0.71	0.18
远程会诊次数	4.73	0.55	0.12	3.82	0.66	0.17
手术指导例数	4.73	0.63	0.13	4.23	0.75	0.18
出院人次数	4.81	0.39	0.08	4.63	0.49	0.11
住院人次数	4.77	0.43	0.09	4.59	0.59	0.13
门诊手术人次	4.82	0.39	0.08	4.59	0.59	0.13
门急诊量人次	4.86	0.35	0.07	4.68	0.48	0.10
收治一般常见病率	4.41	0.79	0.18	3.77	0.69	0.18
解决疑难病症率	4.23	0.97	0.23	3.50	0.91	0.26
双向转诊人数	4.36	0.73	0.17	4.00	1.02	0.26
病床使用率	4.91	0.29	0.06	4.73	0.46	0.10
病床周转率	4.86	0.35	0.07	4.64	0.58	0.13
平均住院天数	4.77	0.43	0.09	4.59	0.59	0.13
人均手术数	4.50	0.51	0.11	4.45	0.59	0.13
人均门急诊人次	4.55	0.51	0.11	4.50	0.51	0.11
人均出院人数	4.59	0.51	0.11	4.50	0.59	0.13
门诊病人在 30 分钟内安排见医生率	4.27	0.71	0.17	3.64	0.85	0.23
急诊病人 5 分钟内接诊率	4.45	0.74	0.17	3.64	0.79	0.22
医生人均每日承担诊疗人次	4.41	0.96	0.22	3.82	0.79	0.21
医生人均承担住院天数	4.41	0.96	0.22	3.86	0.83	0.22
治愈率	4.82	0.39	0.08	4.32	0.72	0.17
急危重症病人抢救率	4.77	0.61	0.13	4.32	0.72	0.17
手术前后诊断符合率	4.77	0.61	0.13	4.27	0.83	0.19
前十位疾病谱变化	4.45	0.67	0.15	4.41	0.89	0.21
员工满意度	4.55	0.67	0.15	4.14	0.83	0.21
病人满意度	4.68	0.65	0.14	4.18	0.79	0.19
重点学科和中心实验室	4.55	0.59	0.13	4.45	0.59	0.13
年产 SCI 论文数	3.77	1.38	0.37	3.86	1.39	0.36
承担课题数	3.77	1.38	0.37	3.73	1.49	0.39

3. 离散趋势法　是从指标的敏感性角度筛选指标，指标的离散趋势小，用于评价时区别能力就差，因此应选取离散趋势较大的条目纳入量表。反映离散程度的指标较多，要依据条目测得值的分布和特征而定。变异系数是一组数据均数和标准差的比值，由于其可以消除各条目量纲不同及条目均值相差较大的影响，所以常用来测量指标的离散程度。在实际生命质量的测量中，常常条目的回答采用有序等级分类（李克特）的模式，测量后得到的是没有单位或量纲的计分值，均值相差也不会太大，也可以直接由标准差来反映离散趋势。

4. 相关系数法　是从指标的代表性和独立性角度挑选指标。在具体实施时，常有 2 种应用：一种是计算任意 2 个条目间的相关系数并进行显著性检验，相关显著个数较多的条目可认为其具有较好的代表性，可提供较多的信息，对于相关显著较少的条目则认为其有较好的独立性，是其他指标无法替代的。另一种是计算各个条目与其所在领域得分的相关系数，条目得分与本领域得分的相关系数的绝对值越大且具有统计学意义时条目的代表性好，如同时与其他领域的相关系数小且无统计学意义，则该条目的独立性好。在实践中，后一种方法使用的较多，有时也可以同时与第一种方法合并使用。这里的相关系数使用的类型根据资料的特性而定，正态分布的资料可以使用 Pearson 积矩相关系数（r），否则可以用 Spearman 或 Kendal 等级相关系数。

5. 主成分分析与因子分析法　这是从指标的代表性角度筛选指标。主成分分析与因子分析法用于筛选条目时有许多的相似之处。主成分分析是用较少具有独立性的综合指标来代替原来较多的相关指标，是综合信息的一种有效方法，它从指标的代表性角度筛选指标，先计算指标的主成分，然后选择主成分的个数。主成分个数的多少根据累积贡献率的大小来确定，一般累积贡献率大于 80%为好，或直接选取特征值大于 1 所对应的主成分，挑选因子符合绝对值较大的指标入选，使它们尽可能多的保留原始变量的信息，并且彼此之间不相关。主成分分析主要用于综合评价，除了解决变量间共线性和减少分析变量外，其更主要的优点是为综合指标提供了可供参考的变量权重。当用于量表研制的条目筛选时，从各条目得分的相关矩阵出发，计算主成分与各条目得分的系数大小，分别考虑每个主成分主要由哪些条目决定，应选择系数较大的条目。如果使用的是因子分析则根据因子载荷的大小来挑选指标，常利用主成分分析的方法来提取公因子，根据构建量表时的理论结构确定因子个数，选取在相应的公因子上载荷较大的条目，若各因子载荷相差不大尚可进行载荷阵的旋转从而拉大其距离，常采用最大方差旋转法。

6. 聚类分析法　是从指标的代表性角度筛选指标。聚类分析的目的就是把相似的东西分成类，其实质就是寻找一种能够客观反映元素间亲疏关系的统计量，然后根据这种统计量把元素分为若干类，如果使用的是变量聚类，就是从代表性的角度进行指标筛选。在变量筛选中，聚类分析的基本思想是首先采用聚类法将指标聚为一定数目的类别，然后选择每一类中具有代表性的指标作为入选指标，选择每类中的相关系数平方的均数较大而类间的相关系数较小的代表性指标。

7. 多元逐步回归分析法　回归是研究变量与变量间关系的一种手段，通过回归方程表达变量与变量在数量上的共变关系。而建立指标体系的目的是用这些指标单个地和综合地解释和预测研究事物所对应的现象，多元回归法是解决这个问题的一个重要思路和方法。多元回归法对解决指标间信息重叠问题的特殊意义在于它可独立地解析出各个指标对事物的影响力和作用，在各个指标相互控制的条件下，观察它们各自相对独立的效果。在量表研制中，多元逐步回归分析法就是根据每个条目相对贡献或解释效力的大小进行条目的筛选。通过预调查或测试版的现场调查得到一批人的生命质量的数据，将每个条目的回答结果按一定的评分规则求得总的生命质量得分，并将其作为因变量，把各条目得分作为自变量进行多元逐步回归，根据回归分析结果筛选出对生命质量得分影响较大的条目。有的量表还要求被调查者对其总的生命质量进行一个总的评分（如 SF-36 的第一条即为这样的条目），此时也可用该总评分作为进行回归分析的因变量，但如此进行时要在现场调查时对调查对象讲清楚生命质量的内涵，否则其评分很难代表其生命质量，同时在此时要注意条目之间的相关性（多重共线性）对结果的影响。

8. 判别分析法 是从条目的区分度的角度筛选指标的方法。生命质量测定的目的之一就是要评价不同的疗法或措施的效果，因此不同的人群其生命质量应有所不同，好的量表应该具有这种区分能力。基于此，在预调查中可设计包括不同的人群（如正常人、病人两类），用判别分析即可筛选出对于判别这两类人贡献较大的指标，由这些指标构成的量表会具有较好的区别能力。

9. 克朗巴赫 α 系数法（Cronbach's，α coefficient） 从内部一致性的角度对条目进行筛选。计算某一领域的克朗巴赫 α 系数（简称 α 系数），比较、保留与去除其中某一条目后该系数的变化。如果某条目去除后，α 系数有较大上升，则说明该条目的存在有降低该方面的内部一致性的作用，应该去除，反之则保留。

以上各种方法从不同的角度筛选变量，各有优缺点。被试者及其相关者主观评价法和专家咨询法是基于评价者的主观判断，通过精心简单的调查或访谈得到，较易进行，常用于条目的初筛阶段。其他方法是在实测结果的基础上获得，较为客观，常用于后期指标的筛选过程。在具体实践中，常常是多种方法结合使用，多种方法均选出的指标常常成为最终入选条目，对于各种方法选出的不同的指标，要结合指标的其他特性，如可行性、量表的信度和效度等来决定取舍。

（四）信度及其评价方法

信度是可信度的简称，是指量表测量的可靠性、精确性、稳定性和一致性，可从不同角度来理解，可理解为同一测量工具（量表）反复测量某一群体同一特质，多次测量结果间的可靠性、稳定性和一致性；也可以理解为量表的条目间相关程度和一致性程度，同一个领域是否在测量同一个特质；还可以理解为一次测量与它的任意一个“经典平行测量”的相关性和一致性。总之，信度反映的是测量值与真实值之间一致程度的大小。

常用来测量信度的方法有以下几种。

1. 重测信度 使用同一量表对同一组测试者进行测试，间隔一定时间后再次重复测量，计算两次测量结果的相关性。重测信度属于稳定系数。由于重测要间隔一定的时间，间隔时间的不同会产生不同的重测信度。一般来说重测信度随着间隔时间的增长而逐渐减小，所以对间隔时间长短也要有一定的限制，因此在实施中会有一定困难。不同种类的受试者重测间隔期限不尽相同，原则上应在其生命质量无变化的期间内进行。任何一个测试的重测信度系数均会由于重测的时间不同而有多个，且有关测试结果是否随时间而变异的资料可以作为预测受测者将来行为表现的依据。

重测信度常用的计算方法有以下几种。

（1）和谐相关系数和类内相关系数：定量测量的条目重测信度分析可以采用和谐相关

系数（concordance correlation coefficient，CCC）和类内相关系数（inter-class correlation coefficient，ICC）。

CCC 的计算公式为

$$\mathrm{CCC}=\frac{2\sigma_{12}}{\sigma_1^2+\sigma_2^2+(\mu_1-\mu_2)^2}$$

式中的 μ_1、μ_2 为 2 次调查结果的均数，σ_1、σ_2 和 σ_{12} 分别为 2 次调查结果的方差与协方差。

ICC 的计算公式为

$$\mathrm{ICC}=\frac{\sigma_\alpha^2}{\sigma_\alpha^2+\sigma_\beta^2+\sigma_\varepsilon^2}$$

（2）Cohen's Kappa 信度系数：分类测量和等级测量的重测信度分析可以采用 Cohen's Kappa 信度系数 κ，其计算公式为

$$\kappa=\frac{P_0-P_\mathrm{e}}{1-P_\mathrm{e}}$$

其中，P_0 为观察到的 2 次调查结果的吻合率，P_e 是由于“碰巧”而导致的 2 次调查结果相同的概率。

2. 复本信度　如果一种测试有两个以上的复本，根据同一群体受试者接受两个复本测验所得结果的一致性程度就是复本信度，其大小等于同一批受试者在两个复本测验上所得分数的相关系数，它主要反映测验的跨形式的一致性。

其具体做法是让同一组被调查者一次填写两份量表的复本，计算两个复本的相关系数。两个复本除表达方式不同外，在内容、格式、难度和对应题项的提问方向等方面要完全一致，而在实际调查中，很难得到两份等价的量表，因此采用这种方法者较少。该方法的主要优点在于：能够避免重测信度的一些问题，如记忆效应、练习效应等，适用于进行长期追踪调查或研究某些干扰变量对测验成绩影响；减少了辅导或作弊的可能，能够避免受试者因为做相同题目而引起的厌倦情绪。同时其局限性在于：①如果测量的行为易受练习的影响，则复本信度只能减少而不能消除这种影响；②有些测验的性质会由于重复而发生变化；③有些测验很难找到合适的复本。

3. 分半信度　是将量表的条目分为两半，计算两半得分的相关系数，进而估计整个量表的信度。其主要是考察指标的一致性，因为测量同一特征的指标间应该关系密切，具有一致性才能说明结果可信。条目分为两半的方法常采用分前后两半，或是按条目的项目号的奇数和偶数分为两部分，奇数条目为一组，偶数条目为一组。如果两部分的条目数不等，可以选用校正方法。

计算两部分得分的简单相关系数 r，分半信度的 Spearman-Brown 计算公式为

$$R=\frac{2r}{1+r}$$

其中，R 为整个测验的信度值，r 为分半分数间的相关系数。

分半信度的主要优点：在测验没有复本且只能施测一次的情况下，通常采用分半信度估计信度大小；由于分半法相当于最短时距施测的两个平行测定，所以它能够避免重测信度的练习效应、遗忘效应及施测环境变化的影响。但分半信度也有缺点：迄今为止没有一

种理论推导严格证明分半信度的有效性；对于同一组问题，可能会存在多种组合方式，从而导致分半信度的计算带有一定的随机性。

4. 内部一致性信度 是目前最常使用的一种方法，是从量表的构思层次入手，以内部结构的一致性程度对信度做出估计。

常用的评价指标为α系数，其计算公式为

$$\alpha = \frac{K}{K-1}\left(1-\frac{\sum S_i^2}{S_T^2}\right)$$

式中，K为整个量表或子量表的条目数，S_i^2为第i个条目的方差，$S_T{}^2$为整个量表或子量表的方差。

一般认为α系数至少应大于0.7，如低于0.4则为差。

（五）效度及其评价方法

效度主要评价量表的准确度、有效性和正确性，即测定值与目标真实值的偏差的大小。效度意在反映某测量工具是否有效地测定到了它所打算测定的内容，即实际测定结果与预想结果的符合程度。由于无法确定目标真实值，因此效度的评价较为复杂，常需要与外部标准做比较才能判断。

常用的效度指标有内容效度（content validity）、结构效度（contract validity）和标准关联效度（criterion-related validity）。

1. 内容效度 是指量表是否包含足够的条目来反映所测内容，即测定对象对问题的理解和回答是否与条目设计者希望询问的内容一致。内容效度一般通过专家评议，根据专家经验来判断打分，如量表的条目包含了所测概念的各具体方面而且有一定比例，则可认为有较好的内容效度。也可请一些熟悉该测量内容的人员来评判，必要时用内容效度比（content validity ratio，CVR）这一指标来衡量，其计算方法为

$$\mathrm{CVR} = \frac{n_{\mathrm{e}} - \frac{N}{2}}{\frac{N}{2}}$$

其中，n_{e}为评判者中认为条目很好地反映了测定内容的人数，N为评判者总数。

2. 结构效度 也称为构想效度或特征效度，说明量表的结构是否与指标的理论设想相符，测量结果的各内在成分是否与设计者打算测量的领域一致，结构效度主要用证实性因子分析（confirmatory factor analysis，CFA）评价。CFA是确定存在几个因子，以及各实测变量与各因子的关系，用实际数据拟合特定的因子模型，分析拟合优度，评价实测指标性质与设计目标是否吻合。CFA将量表的每个条目作为一项指标，分析所有指标的内在公因子。如果因子分析提取的公因子与量表设计时确定的各领域有密切的逻辑关系，则说明量表有较好的结构效度。

3. 标准关联效度 也称为效标效度，是以一个公认、有效的量表作为标准，检验新量表与标准量表测定结果的相关性，以两种量表测定得分的相关系数表示标准关联效度。生命质量评价，常考察效标效度，但是常缺乏“金标准”，较适宜的客观标准也不易找到，因此通常用一种较为流行的量表得分为效标，也可以让受测者自己对其总的健康状况做出一个评估，权且以此作为效标，这常称为自我报告的生命质量或总体健康状况。

（六）反应度及其评价方法

临床医学用的量表常用于评价不同治疗措施的治疗效果比较，因此量表必须反映出对象细微的疗效差别，即具有一定的反应度。反应度是指量表能够测出不同对象、不同时间目标特征变化的能力，即反映对象特征变化的敏感度。就生命质量测定而言，反应度指量表能测出生命质量在时间上变化的能力和程度。一份生命质量量表如果经评价后有一定的信度和效度，但没有能检测出细微的、有实际意义的、随时间改变的能力，那么这个测量工具是没有任何应用价值的。

一般采用与某种外部标准（客观指标或专业经验）相比较的方法。例如，从专业上判断某病在治疗前后各功能状态均会发生较大变化，如果量表没有反映出这种变化，说明缺乏反应度。这时可以采用配对 t 检验来进行分析，是一种较为直观的方法，实践中用得较多。

例如，某医院心理科医生研制神经症量表评价心理障碍病人神经症状改善情况，对 78 例心理科病人分别在治疗前后用该量表进行评价，结果治疗前病人的平均得分为 23.54，标准差为 6.41，治疗后平均得分为 29.44，标准差为 5.71，经配对 t 检验，t=8.45，p<0.01，差异有统计学意义，说明量表能区分治疗前后症状的改善。

有学者也建议用某措施前后生命质量得分的变化与某种生理指标的变化的相关系数作为反应度的评价指标。如用风湿性关节炎功能量表的得分变化与关节柔韧性和抓握强度变化的相关分析来评价量表的反应度。

在生命质量量表特征考评的过程中，除了上述信度、效度和反应度的评价外，还要对量表的可接受性、可操作性及可行性等方面进行分析比较。可接受性主要与以下几条相关：①要求量表的条目不能太多且容易理解；②量表内容是测试者所认为有意义或熟悉的内容；③量表要易于填写，填写时间要在 7～20 分钟较为合适，可以通过考察量表回收率、完成率和填表所需时间来进行评价。可行性则是指量表的测定工作是否容易组织实施，花费是否大等。

第四节　生命质量的测量工具

生命质量的测定多数采用量表评定的方法进行。各种问卷的适用对象、范围和特点各异，但都是从生命质量的基本概念和内容出发，提出问题、构建问卷。其代表性的量表有 Karnofsky 机能状况量表（Karnofsky performance status，KPS）、诺丁汉健康量表（Nottingham health profile，NHP）、疾病影响量表（sickness impact profile，SIP）、线性模拟自我评估量表（linear analogue self-assessment，LASA）、良好适应状态指数（quality of well being index，QWB）、癌症病人生活功能指数量表（functional living index cancer scale，FLIC）、36 条目简明健康量表（the MOS 36-item short form health survey，SF-36）、世界卫生组织生存质量测定量表（the WHO quality of life assessment instrument，WHOQOL）、欧洲生存质量测定量表（Europe QOL five-dimension questionnaire，EQ-5D）、癌症治疗功能评价系统（functional assessment of cancer therapy，FACT）、癌症病人生命质量测定量表 EORTC QLQ 系列等。生命质量的研究已深入到医学的各个领域，量表的发展趋势也越来越专门化。根据量表使用对象的不同，一般可将量表分为两大类，即通用型量表和特异型量表。

（一）通用型量表

一般通用型量表具有普遍性，它不针对某一种人群，而是可用于健康人和各种疾病患者，反映其一般的健康状况，这种量表较多，常用的通用型量表有良好适应状态指数、Karnofsky 机能状况量表、诺丁汉健康量表、36 条目简明健康量表、欧洲生存质量测定量表、世界卫生组织生存质量测定量表等。这些量表主要针对一般人群的健康状态，对生理状态、心理状态，社会功能、主观判断与满意度进行评价，是健康状况的综合指标。常见的有以下几种（表 3-7）。

表 3-7　常用通用型生命质量测定量表信息一览表的结构

量表名称	参考译名	作者	条目数
Duke health profile	Duke 健康量表	Parkerson（1981）	17
EuroQOL	欧洲生命质量量表	EuroQOI（1990）	5
health utilities index	健康效用指数	TOrrance（1982）	—
index of health related quality of life	健康相关生命质量指数	Rosser（1988）	—
McMaster health index questionnaire（MHIQ）	McMaster 健康指数量表	Chamber（1987）	59
Nottingham health profile（NHP）	诺丁汉健康量表	Mcewen（1970）	38+7
general health relating index（GHR）	一般健康评价指数	Brook（1979）	—
quality of well being index（QWB）	健康质量指数	Kaplan（1976）	—
15-D questionnaire on health related quality of life	15 维健康相关生命质量量表	Sintonen（1981）	15
sickness impact profile（SIP）	疾病影响程度量表	Bergner	136
medical outcomes study general health survey-Short Form 36（SF-36）	医学结局一般健康调查量表（简版）	MOS（1992）	36
WHO quality of life assessment（WHOQOL-100）	世界卫生组织生存质量测定量表	WHO（1995）	100

1. 世界卫生组织生存质量测定量表（WHOQOL-100）　是 WHO 组织 20 余个处于不同文化背景、不同经济发展水平的国家和地区的研究中心共同研制的，用于测量个体与健康有关的生存质量。从 1991 年开始研制，经几年的探索形成含 100 个条目的标准版量表 WHOQOL-100，它包含 6 个领域 24 个方面 100 个条目，每个方面由 4 个条目构成，分别从强度、频度、能力和评价四方面反映同一特质。此外，还包括 4 个关于总体健康状况和生存质量的问题。6 个领域是指生理领域、心理领域、独立性领域、社会关系领域、环境领域、精神支柱/宗教/个人信仰。为了方便实际应用，1996 年在 WHOQOL-100 基础上发展了简化版 WHOQOL-BREF，包含了 6 个领域中的 4 个领域外加 2 个反映总的生命质量和健康状况的条目，简表各个领域的得分与 WHOQOL-100 量表相应领域的得分具有较高的相关性。中山大学卫生统计学教研室已主持研制了中文版 WHOQOL-100 和 WHOQOL-BREF（表 3-8）。

表 3-8　世界卫生组织生存质量测定量表

Ⅰ. 生理领域	Ⅳ. 社会关系领域
1. 疼痛与不适	13. 个人关系
2. 精力与疲倦	14. 所需社会支持的满足程度
3. 睡眠与休息	15. 性生活
Ⅱ. 心理领域	Ⅴ. 环境领域

续表

4. 积极感受	16. 社会安全保障
5. 思想、学习、记忆和注意力	17. 住房环境
6. 自尊	18. 经济来源
7. 身材与相貌	19. 医疗服务与社会保障：获取途径与质量
8. 消极感受	20. 获取新信息、知识、技能的机会
Ⅲ. 独立性领域	21. 休闲娱乐活动的参与机会与参与程度
9. 行动能力	22. 环境条件（污染/噪声/交通/气候）
10. 日常生活能力	23. 交通条件
11. 对药物及医疗手段的依赖性	Ⅵ. 精神支柱/宗教/个人信仰
12. 工作能力	24. 精神支柱/宗教/个人信仰

2. 36条目简明健康量表（SF-36）　是美国波士顿健康研究所在医疗结果研究调查表（medical outcomes study，MOS）的基础上开发出来的通用型简明健康调查问卷，1990年标准版正式发行。它适用于普通人群的生命质量测量、临床试验研究和卫生政策评价等，是目前应用最为广泛的健康状态测量方法。SF-36是一个被普遍认可的生命质量测评量表，它的改良版SF-36 V2和简化版SF-12也已被开发并广泛使用。浙江大学社会医学研究所首先在全国年会上报道了中国版SF-36量表研制成果，近年来被国内外医疗科研机构广泛应用。

SF-36量表包括36个条目，评价健康相关生命质量的8个维度（表3-9），分别属于“生理健康”和“精神健康”两大类。此外，SF-36还包括另一项指标：健康变化（reported health transition，HT），用于评价过去一年内健康状况的变化。每个维度的最终评分值均以0分为最低值，100分为最高值，分数越高，表明生命质量越好。

表3-9　36条目简明健康量表各维度的解释

维度	英文名称	相关性		含义
		生理健康	心理健康	
生理功能	physical functioning，PF	强	弱	因健康原因生理活动受限
社会功能	social functioning，SF	中	强	因生理或情感原因社会活动受限
生理职能	role-physical，RP	强	弱	因生理健康原因角色活动受限
躯体疼痛	bodily pain，BP	强	弱	疼痛程度及其对日常活动的影响
精神健康	mental health，MH	弱	强	心理压抑和良好适应
情感职能	role-emotional，RE	弱	强	因情感原因角色活动受限
活力	vitality，VT	中	中	个体对自身精力和疲劳程度的主观感受
总体健康	general health，GH	中	中	个体对自身健康及发展趋势的评价

3. 欧洲生存质量测定量表（EQ-5D）　是欧洲生命质量组织发展起来的一个简易通用型生命质量自评量表，目前已有100多个正式的语言版本。该量表由问卷和效用值换算表两部分组成。问卷又分为EQ-5D健康描述系统和EQ-VAS两个部分，第一部分包括行动能力、自我照顾能力、日常活动能力、疼痛或不适、焦虑或压抑五个维度。每个维度又包含三个水平：没有任何困难、有些困难、有极度困难；第二部分是视觉模拟尺度（visual analogue scale，VAS），该标尺是一个长 20cm 的垂直的视觉刻度尺，顶端为 100 分代表“心目中最好的健康状况”，底端为 0 分代表“心目中最差的健康状况”。测量时，受试者完成这两部分的内容。效用值换算表可以看作是一个计算公式，通过这个计算公式，可以根据受访者在问卷中 5 维度 3 水平上做出的选择，计算出 EQ-5D 指数得分。该得分代表了受访者的健康状况在普通民众看来的好坏程度。

EQ-5D 指数得分无法直接计算健康效用值，因此需要利用基于人群偏好的时间权衡法（time trade-off，TTO）模型对其进行转换，进而获得人群的健康效应值。1997 年，Dolan 采用 TTO 法在世界范围内首先建立了英国 EQ-5D 量表效用值积分体系，随后美国、日本、德国、西班牙等国家也相继建立了本国的效用值积分体系。2014 年 7 月 Gordon Liu 等在 *Value in Health* 发文，采用 TTO 法，首次建立了基于我国人群偏好的 EQ-5D-3L 效用值积分体系（表 3-10）。

表 3-10　中国、英国、美国、日本 EQ-5D 量表效用值积分换算表

维度	水平	系数			
		英国	美国	日本	中国
行动能力	1	0.000	0.000	0.000	0.000
	2	0.069	0.146	0.075	0.099
	3	0.314	0.558	0.418	0.246
自我照顾能力	1	0.000	0.000	0.000	0.000
	2	0.104	0.175	0.054	0.105
	3	0.214	0.471	0.102	0.208
日常生活能力	1	0.000	0.000	0.000	0.000
	2	0.036	0.140	0.044	0.074
	3	0.094	0.374	0.133	0.193
疼痛或不适	1	0.000	0.000	0.000	0.000
	2	0.123	0.173	0.080	0.092
	3	0.386	0.537	0.194	0.236
焦虑或抑郁	1	0.000	0.000	0.000	0.000
	2	0.071	0.156	0.063	0.086
	3	0.236	0.450	0.112	0.205
常数项		0.081	–	0.152	0.039
*N*3		0.269	–	–	0.022
*D*1		–	–0.140	–	–
*I*2 平方		–	0.011	–	–
*I*3		–	0.122	–	–
*I*3 平方		–	–0.015	–	–

EQ-5D 可在疾病专门化问卷或其他通用型问卷中补充使用，也可在卫生经济学评价和人群健康调查中单独使用。EQ-5D 是由欧洲生存质量学会设计的。该学会是一个非营利性的国际研究组织，其成员大多是大学和公共卫生研究机构的卫生研究人员。所有想使用

EQ-5D 的人，必须先与该学会取得联系，登记注册后，方可使用。对于纯学术性研究，使用 EQ-5D 是免费的；而对于商业性研究，使用 EQ-5D 则需缴纳一定的费用。EQ-5D 量表在使用时问卷的文字和格式不能做任何修改。

4. 诺丁汉健康量表　最初用于流行病学研究，比较人群的健康状态，调查个人、社会及环境因素与健康的关系，以确定未得到满足的健康区域，后被广泛应用于泛美国家及其他国家。诺丁汉健康量表为病人自评量表，共包括 45 个问题，6 个方面（38 条目）的个人体验（包括睡眠、身体活动、精力、疾病、情绪反应和社会孤独感）和 7 个方面（7 条目）的日常生活活动（包括职业、家务、社会生活、家庭生活、性生活、嗜好和休假）。

5. 良好适应状态指数　Kaplan 于 1976 年提出良好适应状态指数（QWB）。死亡的生命质量为“0”，功能与感觉的良好状态为“1”，生命质量反映为 0～1 频谱时点状态。Kaplan 研究发现 QWB 与人群总的良好适应状态的自我评价水平呈预期正相关，与年龄、慢性病病人人数、有健康问题主诉的人数、就诊人数及有不良功能症状的人数呈预期负相关。QWB 能概括各种功能或症状水平，对濒死状态或其他难以诊断的复杂疾病的人群健康状况，是一个比较理想的、从正向角度来评价健康状况的指标。

QWB 评价量表包括两个部分：第一部分是有关病人日常生活活动方面的内容，包括移动（mobility，MOB）、生理活动（physiological activity capability，PAC）和社会活动（social activity capability，SAC）三个方面，每个方面下设 3～5 个等级描述。第二部分包括 21 个症状及健康问题综合描述（complex，CPX）。这些症状和问题几乎包括了所有疾病可能出现的问题。最后按公式综合所有评价指标，得出对生命质量的评价（W）。计算公式为

$$W=1+(CPX)+(MOB)+(PAC)+(SAC)$$

通用型量表的优点和缺点如下所述。

（1）优点

1）应用广泛：通用型量表不涉及特色体现，既适用于健康人，同时也适用于病人，应用范围较为广泛。

2）可比性强：是由应用广泛这一特点派生的，使用通用型量表比较不同人群（健康人与病人、不同疾病的病人）、研究不同的生命质量，标准统一，具有可比性。

（2）缺点

1）由于没有特殊体现内容，因此在测量某些特定疾病的时候，很难测量出疾病产生的特殊影响，不够特异，反应就可能不会很明显。

2）通用型量表基本是在西方文化背景下制订的，有些条目对我国人群的影响可以与制订预期强度不一致，或某些对我国人群而言很重要的内容没有被包括，因此在具体的测评过程中，可以根据需要在使用过程中补充一些内容。

（二）特异型量表

特异型量表一般分为疾病特异型量表和特定人群的生命质量量表。疾病特异型量表中以癌症生命质量量表为主，又可分为测定癌症病人生命质量共性部分的量表和专门针对不同癌症病人的特异性量表。

1. 癌症病人生活功能指数量表　癌症专用普适性量表是专门针对癌症病人开发的，充

分体现癌症普遍症状与治疗产生的副作用。癌症病人生活功能指数（functional living index-cancer，FLIC）量表由加拿大学者 Schipper 等于 1984 年研制，包括 22 个条目，用于癌症病人生命质量的自我测试，也可作为鉴定特异性功能障碍的筛选工具。从癌症病人在日常生活可能面临的问题入手，比较全面地描述了病人的活动能力、执行角色功能的能力、社会交往能力、情绪状态、症状和主观感受等。中文版已经被研制成功并广泛应用，如万崇华等将 FLIC 用于 105 例肝癌病人生命质量测定，发现该量表能反映肝癌病人生命质量的共性部分，而且反应度较好，在没有特异性量表的情况下，可用于肝癌病人的生命质量测定。该量表包括躯体良好和能力良好、心理良好、因癌造成的艰难、社会良好和恶心 5 个领域、22 个条目，每个条目的回答均在一条标有 7 个刻度（1～7）的线段上划记，根据所划的位置即可得到条目得分。5 个领域及总量表的计分方法见表 3-11。由于该量表面向一般的癌症病人，使用方便，因此在临床疗效评价中得到了广泛应用，并被翻译研制为多种语言使用，如 Gioiella 等用于妇科肿瘤病人的生命质量评定。

表 3-11　FLIC 量表各领域及其计分方法

领域	条目数	计分方法（所属条目得分相加）
躯体良好和能力良好	9	item4＋item6＋item7＋item10＋item11＋item1＋item15＋item20＋item22
心理良好	6	item1＋item2＋item3＋item9＋item18＋item21
因癌造成的艰难	3	item8＋item12＋item14
社会良好	2	item16＋item19
恶心	2	item5＋item17
总量表	22	全部条目

FLIC 量表面向一般的癌症病人，尤其适用于预后较好的癌症病人，如乳腺癌、宫颈癌病人，在癌症病人的临床疗效评价中得到了广泛的应用。内容的描述围绕癌症特殊心理方面，着重表现癌症病人常有的对死亡的恐惧和对健康的忧虑等。对疾病和治疗的描述，着重围绕癌症病人常有的眩晕、疼痛等症状。

FLIC 量表每个条目的回答均在一条 1～7 的线段上划记，根据所划的位置即可得到条目得分。将所属条目的得分相加，可计算 5 个领域及总量表的得分（表 3-11）。

2. 癌症病人生命质量测定量表体系共性模块（quality of life instruments for cancer patients-general module，QLICP-GM）　是具有我国文化特色的癌症病人生命质量测定量表体系共性模块（万崇华，2007），可以单独使用，也可以与特异性模块结合使用。该共性模块包括了躯体功能（7 个条目）、心理功能（12 个条目）、社会功能（6 个条目）、共性症状及副作用（7 个条目）4 个领域，32 个条目。每个条目均为五等级条目。

量表的计分方法：采取等距评分法，依次为 1～5 分，在量表中有正负性条目之分，正向条目得分越高代表生命质量越好，逆向条目得分越高代表生命质量越差。对正向条目而言，无须进行转换，原始得分即为条目得分；对逆向条目，需对其进行正向变换，即用 6 减去原始得分得到条目得分。用公式表达为：正向条目得分=0+回答选项数码；逆向条目得分=6–回答选项数码。QLICP-GM 中逆向条目有 GPH3、GPS1、GPS2、GPS3、GPS4、GPS5、GPS6、GPS7、GPS8、GPS9、GPS10、GPS11、GSO5、GSO6、GSS1、GSS2、GSS3、GSS4、GSS5、GSS6、GSS7。首先分别计算各领域、小方面、总量表的原始分，同一领域或小方面的各个条目得分之和构成该领域或小方面的原始分，5 个领域得分之和构成了总量表的原始分（raw score，RS）。为了便于相互比较，需要将原始分转化为标准得分，RS 为原始分，Min 为该领域得分（standard score，SS），采用的是极差化方法，即 SS=（RS–Min）×100/*R*（SS 为该领域或小方面或总量表得分的最小值，*R* 为其得分极差，即最大值减去最小值）（表 3-12）。在实际应用中，如果不需要进一步的深入分析，可以只计算领域得分和总量表得分。

表 3-12　QLICP-GM 各个领域及其所属小方面的计分方法

领域	代码	条目数	Min	Max	RS	SS
躯体功能	PHD	7	7	35	BPF+SXF+IDF	（RS–7）×100/28
基本生理功能	BPF	2	2	10	GPH1+GPH2	（RS–2）×100/8
性功能	SFX	1	1	5	GPH3	（RS–1）×100/4
独立功能	IDF	4	4	20	GPH4+GPH5+GPH6+GPH7	（RS–4）×100/16
心理功能	PSD	12	12	60	EMO+REC	（RS–12）×100/48
情绪	EMO	9	9	45	GPS1+……+GPS8+GPS11	（RS–9）×100/36
认知	REC	3	3	15	GPS9+GPS10+GPS12	（RS–3）×100/12
社会功能	SOD	6	6	30	SSS+ELE	（RS–6）×100/24
社会支持	SSS	4	4	20	GSO1+GSO2+GSO3+GSO4	（RS–4）×100/16
对生活/经济影响	ELE	2	2	10	GSO5+GSO6	（RS–2）×100/8
共性症状与副作用	SSD	7	7	35	SEF+CST	（RS–7）×100/28
副作用	SEF	4	4	20	GSS1+GSS2+GSS3+GSS6	（RS–4）×100/16
共性症状	CSF	3	3	15	GSS4+GSS5+GSS7	（RS–3）×100/12
共性模块	TOT	32	32	160	PHD+PSD+SOD+SSD	（RS–32）×100/128

3. 慢性病治疗功能评价系统（the functional assessment of chronic illness therapy，FACIT）由美国结局研究与教育中心（Center on Outcomes，Research and Education，CORE）的 Cella 等研制。该系统是由一个测量癌症病人生命质量共性部分的一般量表（共性模块）FACT-G 和针对一些特定癌症、某些慢性病、治疗和症状的特异模块所构成的量表群。第四版的 FACT-G 由 27 个条目构成，分为 4 个维度：生理状况（7 条）、社会/家庭状况（7 条）、情感状况（6 条）和功能状况（7 条）。特异量表则由共性模块加各自的特异模块构成。特异模块的条目数不一，如乳腺癌病人的特异量表 FACT-B 由 FACT-G 和乳腺癌的特异模块（9 个条目）构成。慢性病治疗相关疲劳功能评估 FACIT-F 包含 FACT-G 和评价疲劳的 13 个条目。

4. 特定疾病量表　是专门针对特定疾病的生命质量特点所制订的测量工具，可以对特定疾病的临床治疗效果进行评价，并根据评价结果指导临床治疗。常用的特定疾病量表主要有由欧洲癌症研究与治疗组织研制的癌症病人生命质量测定系列量表 EORTC QLQ2-C30，用于糖尿病病人生命质量评价的专用量表如糖尿病病人生命质量量表（diabetes quality of life，DQOL）、老年糖尿病病人影响水平量表（the elderly diabetes impact scales，EDIS）等。常用特定疾病量表的简要信息见表 3-13。

表 3-13 慢性病病人生命质量测定量表信息一览表

量表名称	参考译名	作者	条目数
Karnofsky performance status（KPS）	Karnofsky 行为量表	Karnofsky（1948）	1
index of independence in activities of daily life	日常生活独立指标	Katz（1963）	5
linear analogue self-assessment（LASA）	线性模拟量表	Prestman（1976）	25
function living index-cancer（FLIC）	癌症病人生活功能指数	Schipper（1984）	22
breast cancer chemotherapy questionnaire（BCQ）	乳腺癌化疗量表	Levine（1988）	30
EORTC quality of life questionnaire（QOQ-C30）	欧洲癌症治疗研究组织生命质量核心量表	EORTC（1992）	30
functional assessment for cancer therapy（FACT-G）	癌症治疗功能评价一般量表	Cella（1994）	34
cancer rehabilitation evaluation system（CARES）	癌症病人康复评价系统	Schag（1990）	139
cancer rehabilitation evaluation system-short form（CARES-SF）	癌症病人康复评价系统（简表）	Schag（1991）	59
functional status index（FSI）	功能状态指数	Jette（1987）	–
quality of life index（QL-Index）	生存质量指数	Spitzer（1981）	5
linear analogue self-assessment（LASA）	线性模拟量表	Seiby（1984）	31
psychological general well being index（PGWB）	心理健康指标	Dupuy（1984）	31
Seattle angina questionnaire（SAQ）	西雅图心绞痛量表	Spertus（1994）	19
psychological adjust to illness scale（PAIS）	对疾病的心理社会调整量表	Derogatis（1986）	46
asthma QOL questionnaire	哮喘生存质量量表	Juniper	–
respiratory illness questionnaire	呼吸系统疾病量表	Kaptein	–
diabetes control and complication trials（DCCT）	糖尿病控制与并发症试验	Jacob Son	46
minnesota living with heart failure questionnaire（MLHFQ）	明尼苏达心衰问卷	–	21
quality of life index-cardiac version（QLI-cardiac version）	生命质量指数–心脏模块	–	36
chronic pancreatitis health related quality of life（CPHRQL）	慢性胰腺炎健康相关生命质量量表	–	24
NIH-chronic prostatitis symptom index	慢性前列腺样症状评分指数表	–	8
the national kidney dialysis and kidney transplantation study symptom checklist	国家肾透析及肾移植研究组症状检查表	–	16
diabetes quality of life clinical trial questionnaire（DQLCTQ）	糖尿病生存质量临床试样调查表	–	142

5. 癌症病人生命质量测定量表 近年来癌症病人的生命质量研究成为医学领域生命质量研究中非常重要的部分，每年有数以千计的这方面的研究文献被发表，而且随着研究的深入，相关的研究越来越多。

早在 1980 年欧洲癌症研究与治疗组织（the European organization for research and treatment of cancer，EORTC）联合 7 个国家进行了大规模的癌症相关生命质量的研究，研制出了癌症病人生命质量测定量表 QLQ 系列，该系列是由针对所有癌症病人的核心量表（共性模块）QLQ-C30 和针对不同癌症的特异性条目（特异模块）构成的量表群。

美国癌症研究所在其 6 个社区临床肿瘤计划地和得克萨斯大学的 Anderson 医院及肿瘤研究所开展了生命质量评价研究，主要目的是探明癌症临床试验同时进行的生命质量研究的有关问题，并提出解决方案。CORE 研制了癌症治疗功能评价系统（functional assessment of cancer therapy，FACT），并且目前还有一些量表正在研制中。

加拿大学者研制的癌症病人生活功能指标（functional living index-cancer，FLIC）已经得到广泛应用，McGill 生活质量问卷也是已经广泛使用的针对癌症病人姑息性治疗者开发的量表。

我国学者也进行了癌症病人生命质量的研究，罗健等专门针对癌症病人开发了中国癌症病人化学生物治疗生活质量量表，万崇华等系统研制了癌症病人生命质量测定量表体系。

下面选择其中较有影响的几个量表进行介绍。

（1）EORTC 研制的癌症病人生命质量测定量表 QLQ 系列：由针对所有癌症病人的核心量表（共性模块）QLQ-C30 和针对不同癌症的特异性条目（特异模块）构成的量表群。第三版的 QLQ-C30 由 5 个功能维度（躯体、角色、认知、情绪和社会功能）、3 个症状维度（疲劳、疼痛、恶心呕吐）、1 个总体健康维度和 6 个单一条目（呼吸困难、食欲减退、睡眠障碍、便秘、腹泻和经济状况）组成。每一个维度包含 2～5 个条目，整个量表共 30 个条目。在此基础上增加不同癌症的特异条目（模块）即构成不同癌症的特异量表，如 QLQ-H&N35 由 QLQ-C30 和附加针对头颈肿瘤病人的 35 个条目构成。该量表系列已有较多语言版本，应用于多国的肿瘤临床试验，对不同癌症人群、治疗效果和健康变化敏感。

（2）癌症病人生命质量测定量表体系共性模块（QLICP-GM）：QLICP（quality of life instruments for cancer patients）是我国学者万崇华等从 1997 年开始研制的具有我国文化特色的癌症病人生命质量测定量表体系。该体系是按共性模块与特异性模块结合方式来系统开发的，包括我国常见癌症的生命质量测定量表，有肺癌、肝癌、乳腺癌、胃癌等，其中 QLICP-GM 是各种癌症病人均能使用的共性模块，可以单独使用，也可以与特异性模块结合使用（表 3-14）。

表 3-14 癌症病人生命质量测定量表体系共性模块 QLICP-GM（V1.0）结构

领域	小方面	条目及关键词
躯体功能（PHD）	基本生理（BPF）	GPH1（食欲）、GPH2（睡眠）
	性功能（SXF）	GPH3（性生活）
	独立功能（IDF）	GPH4（娱乐）、GPH5（家务）、GPH6（日常生活）、GPH7（行走）
心理功能（PSD）	情绪（EMO）	GPS1（忧虑）、GPS2（精神痛苦）、GPS3（烦躁）、GPS4（生活干扰）、GPS5（担心健康）、GPS6（自卑）、GPS7（孤独）、GPS8（恐惧）、GPS11（担心视为负担）
	认知（REC）	GPS9（注意力）、GPS10（记忆力）、GPS12（信心）
社会功能（SOD）	社会支持（SSS）	GSO1（家庭关心）、GSO2（亲朋关心）、GSO3（家庭角色）、GSO4（医疗保障）
	生活经济影响（ELE）	GSO5（经济困难）、GSO6（影响地位）
共性症状及副作用（SSD）	副作用（SEF）	GSS1（恶心呕吐）、GSS2（脱发）、GSS3（口腔溃疡）、GSS6（腹泻）
	共性症状（CST）	GSS4（疼痛）、GSS5（体重变化）、GSS7（疲乏）

（三）我国中医药领域生命质量的研究

我国生命质量的研究工作始于 20 世纪 80 年代中期，起初的工作主要是翻译和综述国外的有关文献及研究进展，随后也通过一些翻译的量表进行普通人群及某些病种的测定。但生命质量测定是深深扎根于本民族文化土壤中的，带有明显的文化烙印。国外对宗教信仰、个人隐私、性生活等远比我国人群重视，而我国人群比较重视饮食文化、家庭和职业稳定等。因此，研制和应用具有我国文化特色的生命质量测定量表十分必要。中医药领域引进生命质量的测评始于 20 世纪末和 21 世纪初，国内很多学者意识到可以将生命质量量表用于测评中医临床疗效效果。我国学者对中医生命质量量表的研制取得了积极的效果，但是研究仍处于起步阶段，仍需对中医药领域生活质量及其理论框架中的概念达成共识，扩大量表目标人群的范围并具有代表性。

中医生命质量量表不同于一般的国外生命质量量表，国内学者研制的中医生命质量量表结合了一般生命质量量表和中医辨证分型的特点，可以说，中医生命质量量表是一般生命质量量表的创新。到目前为止，我国还没有出台关于中医生命质量量表研制的标准程序，王英等整理分析了我国现有中医生命质量量表维度和条目，以期为今后中医生命质量量表研制标准的制订提供初步设想。

以“中医”“生命质量”“生存质量”“生活质量”“量表”为检索词，以中国知网、万方、维普为数据源，检索建库以来至 2016 年 3 月 16 日的中医生命质量量表，并对检索结果进行梳理和统计，共检索到中医生命质量量表 41 个，其中普适性量表 2 个，39 个专用性中医生命质量量表。41 个专用性中医生命质量量表使用领域见表 3-15。

表 3-15　41 个中医生命质量量表基本情况

量表名称	年份	维度	条目数	α 系数
慢性盆腔炎生存质量量表	2005	4	22	0.908
膝骨性关节炎中医生存质量量表	2006	4	41	–
肾内科生存质量量表	2006	7	29	＞0.669
中风病人生存质量量表	2006	4	36	0.940
银屑病病人生存质量量表	2006	3	25	0.896
中华生存质量量表	2007	3	50	0.799
失眠症中医生存质量量表	2007	5	21	＞0.810
中晚期肺癌病人中医生存质量量表	2007	5	37	＞0.700
帕金森病中医生存质量量表	2007	4	25	0.928
中医生存质量自评量表	2007	10p	–	＞0.700
慢性荨麻疹中医生活质量量表	2008	3	28	0.876
维持性血液透析病人中医生存质量量表	2008	4	27	＞0.716
银屑病中医生存质量量表	2008	4	25	0.813
慢性湿疹中医生存质量量表	2008	3	26	0.880
鼻咽癌病人生存质量量表	2008	6	30	–
中医中风生存质量量表	2008	4	60	＞0.800
中医特色冠心病生存质量量表	2008	7	36	0.909
慢性乙肝病人中医生存质量量表	2008	4	38	＞0.700

续表

量表名称	年份	维度	条目数	α系数
冠心病中西医结合生存质量量表	2009	4	21	0.936
特应性皮炎生活质量量表	2009	3	25	0.931
痤疮病人中医生活质量量表	2009	3	30	0.852
慢性前列腺炎病人生活质量量表	2009	3	25	0.871
白癜风病人中医生存质量量表	2010	3	25	0.864
斑秃中医生活质量量表	2010	3	29	0.927
病毒性心肌炎生活质量量表	2010	3	19	–
HIV/AIDS 生存质量量表（HIV/AIDSQOL-46）	2010	4	46	0.939
带状疱疹后遗神经痛病人中医生活质量量表	2011	3	30	0.856
变应性鼻炎生活质量量表	2011	5	27	＞0.700
慢性心衰中西医结合生存质量量表	2011	6	38	0.968
结直肠癌术后中医生存质量量表	2012	5	53	0.883
变应性鼻炎中医生活质量量表	2012	4	25	0.938
肝硬化中医生存质量量表	2012	6	44	＞0.670
慢性丙型肝炎中医生存质量量表	2012	5	42	0.949
胃癌生活质量评价量表	2013	3	43	＞0.860
过敏性紫癜性肾炎中医生存质量量表	2014	4	25	0.925
急性心肌梗死中医临床疗效评价生命质量量表	2014	4	33	0.623
严重原发性骨质疏松症病人中医生存质量量表	2015	5	32	–
溃疡性结肠炎生存质量量表	2015	5	56	–
慢性肝病中医生命质量量表	2015	3	61	0.866
慢性乙型肝炎病人中医生存质量量表（测试版）	2015	4	69	0.958
溃疡性结肠炎生存质量量表研究	2015	4	48	–

通过对以上 41 个中医生命质量量表的维度、条目进行梳理统计发现，中医生命质量量表涵盖 3～7 个维度、19～69 个条目。41 个中医生命质量量表中有 1 个量表的维度与其余 40 个分类方式不同，40 个中医生命质量量表都涵盖了生理维度，占比 100%，39 种中医生命质量量表包含了心理维度，占比 97.50%。36 个量表包含了社会功能状态维度，占比 90.00%。症状维度在 30 个量表中有所体现，占比 75.00%，除此之外，部分中医生命质量量表涵盖了环境、主观判断和满意度等其他维度。现有中医生命质量量表的维度主要以生理维度、心理维度、社会功能状态维度和症状维度构成，且不同量表对以上 4 个维度的表述方式各有不同，而环境、主观判断与满意度等其他维度在现有中医生命质量量表中有较少的体现。

根据研究结果，中医生命质量量表的研制以生理、心理、社会功能状态、中医症状为主要维度框架。生理维度主要反映个人体能和活动能力的状态；心理维度反映疾病给病人带来的不同程度的心理变化，主要是情绪和意识；社会功能状态维度用于衡量一个人能否正常生活；中医症状维度则是与中医辨证分型特点相关的中医症候表现。到目前为止，国内学者还未提出关于研制中医生命质量量表的标准程序，中医生命质量量表的研制还处在初级的探索阶段。研制中医生命质量量表是非常必要且有意义的。

第五节 生命质量评价的应用

生命质量已广泛应用于临床医学、预防医学、药学和卫生管理学等领域，成为不可或缺的重要指标和评定工具。其研究对象包括各年龄和各疾病人群。生命质量在临床医学的应用主要集中在肿瘤和慢性非传染性疾病。近年来，生命质量已作为评价不同医疗干预的临床试验的重要结果指标。美国 FDA 自 1985 年起将生命质量用于新药评价，2009 年建议将病人报告结果指标用于医疗产品的功能评价。根据研究目的的不同，将生命质量的应用归纳为以下几个方面。

（一）人群健康状况的评定

一般人群的生命质量评定需要采用通用型的测定量表，测评的目的在于了解一般人群的综合健康状况，或者作为一种综合的社会经济和医疗卫生指标，比较不同国家、不同地区、不同民族人群的生命质量和发展水平，以及对其影响因素进行研究。常用的量表有 SF-36、WHOQOL 和 EQ-5D 等，1992 年，Ware 等用 SF-36 进行人群调查，了解美国人的健康状况，调查方式为信访（80%）和电话调查（20%），应答率分别为 77.0%和 68.9%，共调查 2474 人，该调查分年龄、性别制订了美国人各维度的正常值。1993 年，Jenkinson 等在英国进行了同样的调查，调查方式为信访，最终调查 9332 人，得到了英国人分性别、年龄、社会阶层的健康正常值。1996 年，Watson 等报道了 SF-36 应用于澳大利亚的全国调查，制订了各年龄、性别人群健康正常值。1998 年，德国全国健康调查包括 SF-36，共调查 7124 人，与 1994 年 SF-36 量表的常模样本比较，老年组的维度分数上升，提示 4 年来老年人健康状况的改善情况，与人群期望寿命延长的情况相符。2008 年，我国国家卫生服务调查采用 EQ-5D 调查 12 万 15 岁以上城市和农村居民，分年龄、性别建立了普通人群常模，提供了量表在不同社会经济地位和患病人群中的效度。

鉴于肿瘤和慢性病病程长、较难治愈，很难用延长生存时间、提高治愈率来评价治疗效果，因此肿瘤与慢性病病人的生命质量测评成为医学领域生命质量研究的主流。波士顿健康研究机构的医疗结果研究调查组比较了在生理和（或）精神疾患严重程度不等的病人组的 SF-36 维度分数。病情较轻的慢性病病人（包括无合并症的高血压）归入“轻病组”；病情严重的病人（如充血性心力衰竭、慢性阻塞性肺病）归入“重病组”；精神障碍的病人（如抑郁症）归入“精神障碍组”。“重病组”与“轻病组”相比，描述生理健康的维度（包括生理功能、生理职能、躯体疼痛和总体健康）得分低，而在心理健康维度的差别则小得多。轻病组与精神障碍组相比，精神健康、情感职能、社会功能和活力等维度的差别较大，这些维度对心理健康方面的差别敏感。“重病组”合并“精神障碍组”，8 个维度得分均低于“轻病组”。

特殊人群的生命质量评定，用以了解其健康状况及其影响因素，并解决某些相关问题，如评价参与不同保险业或服务项目收费系统（fee for service，FFS）的老年人、贫困者、慢性病病人的健康状况。在亚健康人群中，如测量超重或肥胖者的生命质量，作为体重管理的一个重要方面。研究发现，有酗酒行为的妇女生命质量（生理职能、情感职能、社会功能、躯体疼痛和精神健康等维度）下降，自感健康较差，更容易感到压抑。生命质量的状态测评，不仅局限于以上提到的人群范围，如 Obrien 等在 2015 年对吸毒流浪汉的生命质量进行了研究，陈宇婧等在 2015 年对艾滋病感染者的生命质量进行了研究。

（二）临床治疗方案或药物的评价与选择

长期以来，有关药物或治疗方法的选择都以医生的专业知识和经验判断为基础。生命质量可帮助医生判断具体治疗方案或预防康复措施的实施与否，以及会对病人今后的生活产生多大的影响。通过测定与评价病人在不同疗法或措施中的生命质量，为预防治疗和康复措施的比较与选择提供新的参考依据。在临床治疗方案选择的过程中，考虑病人的因素，即通过对这些患病者的不同疗法或措施中生命质量的测定与评价，为其治疗与康复措施的比较提供新的结局指标。

美国国立健康研究所进行乳腺癌干预试验和前列腺癌干预试验，以更好地理解癌症预防的效益与治疗副作用。该项试验跟踪观察了 5～7 年，调查人数达 1.5 万～2 万人，从 100～300 个医疗点中抽样，得到了极其丰富的第一手资料。Phillips 等评价心脏病的负担和心脏瓣膜移植术的效果，分别在术前、术后 1 个月和术后 6 个月各调查 100 名病人。术前病人所有 8 个维度分数均低于正常值，其中生理功能、生理职能、活力、社会功能和情感职能维度的得分尤其低。术后 1 个月，总体健康维度得分与正常值一致，其余 7 个维度仍低于正常值；术后 6 个月，除了生理职能和情感职能维度外，病人其余维度得分均等于或高于正常值。糖尿病多发性神经病引起的疼痛在临床上很常见，但它对生命质量的影响及病人的疼痛体验却鲜为人知，Galer 等通过前瞻性调查发现，糖尿病多发性神经病具有潜在遗传易感性，并且疼痛对病人生命质量有实质性的影响。刘一鸣等利用糖尿病病人专用量表（DSQL 量表）对 200 例有慢性并发症的糖尿病病人进行研究，得知病人的生活水平受到年龄、受教育水平、个人收入和医药费等方面的影响，并且这些都是影响病人生命质量的重要因素。从整体上来说，DSQL 量表能够获得病人的性别、饮食习惯、血糖控制等多方面的情况，并总结得出其他方面因素对糖尿病的影响。刘光明等采用中文版精神分裂症认知功能成套测验共识版（MCCB）作为评价工具，探讨精神分裂症病人经服用利培酮治疗达临床治愈后的生命质量水平与药物不良反应间的相关性，结果显示利培酮药物副反应会影响临床治愈后精神分裂症病人的生命质量，临床工作者应尽最大可能减少药物副反应对病人的影响，增加长期服药的依从性，降低复发率，提高病人的生命质量。

Pozzilli 等研究多发性硬化症家庭保健的成效，201 名多发性硬化症病人随机分成家庭保健组（133 例）和常规医院治疗组（68 例），分别评价研究起点及 1 年后的生理、心理损害和生命质量。两组病人在功能状态方面没有差异，但家庭保健组在 SF-36 总体健康感觉、躯体疼痛、情绪原因造成的角色障碍、社会功能上的维度得分显著优于常规医院治疗组。此外，家庭保健组的费用比医院治疗组节省 822 欧元/（人·年）。Bullpitt 等观察了 477 例高血压病人采用不同的降压药治疗后的副作用。通过自评量表了解到各种降压药（如甲基多巴、普萘洛尔、胍乙啶、利血平及利尿剂等）对病人体力和脑力方面的影响，并了解到同性能的药物具有不同的副作用，如记忆能力减退、思维能力降低、心情压抑、性功能失调、体力渐衰、睡眠失调和工作能力降低，从而帮助临床医生选用适宜药物。

（三）预防性干预及保健措施的效果评价

随着公共卫生与卫生保健的逐渐发展，预防性干预及保健措施的效果评价逐渐引起重视。其与前面提到的生命质量研究不同之处在于，此处的效果评价一般需要进行干预前后的两次生命质量的测量方可进行评价，是一种纵向的测定效果评价。在实践中，已经得到了广泛的应用。

魏咏兰等采用 SF-36 研究了健康促进对社区老年人生命质量的影响，结果显示干预组在干预后生命质量得分提高，对照组 2 次调查的生命质量得分没有统计学差异，在控制性别、年龄等因素后，生命质量得分与是否进行健康促进干预呈正相关关系。王琛琛等采用 SF-36 进行了南京市社区高血压病人生命质量测量，并进行干预效果评价。结果干预后 SF-36 中的 8 个维度转换分与干预前相比均有所增加，病人生理总评分、心理总评分分别增加了（1.70±0.43）、（2.39±1.40），且 $P<0.05$。王琛琛等认为以病人自我管理小组的形式开展高血压的社区防治，从生理、心理、社会生活等方面实施综合干预，可提高高血压病人的生命质量。侯准科等比较研究了高血压自我管理模式与三级管理模式对高血压病人的血压控制，以及对生命质量的影响，将 324 例高血压病人随机分为高血压自我管理模式组（实验组）和三级管理模式组（对照组）进行干预，1 年后，比较实验组和对照组血压分级、血压控制及生命质量等方面的变化。结果显示干预后实验组血压分级优于对照组；干预后实验组血压控制率提高的幅度大于对照组；干预前后实验组和对照组 SF-36 各维度得分均高于干预前，干预后实验组 SF-36 各维度得分均高于对照组。高血压自我管理模式较高血压三级管理模式在血压控制和提高病人生命质量方面效果更好。

（四）卫生资源配置与利用的决策

卫生决策的重要任务是选择重点投资目标，合理优化分配卫生资源。成本-效果分析是配置卫生资源的基本依据。传统的成本-效果分析效果指标往往比较单一和局限，如生存年数、死亡率、患病率等，不能综合反映卫生服务对人群健康的影响。生命质量评价为完善成本-效果分析提供了有效的途径，采用生命质量效用值和质量调整生存年等作为效果指标，将成本-效果分析又推进了一步，又称其为成本-效用分析。对卫生部门来说，最大的效益就是给人们带来更多的生存年数和更好的生存质量。

质量调整生存年（quality-adjusted life years，QALY）是一种试图将生命年数和生命质量尺度结合起来的评价方法，它是一种重要的评价生命质量的方法。在传统寿命计算方法中，把健康人的生存时间和病人的生存时间同等看待。长期失能或卧床的病人，其生命质量是不完善的，应该从他的生存时间中扣除不完善部分，由此获得健康生存时间。生命质量评价提供了衡量生存时间质量的方法，QALY 的计算综合反映了个体或人群生命质量和生存数量。

计算 QALY，通常用生命质量得分充当一种权重值，计算公式为

$$E=\sum W_k \times Y_k$$

其中，E 为质量调整生存年，W_k 为处于 k 状态的生命质量权重值，Y_k 为处于 k 状态的年数。生命质量的权重以 0～1 的值来评价，将一年预期健康生命的价值定为 1；死亡的价值定为 0；处于死亡与健康之间的状态，即疾病、残疾或好于死亡、不完全健康的状态，其值定为 0 和 1 之间。

例如，某养老院全体老人的平均寿命是 72.5 岁，其中健康生活了 65.0 岁，非卧床功能丧失生活了 5.0 年（生命质量权重值为 0.59），卧床功能丧失后又生活了 2.5 年（生命质量权重值为 0.34），计算质量调整生存年为 68.8 年。即该养老院老人因功能丧失使人均健康寿命损失 3.7 年（表 3-16）。

表 3-16　质量调整生存年计算表

状态	Y_k	W_k	$W_k \times Y_k$
健康	65.0	1.00	65.0
非卧床功能丧失	5.0	0.59	2.95
卧床功能丧失	2.5	0.34	0.85
总计	72.5		68.8

$E=\sum W_k \times Y_k=65.0+2.95+0.85=68.8$（年），人均健康寿命损失为 72.5–68.8=3.7（年）

质量调整生存年也可作为分配卫生资源的一种工具，它能够使研究人员比较不同治疗方案和保健措施的成本效果，并根据目标做出合理选择。目前医学界用每拯救 1 个质量调整生存年所需要的费用（成本）作为成本/效用指标（COST/QALY）。相同成本产生最大的 QALY 或相同 QALY 对应的最小成本就是医疗卫生决策的原则。假定某个地区有 500 万元的医疗预算可用于 3 个方面：在冠心病监护病房中监测低危病人；每 3 年一次的宫颈癌涂片检查；中年人左主冠状动脉搭桥手术。以上 3 项措施根据测算分别收获的质量调整生存年是 3 年、52 年、154 年，如果医疗资源分配的目标是使质量调整生存年最大化，那冠状动脉搭桥术则是最佳的卫生资金投入领域。

王煜等对我国居民健康相关生命质量及其对卫生服务利用影响进行了研究，应用 EQ-5D 测评研究对象的生命质量，发现健康相关生命质量与门诊和住院服务利用之间存在关联：从门诊服务利用方面来看，行动和日常活动维度存在健康问题会降低门诊服务利用的费用，而自我照顾维度存在问题会增大城市病人的就医费用。从住院方面来看，存在行动问题的城市高血压病人有过住院经历的概率较大。无论在城市还是农村，总体健康评分较高的病人有较低的住院概率和较少的医疗费用，该研究还建立了高血压病人门诊和住院服务概率及费用预测模型。计算了总人群质量调整寿命年，每 10 万人群中，每年因患循环系统疾病造成的质量调整寿命年下降 238.7 年；其次是肌肉骨骼系统疾病，每年降低质量调整寿命年 145.1 年。

第六节　生命质量研究的进展

个性化生命质量（individualized QOL，IQOL）的测量在国际上属于较新的研究领域，国内李瑛等学者首先报道了该研究内容，介绍 IQOL 测量在国外的发展及其应用情况，为我国卫生服务和管理提供新的适宜工具。

IQOL 测量，也称为病人特异性结果测量、应答者主观生命质量测量，它是以研究对象为中心的一种生命质量测量方法，强调生命质量测量的个体特殊性。该方法要求研究对象指出生活中对自己影响最重要的方面，并且判断其影响的权重。按照 Joyce 等对生命质量测量方法的分类，IQOL 测量方法属于“基于个体要求的方法”，它强调生命质量评价中个体的独特性，指出只有个体认为重要的因素才会影响其生命质量。因此，量表测量内容由个体自定义，选择其认为对自我的生命质量有影响的方面，并对这些方面评价。目前，应用最广泛的标准化量表评定法，属于“基于人群需要的方法”，它指通过具有较好信度、效度和反应度的正式标准化测定量表对被测者的生命质量进行多维度的综合评价。与IQOL测量方法不同的是，这类量表使用标准化和预定义的问卷，测定的内容为人群的基本需要，且各方面的重要性大都认为是相等的，这样的假设前提忽略了个体需求的多样性和个性化。

常用的IQOL测量工具有病人主观评分指数（patient generated index，PGI）、个性化生命质量评估量表（schedule for the evaluation of individual quality of life，SEIQOL）及其他IQOL测量工具。

PGI是由英国学者Ruta等于1994年基于“生命质量是某一特定时点个体期望与其现时体验的差别或距离，这种差别可随时间而改变，并可为个人成长所修正”而开发的。最初PGI用于测量疾病或某种特定的健康状况对生命质量的影响，后来也有经过改良用于测量特定人群的生命质量，如母亲主观评分指数（mother generated index，MGI）。PGI既可通过面谈法进行，也可由调查对象自我完成。PGI评价量表包括三个阶段：第一阶段要求研究对象列出生活中受某一疾病或某种特定健康状况影响最重要的方面，要求不超过5个。除了由研究对象列出的5个方面外，量表补充了第6个方面，即“你未列出的所有其他受疾病影响的方面”。也有其他的版本补充了2个方面，包括第6个方面“你未列出的所有其他受疾病影响的与健康有关的方面”和第7个方面“你未列出的所有其他受疾病影响的与健康无关的方面”。第二阶段，要求研究对象对以上6个方面（或7个方面）的健康感觉进行评分，评分等级是0～10（早期版本使用的评分等级是0～100），0表示最坏的健康情况，10表示最好的健康情况。第三阶段，假设给予每个研究对象12分值（早期版本使用的是60分值），并且假设这些分值可用于改善上述所有的方面。通过调查对象对分值的分配情况反映上述各个方面的相对重要性。第二阶段的得分乘以第三阶段的权重分为各方面的加权分数，各个方面的加权分数总和即为个性化生命质量得分。

SEIQOL是由爱尔兰学者O'Boyle等于1991年以社会判断理论（social judgment theory）[又称为判断分析法（judgment analysis）]为基础开发的。SEIQOL包括三个阶段。第一阶段采用半结构化访谈的方式，要求研究对象列出生活中与总体生命质量相关的最重要的5个方面，这5个方面被称为“引出的线索”。第二阶段，要求研究对象在0～100的垂直视觉模拟尺度（visual analog scale，VAS）上分别标记他们在上述5个方面的健康感觉，0表示最坏的健康情况，100表示最好的健康情况。第三阶段，随机化产生30个相同方面不同水平的“线索组合”，要求研究对象在不同“线索组合”的情况下，在水平VAS上标记总体健康感觉，根据判断分析法，计算出“引出的线索”的权重。第二阶段的得分乘以第三阶段的权重分为各方面的加权分数，各个方面的加权分数总和即为生命质量得分。2014年，Becker等在SEIQOL-DW的基础上，研制了更加简单易行，便于临床应用的个性化生命质量评估问卷（schedule for the evaluation of individual quality of life-questionnaire，SEIQOL-Q）。该问卷分为两部分。第一部分直接在调查问卷中列出12条最常见的“研究对象认为的生活中与总体生命质量相关的最重要的方面”，包括家人、同事、朋友、社会生活、经济状况、工作/职业、生理健康、情绪、独立/自主权、家/住房、兴趣爱好/闲暇活动、宗教/精神。研究对象使用五等级的李克特量表（Likert scale）对这12个方面划分权重（0=一点都不重要；25=不是很重要；50=重要；75=很重要；100=极其重要）。第二部分则要求调查对象对12方面的健康感觉打分，同样使用五等级的李克特量表（0=非常不满意；25=不很满意；50=满意；75=很满意；100=极其满意）。第一部分的权重相加得到权重和，计算每一方面权重占总权重的百分比；将每一方面的权重百分比乘以第二部分的得分得到各方面的加权分数，各个方面的加权分数总和即为生命质量得分。

随着IQOL测量工具的发展和应用，还有一些疾病特异性的IQOL测量工具被相继开发并应用到临床实践中，如糖尿病个性化生命质量量表（audit of diabetes-dependent quality of life，ADDQOL）、黄斑疾病个性化生命质量量表（macular disease-dependent quality of life，MacDQOL）、视网膜疾病个性化生命质量量表（retinopathy dependent quality of life measure，RetDQOL）、神经肌肉障碍个性化生命质量量表（individualized neuromuscular QOL，INQOL）等。以上量表均包括疾病特异性问题和一般性问题。疾病特异性问题包括“如果没有该疾病，我生活的某方面（工作、家庭等）变得如何?”；一般性问题包括“总体来说，我目前的生命质量如何？”及“如果没有该疾病，我的生命质量将如何？”。疾病特异性问题通过病人访谈获得，由病人选择是否对自己有影响，影响程度和对自己的重要性。

目前在医学领域，由于PGI和SEIQOL测量方法的主观性和灵活性，PGI和SEIQOL是英国、澳大利亚及北美等国家临床和社区研究中使用最多的两种IQOL测量工具，它们被广泛地应用到测量各种疾病对病人生命质量的影响。例如，PGI已被用于测量下背痛、直肠癌、关节炎、截肢、过敏性皮肤炎等疾病对病人生命质量的影响；SEIQOL被用于测量消化性溃疡、哮喘、肌萎缩性脊髓侧索硬化症、人工髋关节置换术等病人的生命质量，也被用于测量健康老年人的生命质量。SEIQOL-DW较多地被用于测量肿瘤病人的生命质量，其次为神经系统疾病病人，也有报道用于一般人群。SEIQOL-Q目前只应用于评价癌症病人的生命质量。应用研究表明，PGI和SEIQOL系列具有良好的信度、效度及反应度，能引出临床上不曾关注到的病人生命质量的不同方面，能较好地进行医疗效果评价，可以作为评估卫生服务效果的工具。

IQOL测量工具相比标准化量表评定法具有一定的优势。有研究对比了INQOL和SF-36在测量神经肌肉障碍相关疾病时的异同。结果发现，在肌肉力量的测量条目中两者有较高的相关性，而INQOL的闭锁领域在SF-36的生理领域测量中没有相关条目，这是神经肌肉障碍疾病病人非常特有的肌肉症状，相比于SF-36，INQOL能更加有效地捕捉到该类疾病对病人造成的身体限制。一项糖尿病相关的研究表明，相比于其他糖尿病特异性量表和普适性量表，ADDQOL能更灵敏地反映病人对于自身疾病、生活的关注点和反应度，对糖尿病病人的随访管理和干预起到辅助作用。此外，Christian等使用SEIQOL-DW与SF-36来测量肝移植病人的生命质量，结果发现，两者在生理健康方面反映的内容不尽相同，SEIQOL-DW提出了新的影响病人QOL的方面，如运动和职业等，使临床工作者能了解病人真正的担忧，从而为开展适宜的肝移植疾病管理工作提供重要信息。相比于标准化量表评定法，IQOL测量工具更能反映不同研究对象在不同疾病状况或生活环境下对QOL的不同感知和期望，体现了个体需求的个性化和多样性。由此，建议在临床应用中使用IQOL测量工具，或将两种测量方法结合起来，这对设计更合理的疾病管理方案、开展更有效的卫生保健工作具有重要的指导作用。

在我国，生命质量评价在卫生领域已经得到较为广泛的认同和应用，但对于个性化测量的研究和应用还存在一些限制因素。例如，一方面我国尚未有汉化调适或自主开发的IQOL测量工具，由于中西方文化价值体系的差异，QOL的内涵也存在差别，需要对此加以研究和探索。另一方面，IQOL测量需要临床医生或者研究人员对病人或研究对象有充分的了解，研究对象需要对自身诉求和期望有正确的认识。目前临床和社区的就医环境及医患沟通需要作进一步改善和调整。随着IQOL研究应用的逐步深入，个性化生命质量测量可以辅助临床医生进行治疗方法的选择和治疗效果的监测，而且能让病人主动参与到治疗方案的决策中。通过充分了解病人的偏好，知晓其最想达到的治疗目标和期望，可以让治疗效果最大程度满足病人的健康需求，从而控制医疗成本，提高病人依从性和就诊满意度。另外，引入个性化生命质量概念也有助于设计面向一般人群的更适宜的健康管理方案和相关卫生政策制订，这将对实现“健康中国”的战略目标起到推动作用。

第七节　健康保护行为量表的编制与评价

一、概念的提出

1966年Kasl和Cobb提出了健康保护行为（health Protecting behavior，HPB）的概念，认为任何个体采取的以预防疾病为目标或者使疾病保持在某种状态的行为即为健康保护行为。1976年恩格尔提出全新的健康的概念，认为健康是生理、心理和社会适应的完美状态，这是目前公认的对于健康的多维度的认知。健康概念的多维性，决定了对健康的测量也应是多维度的。影响健康的主要因素在于环境因素、行为与生活方式、生物遗传因素和卫生服务4个方面的因素。这4个方面分别包含了众多维度，每个维度又包含有不同数量的各种行为活动。1986年11月渥太华召开的第一届国际健康促进大会列出了8个健康的关键决定因素：安全、社会保障、教育、食品安全、收入、生态环境、可持续的资源、社会公正。因此健康保护行为的测量可能也是多维度的。无论是影响健康的因素还是决定健康的因素，人的行为生活方式发挥着极大的作用，目前的研究已经证实，吸烟、饮酒、肥胖、高盐、高糖饮食、饮食结构不合理、不合理用药等很多影响健康的不良行为，如果能够通过有效干预措施可以减少其对健康的不良影响的。从预防医学的角度而言，把预防疾病的关口更加提前，提前至如何保护健康，使机体处于长期的健康状态，把疾病的危险因素在日常的行为生活中进行控制，对高危人群进行及时的评价，发现其存在的不利健康的因素，并通过健康教育手段使其行为发生转变，形成有利于健康的行为，也就是健康保护行为，基于此目的，我们希望能够在大量文献研究和现场调查的基础上，首先形成评价人群健康保护行为的量表，评价目前人群的健康保护水平。

基于上述目的，如何通过有效的科学手段建立健康保护行为测量工具就成为我们面对的当务之急。健康保护行为是指任何自己认为是以预防疾病为目标或是使疾病保持在某种状态的行为，同健康促进行为一起组成健康生活方式。Pender于1986年研制的健康促进生活方式量表已经在国内外广泛使用。在研制该量表的过程中，研究人员曾经试图将健康促进行为和健康保护行为一起测量，但是在量表的研制过程中，一些健康保护行为均被排除在健康促进行为之外，提示健康保护行为与健康促进行为之间存在不同，有必要单独测量健康保护行为。从众多的行为活动之中，探寻一组条目通过合理的表达来反映 18～59 岁人群的健康保护行为，构建测量一般人群健康保护行为的量表，以反映当前人群的健康保护行为水平。

二、成立专题研究小组

由于研究目的是研制与考评健康保护行为测定量表，因此设立了核心工作组和专家小组两部分。核心工作组由课题组成员组成，负责复习文献、设计具体条目、建立条目池、参与筛选条目和量表测评等工作。专家小组主要负责对核心小组设计的具体条目进行评价筛选，形成预测试量表。小组成员包括临床医生 2 人，护士 1 人，营养学家 1 人，社区管理工作人员 2 人，卫生保健专家 2 人，流行病学专家 2 人，共计 10 人。在量表的研制期间，根据编制过程的需要，组织专家小组会议 3 次，第一次是为了讨论条目池条目的初筛；第二次是在第一次人群调查结束，获得具体数据后讨论第二次筛选条目的过程；第三次是在正式量表确定后，确定量表的具体格式和计分方式。核心工作组组织会议 5 次，反复讨论修改，不断完善量表。

三、明确研究对象和目的

本研究的目的是开发健康保护行为测定量表，有研究表明，不同年龄、不同身体状态的人群健康行为有所区别，此思想来自健康保护的三阶段理论，即儿童期（生命准备阶段）、成年期（生命保护阶段）、老年期（注重生命质量阶段），应根据生命不同阶段的健康需求，实施健康保护和健康促进。但由于目前该量表为初次研制，选择成年人更加稳妥，故本研究仅选取 18～59 岁的健康成年人作为研究对象。同时我们也知道此阶段健康教育或健康促进的目标是尽可能以经济、有效、公平的方式，保护延长成年期富有创造力、健康的生命，帮助其度过妊娠期、哺乳期、工作适应期、中年压力期、即将退休期这一充满挑战的一生中最重要的时期。

四、建立备选项目池及确定条目形式

1. 文献查阅 核心工作组成员于 2013 年 8～9 月全面检索 Medline、Embase、CINAHL、中国知网、万方数据库及维普中文数据库，查阅有关健康保护行为相关的文献，查阅心理学、社会学行为学等相关书籍，提出有关健康保护行为相关的内容。

2. 根据中国人群生活特点并结合当前时代背景创造新编条目 例如，环境污染导致空气中 PM 2.5 浓度上升，居民戴口罩行为增加；再如经济条件改善，居民出行方式改变，以往的借助自行车出行变成了借助小汽车出行等行为的变化要体现出来。

3. 参照现在已经广泛使用的一系列通用的量表 这些量表有 36 条目简明健康量表（SF-36）、世界卫生组织生存质量测定量表（WHOQOL-100）、社会支持评定量表（SSRS）、健康习惯量表、健康促进生活方式量表（HPLP-Ⅱ）、生活方式自评量表、全球身体活动调查问卷（GPAQ）、国际身体活动量表（LPAQ）、身体活动阶段量表、心理压力测量量表、诺丁汉健康指标系统、工作压力测试表等。

4. 开放式调查收集相关问题

（1）调查的人群：调查地区选择山西省长治市，该城市地处山西省东南部，在我国属于一般小城市，2013 年该城市人口约为 35 万，人均年收入约为 2.5 万元，经济发展水平一般，该市共有 8 个社区，从所有社区中采用简单随机抽样的方法抽取 3 个社区（淮海社区、东街社区和太西社区）作为调查人群的来源，再从这 3 个社区采用简单随机抽样的方法抽取其中的 5 个约 2000 人的小区作为调查样本的来源。

（2）参与现场调查的居民要求均符合以下条件：①年龄在 18～59 岁；②到目前为止自我报告健康；③受教育水平在小学三年级以上，能够进行一般阅读。从符合上述要求的居民中，随机选择一个小区，进行现场匿名开放式调查，调查居民 200 人。开放式调查的内容：第一部分向被调查者解释健康保护行为的概念，使被调查者明白要征集的是什么内容；第二部分让被调查者填写，在日常生活中认为哪些行为是健康保护行为，以及自己的健康保护行为有哪些；第三部分请调查者为自己的健康状况打分（0～100 分）。

（3）开放式调查的结果：2013 年 12 月进行该调查，参与调查共 200 人，收回调查表后研究小组成员整理调查结果。确认调查结果中哪些行为属于健康保护行为，哪些不属于，对于模糊不清的，要请相关专业人员进行辨识，把公认的健康保护行为列入备选条目池。在此基础上，形成初始条目池，共包含 96 个条目，具体见表 3-17。

表 3-17 健康保护行为初始条目池内容

序号	条目内容	序号	条目内容
1	我按常规使用疫苗	15	我每天吃各类食物
2	我清楚近亲结婚的危害	16	血压、血糖、身高、体重、腰围异常时能收到健康指导建议
3	我或我的爱人在孕前和孕早期规律服用叶酸	17	保持规律的进食习惯
4	我的孩子母乳喂养	18	我的饮用水达到卫生标准
5	我知道每天适宜的食盐摄入量	19	可以购买到安全食品
6	我知道每天适宜的油脂摄入量	20	当我超过正常体重时就控制体重
7	我每年常规测量血压	21	如果近期发生了影响较大的食品安全事件，我会对食品安全担忧
8	我每年常规检查血脂	22	进行运动时注意适度，不要过度劳累
9	我每年常规检查血糖	23	我每天参加中等强度的活动（如跑步、跳舞、游泳，球类运动、步行、骑自行车）
10	我烹调用的油全是植物油	24	我每周参加中等强度的活动（如跑步、跳舞、游泳，球类运动、步行、骑自行车）且每次活动时间大于 30 分钟
11	我在日常饮食中控制食盐的用量	25	制订运动锻炼计划并按计划实施
12	我经常购物的超市设有“低盐、低脂、无糖”食品专柜	26	我吸入吸烟者呼出的烟雾（被动吸烟）超过 15 分钟
13	我每天吃新鲜的蔬菜 300～500 克	27	我劝说周围的吸烟者戒烟
14	我每天吃水果 200～400 克	28	周围有人吸烟时，我会尽量离远

续表

序号	条目内容	序号	条目内容
29	我限制自己酒类物质的饮用	63	我认为健康是每个居民应该享有的一项基本权利
30	我每天有充足的睡眠	64	我所享有的医疗保障对健康有帮助
31	每天睡眠时间一般保证在7～8小时	65	居住地附近有健身设备和人员
32	我生病后及时就医	66	我对周围的环境满意
33	我在医生指导下用药	67	我对自己的职业满意
34	合理使用抗生素	68	我定期进行健康体检
35	我丢弃过期的药品	69	我有功能的牙齿数保持在20颗以上
36	采取措施避免传染病的发生	70	保持家庭成员关系协调良好
37	疾病流行时，避免到人群拥挤的地方	71	朋友之间具有感情交流
38	夏秋季要尽力消灭室内蚊虫	72	有良好的社会网络关系
39	知道基本健康知识	73	心理危机发生时可以及时获得心理健康指导
40	我定期接受癌症筛查	74	我能够较快地适应新的生活、学习和工作环境
41	我注意个人卫生	75	我空闲时间可以享受到乐趣
42	我有固定的性伴侣	76	我能自我放松和自找乐趣
43	性生活满意	77	在遇到困难时，我主动地去寻求他人的帮助
44	知道艾滋病预防知识	78	我从他人那里得到所需要的帮助
45	我在驾驶汽车时，按规定速度行驶	79	工作紧张时，想办法进行调整
46	我在驾驶或乘坐汽车时，按规定正确使用安全带	80	和同学、家人相处，我很少固执己见，乐于采纳别人的建议
47	我从不酒后驾车	81	在决定胜负成败的关键时刻，我虽然很紧张，但总能很快使自己镇定下来
48	如果我的工作环境中有职业保护措施，我会完全按照要求去保护自己	82	我通过做一些积极的或创见性的事情来摆脱自己的焦虑不安，如绘画、音乐等
49	我在工作时按照操作规程工作	83	我情绪低落时，喜欢向朋友倾诉
50	在强烈阳光下，使用防晒护肤品、遮阳伞并穿合适的衣服，保护皮肤	84	当我不得不面临困境的时候，我努力想象它会如何，并想办法去面对它
51	减少电子产品的使用时间	85	烹调食物时我使用通风设备
52	我居住在安全而有保障的环境里	86	我使用净水装置
53	家中配置紧急救助设备	87	我外出时使用自行车或步行
54	我主动学习应对灾害、突发事件的方法	88	在雾霾、风沙天气我佩戴口罩
55	发生紧急事件（如疾病、火灾、交通事故等）时我可以及时得到救助	89	我的居室中不放置有毒有害的物品
56	我会使用紧急救助电话	90	我避开污染严重的地方
57	我的居住地与最近的医疗机构距离驾车时间在30分钟之内	91	我有能力购买自住房屋
58	我的收入足够生活上基本消费	92	社会对居民健康的关注的满意度
59	我理智消费	93	公共场所安装消费器材
60	我得到好的医疗服务	94	我对交通情况的满意度
61	我可以获得家庭医生式服务	95	我接受了适当的教育
62	建立《居民健康档案》	96	怀孕前进行疾病筛查

对以上96条进行归纳，主要包括以下几个方面内容，见表3-18。

表 3-18 健康保护行为测定量表初始条目池内容归纳分类

方面	相关行为
环境因素	职业保护行为、环境污染、公共卫生健康、食品卫生、饮水卫生、空气净化、卫生习惯
行为与生活方式	饮食（油脂、盐、糖、蔬菜、水果）、运动、吸烟、饮酒、驾驶安全
生物遗传因素	近亲结婚的危害、疫苗使用
医疗卫生因素	就医行为的可获得性、用药行为、遵医行为
心理健康	压力缓解、放松、寻求帮助、获得帮助的来源
社会保护因素	交通安全、城市水处理、污染治理、垃圾处理

问题答案的格式在一定程度上是由问题的特性决定的。例如，“您是否参加了医疗保险？”这个问题只能有“是”或“否”两种答案；“您参加了哪种医疗保险？”就不能用“是”或“否”两种答案来回答了。一般来说，常用的答案格式有五种。

1. 填空式 常用于一些事实性的、能定量回答问题。例如，“你家有几口人？（）人”。

2. 二项选择式 在回答后给出“是”和“否”两种答案，或两个相互排斥的答案。二项选择式测量的是统计学中的“0/1”型变量，由于这种答案格式对于研究者和被调查者双方而言均简便易行，故而应用广泛。但是，如果将一些本来比较复杂的答案简化成二项选择后，就意味着研究者人为地合并了许多相关的有差异的答案，使得在调查过程中一些人回答时无所适从，不知如何回答。

3. 多项选择式 问题后的答案超过 2 个，该格式在问卷设计中应用最广。无论测量的尺度如何，在设计问卷时均可采用多项选择式的答案格式。目前，对于具有连续性特征的变量的测量也多采用多项选择式的答案。但要注意，答案数量太少，信度便会下降，测量的稳定度不佳。而答案数量太多，不仅造成问卷篇幅的增加，而且可能导致被调查者不耐烦且不认真回答问卷。一般认为，5～7 个答案是比较适宜的，最多不超过 15 个。在排列答案时，对于没有顺序关系的答案，无论怎样排列都行。但对于有一定顺序关系的答案，应按顺序排列，以防逻辑混乱，影响选择答案。

4. 图表式 有的问题答案可以用图表的方式列出，回答者在图表上表示自己的意见，常见的有线性尺度、题型等。其中线性尺度用得最多，通常绘出一条 10cm 长的刻度线，线的两端点分别表示某项特征的两个极端情况，回答者根据自己的实际情况、看法或意见，可在线上适当地方作标记来回答。此种方式实际上将答案视为一种连续的频谱，研究者不必想出许多词语来描述答案，而且所得结果是定量结果。但是，线性尺度操作起来有相当难度，回答者在确定选择哪一刻度来表示自己情况时可能有失误，而且极少有人选择线性尺度的极端。

5. 排序式 有的提问是想了解回答者对某些事情重要性的看法，其答案是列出要考虑的有关事情，让回答者排序。例如，“您认为下列问题中哪些对社会影响最大？请按对社会影响的重要程度从 1（最重要）排到 5（最不重要）。______环境污染问题，______交通拥堵问题，______人口问题，______治安问题，______教育问题。”

该量表采用李克特量表和二择一型模式相结合的项目形式。李克特量表中的项目形式是最常用的项目形式之一。这种项目的题干是一个陈述句，伴随的被择选项是对所陈述内容的赞同或认可程度，本研究的选项由五个从最高等级到最低等级的选项构成。二择一型模式也是一种常用的项目反应模式。这种项目的题干是一个陈述句，伴随的被择选项是

“是”与“否”的回答。实践中有的题目只能使用二择一型模式，因此在本量表中使用了一定量的该形式。

五、专家小组初筛条目池中的条目，形成预试条目

采用专家小组会议形式对含 96 个条目的初始条目池逐条目征求意见。首先请专家对所有相关条目从条目的独立性、相关性、普遍性和可行性四个方面独立打分。共同对条目逐一认真讨论，删除一些意义相对不重要的条目；修改难以理解、表述不恰当、容易产生歧义的条目。专家也可以在会议中提出新的认为重要的健康保护行为条目。之后采用内容效度指数（content validity index，CVI）请专家对量表条目与原定内容范围的吻合程度（相关性）做出判断。

内容效度指数分为两类：条目水平的内容效度指数（item-level CVI，I-CVI）对各个条目的内容效度做出评价；量表水平的内容效度指数（scale-level CVI，S-CVI）对整个量表的内容效度进行评估。在内容效度评价的专家咨询问卷中要求专家就每一条目与相应内容维度的关联性（或代表性）做出选择。通常，可选项是 4 等级评分：1=不相关，2=弱相关，3=较强相关，4=非常相关。这样，就每一条目，给出评分为 3 或 4 的专家人数除以参评的专家总数即为相应的 I-CVI。按此定义，计算 I-CVI 及后续的 S-CVI 时，实际上是把 4 个等级的评分归纳成了两类：1 分或 2 分，表示条目与相应的内容维度不相关，条目对测量概念的代表性不好；3 分或 4 分，表示条目与相应的内容维度相关，条目代表性好。Lynn 给出了 I-CVI 的判断标准：当专家人数≤5 人时，I-CVI 应为 1.00，即全部专家均认为该条目与所要测量的概念内容有较好的关联性，才认为这个条目的内容效度较好；当专家人数≥6 人时，标准可以降低，但要求 I-CVI 不低于 0.78。例如，当 6 位专家对某条目进行评价，有 1 位专家给出 1 或 2 的评分（I-CVI=0.83）时，该条目仍可接受；当有 9 位专家评分，接受最多有 2 位给出 1 或 2 的评分（I-CVI=0.78），否则不可接受。然而，2 位或多位专家对条目与相应维度的关联性评价一致的意见还可能是由于他们对选项的随机选择（即不代表专家的意见）造成的，分析此类数据时，应当对这种随机一致性进行校正。在对随机一致性进行校正后，I-CVI 大于或等于 0.78，提示内容效度较优（表 3-19）。

表 3-19 不同专家人数各情况下 I-CVI 的评估

专家人数（1）	评分为 3 或 4 的专家人数（2）	I-CVI（3）	P_C（4）	K*（5）	评价（6）
3	3	1.00	0.125	1.00	优秀
3	2	0.67	0.375	0.47	一般
4	4	1.00	0.063	1.00	优秀
4	3	0.75	0.250	0.67	良好
5	5	1.00	0.041	1.00	优秀
5	4	0.80	0.156	0.76	优秀
6	6	1.00	0.016	1.00	优秀

续表

专家人数（1）	评分为 3 或 4 的专家人数（2）	I-CVI（3）	P_C（4）	K*（5）	评价（6）
6	5	0.83	0.094	0.81	优秀
6	4	0.67	0.234	0.57	一般
7	7	1.00	0.008	1.00	优秀
7	6	0.86	0.055	0.85	优秀
7	5	0.71	0.164	0.65	良好
8	8	1.00	0.004	1.00	优秀
8	7	0.88	0.031	0.88	优秀
8	6	0.75	0.109	0.72	良好
9	9	1.00	0.002	1.00	优秀
9	8	0.89	0.014	0.89	优秀
9	7	0.78	0.070	0.76	优秀

注：P_C 为随机一致性概率；K*为调整后的 Kappa 值

CVI 区别于其他许多内容效度评价指标的一个明显特征是它只涉及评价者间均认为条目与相应内容维度相关的一致性，而不是常用的评价者间全部（包括相关和不相关）一致性，这正是内容效度评价所关心的部分，因此 CVI 得以最广泛的应用。其次，I-CVI 和 S-CVI 可以分别提供条目诊断和量表效度信息。I-CVI 不仅可以用于内容效度的评价，在量表编制的前期还可以为条目的修改或删除提供信息。此外，CVI 还具有计算简单，易于理解和交流，可对随机一致性进行校正等优点。CVI 的不足在于它只关注量表编制中已有条目与相应内容维度的关联性，没有考虑量表所包含条目的综合性和全面性，即 CVI 无法反映出量表是否全面包含了可以充分测量目标内容的一系列综合条目。因此，在进行内容效度的专家咨询时，研究者通常需要设置关于条目综合性的问题，如询问专家是否还有需要增补的条目，并请其列出。

本研究中召开专题小组讨论会议，首先请专家对前述的 96 条备选条目分别给予 4 等级评分：1=不相关，2=弱相关，3=较强相关，4=非常相关。汇总评分结果后，可得到 I-CVI 值为 0.78，提示内容效度较优。经过上述过程后，形成了包含 45 个条目的预测试健康保护行为测定量表（HPBS）（表 3-20）。

表 3-20　专家咨询后形成的含有 45 个条目的预测试 HPBS

项目	评分				
1. 我每年常规测量血压	①总是	②多数时候	③一半时间	④很少	⑤从不
2. 我每年常规检查血脂	①总是	②多数时候	③一半时间	④很少	⑤从不
3. 我每年常规检查血糖	①总是	②多数时候	③一半时间	④很少	⑤从不
4. 我烹调用的油全是植物油	①全是	②多数是	③一半时间	④偶尔是	⑤完全不是
5. 我在日常饮食中控制食盐的用量	①总是	②多数时候	③一半时间	④很少	⑤从不
6. 我经常购物的超市设有“低盐、低脂、无糖”食品专柜	①每家都有	②多数有	③一半有	④偶尔有	⑤根本没有
7. 我每天吃新鲜的蔬菜 300～500 克	①总是	②经常	③偶尔	④很少	⑤从来没有

续表

项目	评分				
8. 当我超过正常体重时就控制体重	①总是	②经常	③偶尔	④很少	⑤从来没有
9. 如果近期发生了影响较大的食品安全事件，我会对食品安全担忧	①肯定担忧	②较担忧	③担忧	④很少担忧	⑤从不担忧
10. 我每天参加中等强度的活动（如跑步、跳舞、游泳，球类运动、步行、骑自行车）的时间为	①大于 45 分钟	②30～45 分钟	③20～30 分钟	④10～20 分钟	⑤少于 10 分钟
11. 我每周参加中等强度的活动（如跑步、跳舞、游泳，球类运动、步行、骑自行车）且每次活动时间大于 30 分钟的次数有	①大于 7 次	②5～6 次	③3～4 次	④1～2 次	⑤没有
12. 我吸入吸烟者呼出的烟雾（被动吸烟）超过 15 分钟	①每天	②3～4 次/周	③1～2 次/周	④1～3 次/月	⑤少于 1 次/月
13. 我劝说周围的吸烟者戒烟	①总是	②经常	③偶尔	④很少	⑤从不
14. 我每天有充足的睡眠	①总是	②经常	③偶尔	④很少	⑤从没有
15. 我在医生指导下用药	①总是	②经常	③偶尔	④很少	⑤从没有
16. 我按常规使用疫苗	①总是	②经常	③偶尔	④很少	⑤从没有
17. 我清楚近亲结婚的危害	①非常清楚	②较清楚	③清楚	④有点清楚	⑤不清楚
18. 我或我的爱人在妊娠前和妊娠早期规律服用叶酸	①总是	②经常	③偶尔	④很少	⑤从不
19. 我的孩子母乳喂养时间为	①18～24 个月	②12～18 个月	③6～12 个月	④4～6 个月	⑤少于 4 个月
20. 我有固定的性伴侣	①总是	②经常	③偶尔	④很少	⑤从没有
21 我在驾驶或乘坐汽车时，按规定正确使用安全带	①总是	②经常	③偶尔	④很少	⑤从不
22. 我酒后驾车	①总是	②经常	③偶尔	④很少	⑤从不
23. 如果我的工作环境中有职业保护措施，我会完全按照要求去保护自己	①每次都会	②多数情况会	③一半时间会	④很少会	⑤根本不会
24. 在强烈阳光下，使用防晒护肤品、遮阳伞并穿合适的衣服，保护皮肤	①每次使用	②多数使用	③一半时间使用	④很少使用	⑤不使用
25. 我居住在安全而有保障的环境里	①总是	②经常	③偶尔	④很少	⑤从来没有
26. 我的收入足够生活上基本消费	①总是	②经常	③偶尔	④很少	⑤从来没有
27. 我得到好的医疗服务	①总是	②经常	③偶尔	④很少	⑤从来没有
28. 我所享有的医疗保障对健康有帮助	①极有帮助	②较有帮助	③有帮助	④很少帮助	⑤没有帮助
29. 我定期进行健康体检	①总是	②经常	③偶尔	④很少	⑤从来不

续表

项目	评分				
30. 我主动学习应对灾害、突发事件的方法	①总是	②经常	③偶尔	④很少	⑤从来没有
31. 发生紧急事件（如疾病、火灾、交通事故等）时我可以及时得到救助	①总是	②经常	③偶尔	④很少	⑤从来没有
32. 我能够较快地适应新的生活、学习和工作环境	①完全能	②多数能	③能（一般）	④很少能	⑤根本不能
33. 我空闲时间可以享受到乐趣	①完全能	②多数能	③能（一般）	④很少能	⑤根本不能
34. 我能自我放松和自找乐趣	①完全能	②多数能	③能（一般）	④很少能	⑤根本不能
35. 在遇到困难时，我主动地去寻求他人的帮助	①总是	②经常	③偶尔	④很少	⑤从来没有
36. 我从他人那里得到所需要的帮助	①总是	②经常	③偶尔	④很少	⑤从来没有
37. 和同学、家人相处，我很少固执己见，乐于采纳别人的看法	①总是	②经常	③偶尔	④很少	⑤从来没有
38. 在决定胜负成败的关键时刻，我虽然很紧张，但总能很快使自己镇定下来	①总是	②经常	③偶尔	④很少	⑤从来没有
39. 我通过做一些积极的或创见性的事情来摆脱自己的焦虑不安，如绘画、音乐等	①总是	②经常	③偶尔	④很少	⑤从来没有
40. 当我不得不面临困境的时候，我努力想象它会如何，并想办法去面对它	①总是	②经常	③偶尔	④很少	⑤从来没有
41. 烹调食物时我使用通风设备	①总是	②经常	③偶尔	④很少	⑤从来没有
42. 我使用净水装置	①总是	②经常	③偶尔	④很少	⑤从来没有
43. 我外出时使用自行车或步行	①总是	②经常	③偶尔	④很少	⑤从来没有
44. 在雾霾、风沙天气我佩戴口罩	①总是	②经常	③偶尔	④很少	⑤从来没有
45. 我的居室中不放置有毒有害的物品	①总是	②经常	③偶尔	④很少	⑤从来没有

六、预测试和条目再筛选

第一次预测试于 2014 年 3 月在山西省长治市城区随机选取的研究对象中选择一个小区，对测试量表进行现场匿名测试。收回的问卷回答条目大于 90%的作为有效问卷。采用变异度法（计算各条目的变异系数）、条目的应答率（回答该条目的人数与总调查人数之比）、Person 相关系数法（分别计算每个条目和量表总分之间的 Person 相关系数）、因子分析法（因子分析最大方差正交旋转后因子载荷）、项目分析法等方法对量表进行测评。共调查 200 人，收回有效问卷 196 份，有效率为 98%（表 3-21）。

表 3-21　HPBS 第一次预测试人口学特征

特征		例数	百分比（%）
性别	男	102	52.0
	女	94	48.0
年龄	18～29 岁	36	18.4
	30～39 岁	52	26.5
	40～49 岁	56	28.6
	50～59 岁	52	26.5
受教育水平	初中及以下	32	16.3
	高中或中专	48	24.5
	大专	28	14.3
	本科	62	31.6
	研究生及以上	26	13.3
婚姻	未婚	32	16.3
	已婚	148	75.5
	丧偶	14	7.2
	离异	2	1.0
月收入（元）	1000 元及以下	54	27.6
	1000～2999 元	92	46.9
	3000～4999 元	42	21.4
	5000 元以上	8	4.1
职业	公务员	50	25.5
	专业技术人员	18	9.2
	事业单位工作人员	6	3.1
	企业管理人员	12	6.1
	工人	20	10.2
	农民	18	9.2
	学生	2	1.0
	服务行业人员	22	11.2
	自由职业者	28	14.3
	其他	20	10.2

项目分析法的判别指标中，最常用的是临界值法，又称为极端值法，主要目的是在求出问卷个别题目的决断值——CR 值，又称为临界比。量表临界比的理念与鉴别度的观念类似，它是根据测验总分区分出高分组受试者与低分组受试者后，再求高、低两组在每个题项的平均数差异的显著性，其原理与独立样本的 t 检验相同。项目分析后再将未达显著水平的题项删除，其主要操作可以细分为以下几个步骤。

1. 量表题项的反向计分　有些量表题项间包括数道反向题，反向题计分与正向题计分恰恰相反，如果未将反向题重新编码，则分数合计会不正确。

2. 求出量表的总分　就是将量表中所有受试者填答的题项合计，以求出各受试者在量表上的总分。

3. 量表总分高低排列 根据受试者在量表的总得分加以排序，递增或递减均可，以求出高低分组的临界点。

4. 找出高、低分组上下 27%处的分数 依上述量表加总后各受试者的总得分排序结果，找出前（高分组）27%的受试者的得分，以及后（低分组）27%的受试者的得分，如200 位受试者，第 54 位受试者即为高分组的得分。

5. 依临界分数将量表得分分成两组 依高、低分组受试者的临界点分数，给属于高分组的受试者新增一变量码为 1，低分组新增一变量码为 2。

6. 以 *t* 检验检验高、低分组在每个题项的差异 求出高、低分两组的受试者在各试题平均数的差异显著性，采用的方法为独立样本 *t* 检验法。

7. 将 *t* 检验结果未达显著性的题项删除 最后根据平均数差异显著性，删除未达显著性的题项；如果题项均达显著，使用者觉得题项太多会影响受试者填答意愿，则可以根据临界比的某一标准作为题项删除的准则，如为提高题项鉴别的功能，可以以临界比值大于3.00 作为题目筛选的依据。

在上述高、低分组的分组中，27%分组法理念来自测验编制的鉴别度分析方法，在常模参照测验中，若是测验分数值呈正态分布，以 27%作为分组时所得到的鉴别度的可靠性最大，在量表极端组检验中，采用 25%～33%的分组法均可，若是预试样本数较大，可以选取大于 27%的分组法；如果预试样本数较小，可以选取小于 27%的分组法，因为预试样本数较少，采用 27%的分组法，原属得分中间组的受试者也会被纳入组别中，会影响分析时的鉴别力。

根据条目筛选标准对测试结果进行分析。量表条目的筛选标准：①变异度小于 0.3 的条目删除；②条目应答率小于 95%的删除；③分别计算每个条目和量表总分之间的 Person 相关系数，相关系数小于 0.3 者建议删除；④因子分析最大方差正交旋转后因子载荷小于0.4 者建议删除；⑤项目分析时将测试总得分前 27%设为高分组，总得分后 27%设为低分组，然后计算高、低分两组受试者在各条目平均数的差异，采用独立样本 *t* 检验方法，根据差异显著性结果，删除未达显著性的条目，本研究以 *t* 值大于 3.00 作为条目筛选的依据，小于 3.00 的条目予以删除。

在第一次调查的基础上进行变量筛选，根据筛选的原则，筛出一个包含 36 条目的问卷，使用该含有 36 条目的问卷于 2014 年 6～7 月进行第二次人群现场匿名调查。采用与第一次测试相同的方法对量表进行修改（条目数量和每条目的表述），得到量表第三稿。共发放调查表 500 份，收回有效问卷 454 份，回收率为 90.8%，有效问卷是指在共有条目36 条中，有效回答的条目多于 32 条的问卷，否则视为无效问卷（表 3-22）。

表 3-22 健康保护行为测定量表各条目的筛选结果

编号	条目陈述	变异度法	应答率	相关系数	因子分析	项目分析	删除条目
1	我知道自己的血压值	0.320	1.00	0.265	0.478	5.244	
2	我知道自己的血糖值	0.336	1.00	0.248	0.504	5.780	
3	我定期进行健康体检	0.351	1.00	0.319	0.591	6.492	
4	我的收入足够生活上基本消费	0.337	1.00	0.324	0.628	5.127	

续表

编号	条目陈述	变异度法	应答率	相关系数	因子分析	项目分析	删除条目
5	我居住在安全有保障的环境里	0.274	1.00	0.199	0.563	3.329	•
6	我主动学习应对灾害、突发事件的方法	0.350	1.00	0.324	0.589	5.876	
7	我会使用紧急求助电话	0.233	1.00	0.218	0.474	2.844	•
8	我在日常饮食中使用植物油	0.489	1.00	0.355	0.584	5.733	
9	在日常饮食中控制食盐的用量	0.463	1.00	0.480	0.746	10.502	
10	在日常饮食中限制糖类的用量	0.488	1.00	0.463	0.723	9.939	
11	每天吃 250～500 克新鲜的蔬菜	0.389	1.00	0.482	0.496	11.334	
12	每天大约吃 250 克水果	0.343	1.00	0.508	0.484	11.462	
13	当我超过正常体重时就控制体重	0.442	0.99	0.483	0.347	11.227	
14	我对食品安全的现状担忧	0.529	0.99	0.466	0.362	9.946	
15	我每天参加中等强度的活动且大于 30 分钟	0.373	0.99	0.463	0.428	10.132	
16	我劝说周围的吸烟者戒烟	0.475	1.00	0.493	0.746	11.197	
17	周围有人吸烟时，我会尽量离远	0.528	1.00	0.482	0.773	10.624	
18	我有充足的睡眠	0.415	1.00	0.414	0.412	8.831	
19	生病后我听从医生的用药指导	0.488	1.00	0.487	0.613	9.104	
20	我丢弃过期的药品	0.604	0.99	0.330	0.589	5.528	
21	清楚近亲结婚的危害	0.607	0.99	0.430	0.715	6.920	
22	乘坐汽车时我按规定正确使用安全带	0.538	0.98	0.500	0.454	9.170	
23	我使用工作场所的保护措施	0.550	0.98	0.570	0.423	11.678	
24	在强烈阳光下，采取保护皮肤的措施	0.452	0.99	0.590	0.575	14.618	
25	烹调食物时我使用油烟机	0.586	1.00	0.464	0.348	7.698	•
26	我使用净水设备	0.552	1.00	0.352	0.628	6.947	
27	在雾霾、风沙天气我佩戴口罩	0.375	0.99	0.516	0.478	11.190	
28	我能够适应新的生活、学习和工作环境	0.477	1.00	0.594	0.616	11.723	
29	我空闲时间可以享受到乐趣	0.438	1.00	0.674	0.677	15.654	
30	我能自我放松和自找乐趣	0.442	1.00	0.651	0.672	16.249	
31	遇到困难时，我主动去寻求他人的帮助	0.417	1.00	0.643	0.653	14.837	•
32	我从他人那里得到所需要的帮助	0.410	0.99	0.618	0.677	13.274	
33	我乐于采纳别人的建议	0.406	1.00	0.580	0.738	10.201	
34	在一些关键时刻我会紧张，但能很快镇定下来	0.392	1.00	0.564	0.710	11.064	
35	焦虑不安时我通过做其他事情来改变这种心情	0.418	1.00	0.589	0.672	11.324	
36	遇到困难时我想办法去解决	0.428	1.00	0.507	0.677	8.435	

将以上过程进行概括，HPBS 的编制及条目筛选过程可以概括表示为图 3-2。

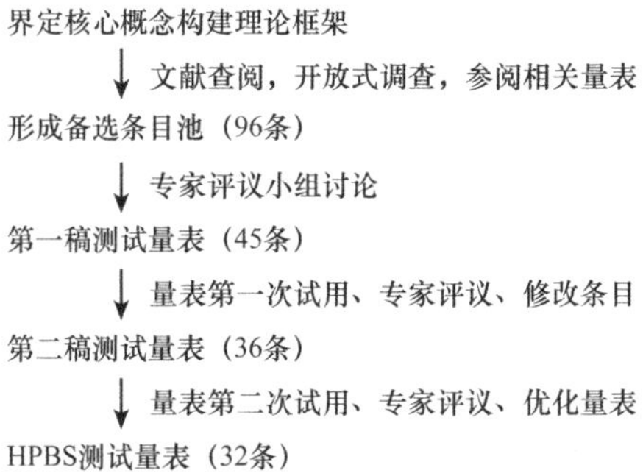

界定核心概念构建理论框架
↓ 文献查阅，开放式调查，参阅相关量表
形成备选条目池（96条）
↓ 专家评议小组讨论
第一稿测试量表（45条）
↓ 量表第一次试用、专家评议、修改条目
第二稿测试量表（36条）
↓ 量表第二次试用、专家评议、优化量表
HPBS测试量表（32条）

图 3-2 HPBS 的编制及条目筛选过程

七、健康保护行为测定量表信度和效度的评价

为了对健康保护行为测定量表进行信度和效度的评价，2014 年 9 月在山西省长治市城区随机选择 3 个居民小区（不包含开放式调查和预测试所在小区），对健康保护行为量表进行现场匿名测试。根据得到的数据进行量表信度和效度评价。测试内容包含 3 个部分：①一般人口学资料；②健康保护行为测试量表；③WHOQOL-BREF，作为效标效度使用，该问卷中文版 2008 年由中山大学方积乾教授进行了测定，适用于我国人群，且具有较好的信度和效度。

1. 一般情况 该调查于 2014 年 9～10 月进行，共发放调查表 502 份，收回有效问卷 454 份，回收率为 90.4%。被试者全部为中国人，年龄在 18～59 岁，平均年龄为（40.64±10.52）岁，中位数为 41.0 岁。其中 251 人（55.3%）为男性，203（44.7%）为女性，详见表 3-23。

表 3-23 测试人群的一般人口学特征

特征		例数	百分比（%）
性别	男	251	55.3
	女	203	44.7
年龄	18～29 岁	84	18.5
	30～39 岁	101	22.2
	40～49 岁	154	33.9
	50～59 岁	115	25.4
受教育水平	初中及以下	42	9.3
	高中或中专	95	20.9
	大专	109	24.0
	本科	195	42.9
	研究生及以上	13	2.9
婚姻	未婚	57	12.5
	已婚	369	81.3
	丧偶	24	5.3
	离异	4	0.9

续表

特征		例数	百分比（%）
月收入	1000 元及以下	49	10.8
	1000～2999 元	251	55.3
	3000～4999 元	115	25.3
	5000 元以上	39	8.6
职业	公务员	22	4.8
	专业技术人员	50	11.0
	事业单位工作人员	192	42.3
	企业管理人员	39	8.6
	工人	55	12.1
	农民	18	4.0
	学生	20	4.4
	服务行业人员	16	3.5
	自由职业者	17	3.8
	其他	25	5.5

2. 信度评价　采用 α 系数评价量表的内部一致性，组内相关系数（ICC）评价重测信度，分半系数评价分半信度。

（1）α 系数，一般认为 α 系数至少应大于 0.7，如低于 0.4 为差。健康保护行为测试总量表的 α 系数是 0.886，五个维度的 α 系数在 0.644～0.882（表 3-24）。

表 3-24　HPBS 各维度的 α 系数和分半系数

维度	α 系数	分半系数
1	0.882	0.823
2	0.710	0.550
3	0.706	0.647
4	0.714	0.568
5	0.644	0.438
总量表	0.886	0.804

（2）分半系数：按条目项目号的奇数和偶数分为两部分，奇数条目为一组，偶数条目为一组计算量表的分半系数，得该量表的总分半系数是 0.804，5 个维度的分半系数在 0.438～0.823，从表 3-24 可以看出该量表具有较好的内部一致性。

（3）相关性分析：HPBS 中各维度之间的相关系数在 0.258～0.495 变化，说明各维度之间是相对独立的。各维度与总量表的相关系数除自我保健维度外，均变化在 0.734～0.808，说明各维度与总量表的相关性强（表 3-25）。

表 3-25 HPBS 维度与总量表及维度之间的相关系数（N=454）

维度 \ 系数	维度 1	维度 2	维度 3	维度 4	维度 5
1	1.000	0.480	0.277	0.452	0.552
2		1.000	0.311	0.495	0.442
3			1.000	0.313	0.258
4				1.000	0.401
5					1.000
总量表	0.808	0.795	0.453	0.734	0.735

（4）重测信度：人群调查结束 2 周之后，在同一人群中随机抽取了 57 名研究对象进行重测，量表总的相关系数是 0.885，有 30 个条目的重测系数的变化在 0.438～0.850，而"每天吃 250～500 克新鲜蔬菜"和"我主动学习应对灾难、突发事件的方法"两条目的重测系数是 0.385 和 0.282。

3. 效度评价 相关性分析和主成分因子分析评价结构效度；等级相关系数（r）评价效标效度，即 WHOQOL-BREF 的总分与健康保护行为测定量表（HPBS）的总分的相关性，r<0.4 认为相关性弱，0.40～0.59 为相关性中等，0.60～0.79 为相关性较大，>0.80 为相关性强。

（1）因子分析之前，首先进行 KMO 检验和 Bartlett's 球性检验，KMO 的值为 0.878，>0.7，球形检验 χ^2=5481.7，df=630，P<0.001，说明资料适于进行因子分析。HPBS 各条目得分经因子分析最大方差正交旋转，提取 9 个主成分，累计方差贡献率为 60.850%，且其特征值>1.0（表 3-26，图 3-3）。从图 3-3 中可以看出，在第 5 个公因子之后，曲线变得平滑，而且第 6～9 个公因子的贡献率为 13.673%。使用验证性因子分析，最终产生了 5 个公因子，累计方差贡献率为 47.177%。

表 3-26 HPBS 各条目得分经因子分析最大方差旋转结果

成分	初始特征根			提取平方和			旋转平方和		
	合计	方差的（%）	累计（%）	合计	方差的（%）	累计（%）	合计	方差的（%）	累计（%）
1	7.900	24.688	24.688	7.900	24.688	24.688	4.854	15.168	15.168
2	2.214	6.920	31.608	2.214	6.920	31.608	2.984	9.326	24.495
3	1.855	5.798	37.406	1.855	5.798	37.406	2.539	7.934	32.429
4	1.614	5.042	42.448	1.614	5.042	42.448	2.391	7.473	39.902
5	1.513	4.729	47.177	1.513	4.729	47.177	2.328	7.275	47.177
6	1.168	3.650	50.827						
7	1.098	3.430	54.257						
8	1.083	3.385	57.643						
9	1.026	3.207	60.850						

利用上述数据又进行了随机模拟的平行分析，以确定因子的数目。在目前的研究中，为了得到一组随机的数据特征值，原始的数据集随机地排列了 50 次。然后，随机数据特征

值的95%与真实数据特征值进行比较。从图3-4中可以看到，从实际样本数据中提取的前5个特征值要优于基于模拟数据的特征值，说明平行分析的结果也支持五维度的量表结构。

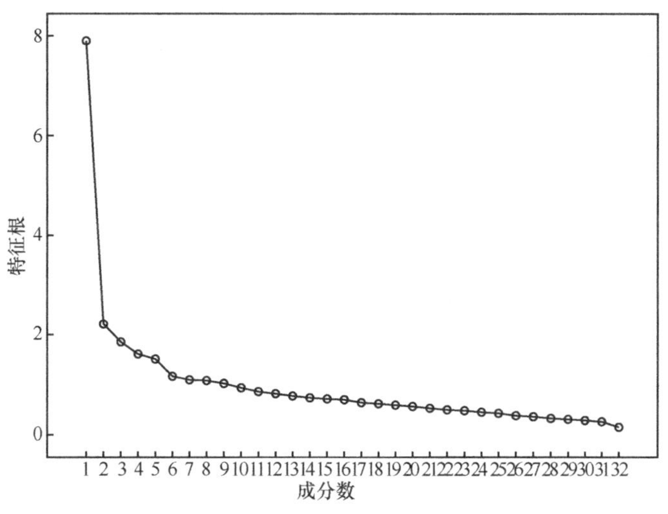

图3-3 因子分析所得碎石图

（2）因子分析、碎石图与平行分析：探索性因素分析是多元统计分析技术的一个分支，其主要目的是浓缩数据。它通过研究众多变量之间的内部依赖关系，探求观测数据中的基本结构，并用少数几个潜变量（即因子）来表示基本的数据结构。这些潜变量能够反映原来众多的观测变量所代表的主要信息，并解释这些观测变量之间的相互依存关系。简言之，探索性因素分析就是研究如何以最少的信息丢失把众多的观测变量浓缩为少数几个因子。

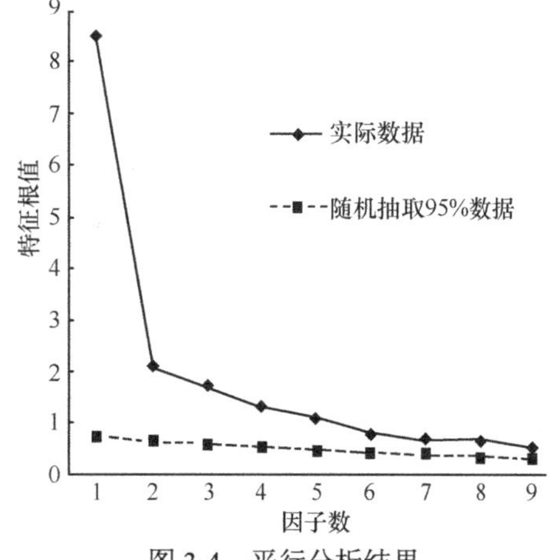

图3-4 平行分析结果

在探索性因素分析中，一旦因子从相关矩阵中被抽取出来，应保留因子个数的确定就非常关键，我们期许的效果是用少数的几个潜变量解释原始数据中的绝大部分的变异；抽取因子的数目过多，则不能达到简化数据的目的，抽取因子数目过少，则不能保证所抽取的因子代表原来数据中的主要信息部分。探索性因素分析中最常用来确定因子个数的准则有特征值大于1.0准则和碎石图，但这两种方法又各有其不足。特征值大于1.0是几乎所有统计软件的默认选项，因此也相应成为实践中应用最普遍的确定因子个数的方法，即保留特征值大于等于1.0的因子，舍弃特征根小于1.0的因子。但是特征值大于1.0只适用于主成分法所求解的因子，运用其他方法进行因素抽取时，我们不能根据特征值的大小来判断应保留因子的个数。因为特征值是指一个因素所能解释的变异的程度，只有在主成分法中，公因子方差被事先假定为1.0，如果一个因子的特征值小于1.0，则说明该因子所解释的变异小于原来观测变量，如此小的解释力，没有保留的价值，故舍去；而在其他因素抽取的方法中，公因子方差没有被事先假定为1.0，根据因子的特征值是否大于1.0来取舍因子是没有意义的。此外，特征值大于1.0受观测变量个数影响很大，观测变量数目很多的时候，可能造成过分抽取。

确定因子个数的另一种方法是碎石图，具体过程为：按照因子被提取的顺序画出因子特征值随因子个数变化的散点图，根据图的形状来判断保留因子的个数，曲线由陡峭变得平缓的前一个点被认为是提取的最大因子数。但是利用碎石图确定因子个数不可避免具有一定的主观性，并且有时碎石图上并没有明显的折点，或者有多个折点，难以判断保留因子的个数。

平行分析是探索性因素分析中决定所保留的因子个数的另一种方法。它为探索性因素分析中所保留因子个数的确定提供了另一种新思路。并且就其潜在逻辑而言，平行分析更为客观、严密。Henson 和 Robe 在 2006 年发表的一篇文章中总结了 1999 年以来已发表论文中探索性因素分析的应用情况，他们发现，尽管平行分析被证实是确定探索性因子分析中保留因子个数的最精确方法，但是在实际研究中却极少受到重视和应用。我国的研究在应用到探索性因素分析时也很少使用平行分析来确定所保留因子的个数，下面将通过实例对平行分析的步骤、潜在逻辑及进行平行分析所用的软件和语句进行详细的介绍。

平行分析可以通过以下几个步骤来完成：首先，生成一组随机数据的矩阵，这些矩阵和真实的数据矩阵要有相同的变量个数和被试的个数。然后，求出这组随机数据矩阵的特征值，并计算这些特征值的平均值。最后，通过比较真实数据中特征值的碎石图和这组随机矩阵的平均特征值的曲线，我们可以找到两条特征值曲线的交点，根据交点的位置，我们就可以确定要抽取因子的绝对最大数目。如果真实数据的特征值落在随机矩阵的平均特征值曲线之上，则保留这些因子；反之，则舍弃这些因子。

平行分析的潜在逻辑是：通过比较真实数据中特征值的碎石图和一组随机矩阵的平均特征值的曲线，我们可以比较真实数据的特征值和与其对应的、从模拟的一组随机矩阵中得到的平均特征值；因为特征值代表了因子所解释的变异的大小，所以如果一个从真实数据中抽取的因子所解释的变异比从模拟的随机数据中抽取的相应因子所解释的变异还小，就没有保留的价值，应当舍弃。

一些常用的统计软件如 SPSS 和 SAS 都不能方便地生成随机数据的矩阵，因而不能用来直接进行平行分析，需要通过复杂的语法来实现，在这里我们不一一介绍。R 软件是功能也很强大的另一种统计分析软件，可以方便地生成随机数据的矩阵，因此可以通过较 SPSS 更为简洁的语法来进行平行分析。

尽管平行分析被认为是确定探索性因素分析中应保留因子个数的方法中最精确的，但这也并不是说平行分析可以完全代替其他方法来决定探索性因素分析中应保留因子的个数，而是说平行分析为探索性因素分析中所保留因子个数的确定提供了另一种新思路，能够给我们的判断提供更多客观的信息。Henson 和 Robe 推荐研究者使用平行分析的同时还建议其使用多个标准慎重决定保留因子的个数。

因此我们初步确定 HPBS 由 5 个维度组成，其中第一主成分反映了人际支持方面的保护行为，包含 8 个条目，方差贡献率为 15.168%，故命名第一维度为人际支持（表 3-27）；第二主成分反映了个人一般日常行为方面的保护行为，包含 7 个条目，方差贡献率为 9.326%，故命名第二维度为日常行为；第三主成分反映了自我保健方面的保护行为，包含 6 个条目，方差贡献率为 7.934%，故命名第三维度为自我保健；第四主成分反映了营养膳食方面的保护行为，包含 5 个条目，方差贡献率为 7.473%，故命名第四维度为营养膳食；第五主成分反映了医疗保健方面的保护行为，包含 6 个条目，方差贡献率为 7.275%，故命名第五维度为医疗保健。

表 3-27　健康保护行为测定量表各维度及其因子载荷

条目	维度				
	人际支持	日常行为	自我保健	营养膳食	医疗保健
Q26	0.723				
Q27	0.715				
Q28	0.636				
Q29	0.712				
Q30	0.706				
Q31	0.677				
Q32	0.687				
Q25	0.661				
Q15		0.779			
Q14		0.748			
Q22		0.625			
Q24		0.514			
Q10		0.451			
Q16		0.388			
Q13		0.377			
Q3			0.680		
Q2			0.616		
Q4			0.576		
Q5			0.572		
Q1			0.526		
Q23			0.376		
Q7				0.712	
Q8				0.681	
Q6				0.581	
Q9				0.550	
Q11				0.386	
Q19					0.725
Q18					0.573
Q17					0.557
Q20					0.478
Q21					0.446
Q12					0.340
特征根	4.854	2.984	2.539	2.391	2.328
方差贡献率（%）	15.168	9.326	7.934	7.473	7.275
累计方差贡献率（%）	15.168	24.495	32.429	39.902	47.177

（3）效标效度：因无金标准，故选择国际上使用较多的 WHO 生存质量测定简表（WHOQOL-BREF）作为效标，WHOQOL-BREF 与 HPBS 的等级相关系数为 0.344，且相关性有统计学意义，表明生存质量高的研究对象具有较多的健康保护行为。

4. 效标效度的选择　效标效度是以测验分数和效标分数之间的相关系数来表示的一种效度指标。所谓效标，它是一种足以显示所要测量的事物属性的变量。效标是影响效标效度的客观性和有效性的最为关键的一个因素，因此效标的选择至关重要。一个理想的效标应该具备以下 4 个条件：①有效性，即效标能够真实有效地反映出测验的目标；②可靠性，即效标本身必须具有较高的信度，稳定可靠，不随时间等因素而发生变化；③操作性，即效标可以客观地加以测量，可用数据或等级来表示；④实用性，即效标测量的方法应该简单易行、省时省力、花费经济。

美国心理学会在 1985 年制订的《测验标准》中，根据效标和测验之间的时间关系，把效标效度再分为同时效度和预测效度。预测效度是指测量结果是否与后来发生的事件相吻合。如采用问卷评分的方法测量口腔保健知识的了解程度，如果评分结果与后来临床检查发现的口腔疾病严重程度呈负相关，则说明问卷调查结果确实能反映出口腔保健知识的水平。同时效度，又称为平行效度或标准关联效度，指用一个预选测量指标（X）和一个公认效度高的指标（Y）同时测量同一对象，计算 X 和 Y 的相关系数 r，如果 r 较大（>0.75）且 $P<0.05$，则认为预选测量指标 X 具有与 Y 相似的平行效度。如受试者主诉的睡眠时间与仪器监控的睡眠时间的相关系数为 0.80～0.95，因此用主诉的睡眠时间测量睡眠状况有与“金标准”相似的平行效度。

八、讨　论

本研究根据罗伯特 • F.德维利斯提出的编制量表的步骤，编制了包含环境因素、日常行为、膳食营养、医疗保健、人际支持五个维度的健康保护行为测试量表。量表理论框架的构建来自影响健康的 4 个方面的因素：生物-心理-社会医学模式、健康社会决定模式、WHO 2008 年发布的《用一代人实践弥补差距》一书中的观念，符合现代医学关于健康的理解；在对行为概念的理解中，不仅包含了直观的躯体行为，也包含了隐性的心理反应，以及人群对健康行为的认知等方面的内容，与现代行为理论相一致，较为全面地反映了健康保护行为的内容。

2005 年 Pender 提出健康生活方式包括健康促进行为和健康保护行为，两方面既彼此独立，又密切联系。在 Pender 和 Chen 等研究中曾试图同时测量这两个方面，但在量表实际编制过程中，一些关于健康保护的条目被删除，可能是由于健康促进和健康保护在某些方面是不同的，应该独立测量。同时 Pender 认为健康保护同健康促进一样，也是一个多维度、难以准确测量的行为，有必要通过建立多维度量表来测量。

HPBS 测试量表是在我国的文化背景中建立的，因此该量表一方面反映了我国人群对健康保护行为的认知，是具有我国特色的量表。另一方面在条目的设置中，始终贯穿我国文化特点，如在该量表的最初条目池中曾经设置了关于吸烟问题的条目，但是在之后的专家会议中，多数专家建议设置关于对吸烟的劝诫及远离吸烟环境的条目。期望能够测量人群避开吸烟环境的行为，这种行为发生的概率相较于吸烟行为本身发生的概率大大增加。曾经考虑的一个维度为社会保护因素，但在实际测量过程中，由于量表是一个自填量表，被测人员只是从自身情况出发进行填写，国家和社会做出针对大众的健康保护行为在个人身上无法具体体现出来，而且这一类条目在随后的专家评议过程和预测试的过程中也被删除，可能是可行性方面相对要差一些。同时每个量表都是在自己的文化环境中建立起来的，在不同的环境中使用会面临量表的适用性问题，因此如果该量表用于我国本土以外人群，将会面临在新的文化背景中重新考量的问题。

健康保护行为测定量表虽然编制完成，但还需要在实践中进一步考量，需要在大样本中优化量表条目，以期能够更加准确完整地测量健康保护行为。

第四章　健康危险因素评价

第一节　健康危险因素

在人类的生存环境中存在着许多危险因素，它们与健康和疾病形成各种复杂的关联关系。疾病的发生和其导致的各种结果往往与某些危险因素有关，研究健康危险因素暴露水平与疾病和死亡之间的因果关系，确定健康危险因素对健康的危害程度，及早地识别这些危险因素并予以控制，可以在很大程度上避免悲剧的发生。对个体或群体进行健康危险因素评价，进行有效的健康干预，降低健康危险因素暴露水平，从而达到提高个体和人群健康水平的目的。

健康危险因素（health risk factor）是指能使疾病或死亡发生的可能性增加的因素，或能使健康不良后果发生的概率增加的因素，包括环境、生物、社会、经济、心理、行为等。预防疾病和伤害发生的关键在于控制健康危险因素，拥有可靠的、可比较的不同人群健康危险因素暴露程度及危害程度等方面的信息对于决策者制订重点干预策略、卫生政策和指导医学实践具有重要意义。

健康危险因素分类可以有多种形式，有直接健康危险因素和间接健康危险因素；有群体健康危险因素和个体健康危险因素等。引起人类疾病和死亡的危险因素包含了极其广泛的内涵，可概括分为以下四类。

一、环境危险因素

人群的健康与疾病总是与环境因素密切相关的。由于人类对自然环境的过度改造，不仅严重破坏了人们赖以生存的生态系统，还导致了大量人为的危险因素进入人们的生存环境，各种环境健康危险因素对人类的整体生存带来了极其严重的影响。

（一）自然环境危险因素

无论是原生环境还是次生环境，都存在有大量的健康有益因素或危险因素，生态破坏会失去有益因素而增加危险因素，使水、空气、土壤、食物等受到病原微生物、化学物质的污染。

1. 生物性危险因素　自然环境中影响健康的生物性危险因素有细菌、病毒、寄生虫、生物毒物等，它们是传染病、寄生虫病和自然疫源性疾病的直接致病原。

2. 物理性、化学性危险因素　自然环境中的物理性因素有噪声、振动、电离辐射、电磁辐射等；生产环境中的职业性危害、有毒有害物质的扩散及不安全的公路设计等均构成对人们健康的威胁。化学性危险因素有各种生产性毒物、粉尘、农药、交通工具排放的废气等。理化污染是工业化、现代化带来的次生环境危险因素，成为日益严重的健康杀手。

（二）社会环境危险因素

人们在改造环境的同时，也往往制造出诸多新的危害健康和社会环境的因素，包括社会地位、经济收入、居住条件、营养状况、受教育水平等均对健康有着重大的影响。贫困者面临的健康危险要超过富裕者；受教育水平低的人所受健康危险因素的侵害要超过受教育水平高的人。社会带来的工作紧张、生活压力及人际关系矛盾等均能危害健康。一个社会的政治、经济、社会秩序及社会成员情绪的稳定程度构成了社会环境的稳定性。如果社会发展失衡，社会的稳定性被破坏，导致社会矛盾加剧乃至引起社会冲突，将直接影响社会成员的生活质量、幸福感和健康状况。社会环境因素对人类健康的影响越来越大，国家间、地区间、群体间的健康差距呈现加大趋势。由于贫困导致社会成员受教育机会减少，从而在一定程度上又造成对其发展能力的剥夺，进一步导致其社会地位的低下，引起精神压抑、社会隔离、就业困难及生存压力。这些健康危险因素相互叠加，互为因果，最终落入因贫困而影响健康，不健康又导致更加贫困的恶性循环。

二、生活方式及行为因素

个体的生活方式和行为习惯对健康有重要的作用，良好的习惯和行为可促进健康，不良习惯和嗜好可危害健康。据估计，2010 年我国至少有 5.8 亿人具有 1 种或 1 种以上的与慢性病有关的危险因素。中国人日均食盐摄入量超过 12g，是 WHO 推荐每日食盐最高摄入量的 2 倍以上，而且食盐摄入水平在过去 10 年里一直居高不下。1992～2002 年，我国超重和肥胖率分别增长了 38%和 81%，达到了 22.8%和 7.1%的水平。何玲玲等对我国近 20 年城市学龄儿童体力活动变化趋势进行了系统综述，结果显示中小学生参与步行或骑自行车上下学、体育锻炼、做家务等体力活动的时间越来越少，而静态行为如写作业、坐车、看电视、使用计算机等的时间却在不断增加。同样，改变生活方式和行为，如不吸烟、少饮酒、参加体育活动、注意合理营养、保持乐观情绪等，可明显降低心脑血管疾病、恶性肿瘤的发病率和死亡率；而滥用药物、不良性行为、酒后驾车等行为给健康及社会带来的危害有目共睹。

心理因素以情绪为中介变量影响人的神经、内分泌和免疫调节平衡，进而导致健康损害和疾病。现代研究表明，长期情绪压抑是所有肿瘤的重要危险因素。此外，心理因素还通过影响人的行为和生活方式而危害健康。现代社会竞争日益加剧、职业紧张和生活压力加大等因素导致的心理和精神疾患不断增加。心理因素已经成为影响健康的重要因素。

行为危险因素又称自创性危险因素，是由于人类不良的行为生活方式而造成的健康危害。随着疾病谱的改变，与不良行为生活方式密切相关的慢性病越来越成为人类健康的主要威胁。据统计，死亡原因前 4 位分别是心脏病、肿瘤、脑血管病和意外伤害，占总死亡数的 70%以上，而造成死亡原因前 4 位的危险因素与人类的行为生活方式密切相关。在北美、欧洲和亚太地区工业化程度很高的国家，全部疾病负担中至少有 1/3 归因于烟草、乙醇、高胆固醇和肥胖，其中仅烟草就造成每年将近 500 万人的早死。

三、生物遗传因素

随着医学的发展及对疾病认识的不断深入，人们发现无论是传染病还是慢性病的发生都与遗传因素和环境因素的共同作用密切相关。随着分子生物学和遗传基因研究的发展，遗传特征、家族发病倾向、成熟老化和复合内因学说等都已经在分子生物学的最新成就中找到客观依据。几乎所有的人类疾病都是遗传易感性因素和可变的环境因素相互作用的结果，环境因素广义的定义包括感染、化学、物理、营养、行为等，这也许是了解遗传学和环境在疾病发展中作用的最重要的事实。许多人倾向于将疾病的原因归类为遗传或环境，事实上，一些罕见疾病，如泰-萨克斯病，这些疾病在人类所有的疾病中只占非常小的比例。常见的疾病，如糖尿病和癌症，是由于遗传和环境因素复杂的相互作用的结果。几乎所有的疾病都与基因结构的变化有关，甚至所谓的单基因疾病实际上也是由遗传和环境因素的相互作用而产生的。例如，苯丙酮尿症（phenylketonuria，PKU）是由于苯丙氨酸代谢途径中的酶缺陷，使得苯丙氨酸不能转变成为酪氨酸，导致苯丙氨酸及其酮酸蓄积，并经尿液大量排出。在正常的蛋白质摄入的情况下，苯丙氨酸积累且产生神经毒性。当遗传变异（苯丙氨酸代谢途径中的酶缺陷）和环境暴露（膳食苯丙氨酸）共同存在时，PKU才会发生。

遗传变异不会引起疾病，而是影响一个人对环境因素的易感性，我们不能继承一种疾病状态，相反，我们继承了一组易感因素，因此继承了特定疾病的高患病风险。这一概念也解释了为什么相同的环境因素会对个体产生不同的影响。例如，一些胆固醇水平在正常范围内的健康个体却在40岁时患心肌梗死，其他人尽管吸烟、饮食不规律和肥胖，却似乎对心脏病免疫，这就是相同的环境因素的遗传差异造成的。

四、医疗卫生服务因素

医疗卫生服务是防治疾病、增进健康的有效手段，服务的好坏直接影响人群的健康水平。卫生政策是否正确，医疗卫生机构布局是否合理，群众就医是否及时、方便，医疗技术水平及卫生服务质量的高低，都会影响人们的健康和疾病的转归。在当前我国人口老龄化、新型城镇化、贫困人口全面脱贫的新的社会发展阶段，要求医疗保障和医疗卫生服务更加公平可及。人口老龄化水平不断提高，2014年我国65岁以上人口超过1.37亿人，占比达到10.1%，2020年占比将超过12%，80岁以上高龄老人将达到3067万人。老年健康服务需求快速增长，对医养结合、康复护理等提出更高的要求。流动人口增加，给基本公共卫生服务均等化带来挑战。随着工业化、城镇化的推进，我国流动人口不断增加，2013年达到2.45亿人，占总人口的18%，预计2030年达到3.1亿人。“十三五”期间，随着新型城镇化规划的实施，将促进约1亿农业人口转移落户为城镇人口，改造约1亿人口居住的城镇棚户区和城中村，引导约1亿人口在中西部地区就近城镇化。基础设施和公共卫生服务是城镇化的支撑，对完善卫生设施布局、提高服务便捷性提出了更高的要求。资料显示美国的医疗系统是一个“诊断和治疗”的系统，如果只关注疾病人群，只在“诊断和治疗”系统上投资，忽视各种健康风险因素是对健康的人口的损害，疾病人群必将不断扩大，现有的医疗系统必将不堪重负。而且，医疗卫生领域的高科技投资对总体人群健康的回报率已经开始走下坡路。新药、新手术和其他新技术的投入成本越来越大，对总体人群疾病的诊断和治疗，以及人类健康长寿的贡献却越来越小。

医疗卫生服务中影响健康的危险因素是指医疗卫生服务系统中存在各种不利于健康的因素，例如，医疗行为中开大处方、诱导过度和不必要的医疗消费；医疗程序中院内感染，滥用抗生素和激素；医疗服务质量低下、误诊、漏诊等都是直接危害健康的因素。广义上讲，医疗资源的不合理布局、初级卫生保健网络的不健全、城乡卫生人力资源配置悬殊、重治疗轻预防的倾向和医疗保健制度不完善等都是可能危害人们健康的因素。

资料显示，我国死亡率前 10 位的疾病危险因素中，人类生物学因素约占 31.43%，行为生活方式因素约占 37.73%，环境因素约占 20.04%，医疗卫生保健因素约占 10.08%。因此，自然环境和生活行为方式是影响人类健康的重要因素。2008 年 WHO 调查结果显示，50%的死亡是由于行为生活方式因素所致，30%为环境因素所致，10%为生物遗传因素所致，10%为医疗卫生服务因素所致。由此可见，与社会因素和心理因素紧密相关的行为生活方式已成为引起死亡的主要危险因素。

上述四大类健康危险因素具有以下共同特点，认识这些危险因素的特点对于分析、评价及预防慢性病有着非常重要的意义。

（1）潜伏期长：在危险因素暴露与疾病发生之间常存在较长的时间间隔，人们一般要经过多次、反复、长期的接触后才会发病，潜伏期因人、因地而异，并且受到很多因素的影响。例如，吸烟导致肺癌一般要经历数十年的时间；高盐、高脂肪、高热量饮食，更是要长年累月的不断积累，最后才会引发心脑血管疾病。潜伏期长，使危险因素与疾病之间的因果联系不易确定。这对于病因判断和疾病预防工作是不利的，但由于潜伏期长，可在其间采取有效的防治措施，这又为阻断危险因素的危害提供了时机。

（2）特异性弱：由于许多危险因素的广泛分布及混杂作用，在一定程度上削弱了危险因素的特异性作用。特异性弱，使一种危险因素与多种疾病相联系，如吸烟既是肺癌的危险因素，又是支气管炎、心脑血管疾病和胃溃疡等疾病的危险因素。特异性弱也可以表现为多种危险因素引起一种慢性病，如高脂肪、高热量、高盐饮食，吸烟，紧张，久坐和肥胖等都对冠心病的发生起重要作用。由于危险因素与疾病之间特异性弱，加上存在个体差异，容易引起人们对危险因素的忽视，针对这些危险因素的健康促进就显得尤为必要。

（3）联合作用：随着危险因素越来越多地进入人们的生产和生活环境，导致健康危险因素的多重叠加。一因多果、多因一果、多因多果、因果关系链和因果关系网络模型的提出，提示人们多种危险因素联合作用的大量存在。如高血压、高脂血症和吸烟等危险因素的联合作用可以数倍甚至数十倍地增加冠心病的发生概率。

（4）广泛存在：危险因素广泛地存在于人们日常生活和工作环境之中。同样，各种社会环境因素交互作用，广泛地影响着全体社会成员的身心健康。各种危险因素紧密伴随，相互交织，其健康危害作用往往是潜在的、不明显的、渐进的和长期的。这无形中增加了人们对危险因素的发现、识别、分析和评价工作方面的难度，尤其是当不利于健康的价值观念已经内化成为人们的文化习俗和行为规范之后，对这种危险因素的干预将会非常困难。因此，深入、持久、灵活、有效的危险因素干预策略将变得非常重要。

了解危险因素对人体健康的作用过程，能有效促进对慢性非传染性疾病危害因素和前驱症状采取有效的预防与控制措施。当疾病尚未形成前，采取积极的预防措施，减少危险因素的危害，防止疾病发生；在疾病已经形成的情况下及时治疗，降低疾病诱发因素的作用，控制疾病的发展，促进病人恢复正常功能，减少劳动能力的损失。目前将危险因素对人体健康的影响分为以下六个阶段。

（1）无危险阶段：是假设人们的周围环境和行为生活方式中不存在危险因素，预防措施可以保持良好的生产生活环境和健康生活方式。通过健康教育使人们认识危险因素的有害影响，防止可能出现的危险因素。

（2）出现危险因素：随着年龄增加和环境改变，在人们的生产生活环境中出现了危险因素，由于作用时间短暂及程度轻微，危险因素并没有产生明显的危害，或对人体危害作用还不易被检出。如果进行环境因素检测或行为生活方式调查，可发现危险因素的存在。

（3）致病因素出现：随着危险因素数量增加及作用时间延长，危险因素转化为致病因素，对机体产生危害的作用逐渐显现。这一时期人们处在可能发生疾病的危险阶段，由于机体防御机制的作用使致病因素弱化，疾病尚不足以形成。如果及时采取干预阻断措施，停止危险因素的作用，可以阻止疾病的发生。

（4）症状出现：此阶段疾病已经形成，症状开始出现，组织器官发生可逆的形态功能损害，用生理、生化的诊断手段可以发现异常的变化。常用的筛检手段在正常人群中及时发现无症状病人是有效的预防策略，通过早期发现、早期治疗，及时阻止危险因素的作用，使病程逆转，恢复健康是有可能的。

（5）体征出现：症状和体征可能并行或程度不一地先后出现。病人明显感觉机体出现形态或功能障碍，并因症状和体征明显而主动就医。即使停止危险因素的继续作用，一般也不易改变病程。积极采取治疗措施可以改善症状和体征，推迟伤残和减少劳动能力的丧失。

（6）劳动力丧失：是疾病自然发展进程的最后阶段。由于症状加剧，病程继续发展，而丧失生活和劳动能力。这个阶段的主要措施是康复治疗。

第二节　健康危险因素评价

健康危险因素评价（health risk factors appraisal，HRA）是研究危险因素与慢性病发病及死亡之间数量依存关系及其规律性的一种技术方法。它研究人们在环境、生活方式和医疗卫生服务中存在的各种危险因素对疾病发生和发展的影响程度，以及通过改变生产生活环境及不良的行为生活方式降低危险因素的作用而可能延长寿命的程度。通过开展危险因素的评价，促进人们改变不良的行为生活方式，降低危险因素，提高生活质量和改善健康水平。Schoenbach 将健康危险因素评价定义为：运用流行病和生命统计学提供的数据信息为个人提供个性化的死亡风险预测的技术方法，其目的在于降低健康风险从而改善人们的健康行为。它反映了健康危险因素评价的三个基本核心内容，即估计、评价和教育。

健康危险因素的评价方法主要包括临床评价、健康过程与结果评价、生活方式和健康行为评价、人群健康评价等。根据进行健康危险因素评价的对象和性质，可将其分为个体评价和群体评价两类。通常采用自填调查表或生物医学测定的方法来进行。

健康危险因素评价是从疾病自然史的第一阶段开始，即在疾病尚未出现时对危险因素及其对健康的影响进行评价，通过健康促进教育使人们保持健康的生活方式，防止危险因素的发生。在危险因素出现的早期，通过测定危险因素的严重程度，分析这些因素对健康可能造成的危害，预测疾病发生的概率，也能减少危险因素的危害，减少疾病的发生。可见，进行健康危险因素评价是一项最基本的且行之有效的预防慢性非传染性疾病的重要手段和措施。

第三节　个体健康危险因素评价

健康危险因素评价通常通过自填调查表或生物医学测量的方式，来评价个体的疾病或死亡风险，通过评价结果为人们提供降低健康风险、改变不健康行为的具体健康教育信息。健康危险因素评价按其应用的对象和范围，可以分为个体健康评价和群体健康评价。个体健康危险因素评价的基本步骤如下所述。

（一）健康危险因素评价的资料收集

1. 当地性别、年龄别和疾病分类的发病率（患病率）**和死亡率**　这些资料可以通过死因登记报告、疾病检测等途径获得，也可通过回顾性调查获得。健康危险因素评价要阐述疾病的危险因素与发病率及死亡率之间的数量联系，选择哪些疾病及有关的危险因素作为研究对象，对取得结论及合理解释非常重要。一般应选择主要疾病，选择一种疾病而不是一类疾病作为调查对象，因为前者的危险因素比较明确，易于评价，如选择冠心病，而不选心血管系统疾病；有的疾病目前还不能找到明确因果关系的危险因素，也不宜列入评价的疾病之列。一般选择当地该年龄组最重要的并具有确定危险因素的10～15种疾病作为评价对象。

表4-1列举了某地某41岁男性健康危险因素评价，表中第（2）项是疾病别每10万人口的平均死亡概率，如冠心病的死亡概率为1877，车祸的死亡概率为285等。

2. 个人健康危险因素　通过问卷调查、询问疾病史、体格检查和实验室检查收集有关个人的健康危险因素，可以分成以下五类。

（1）行为生活方式：吸烟、饮酒、体力活动和使用安全带等。

（2）环境因素：经济收入、居住条件、家庭关系、生产环境、心理刺激和工作紧张程度等。

（3）生物遗传因素：年龄、性别、种族、疾病遗传史和身高、体重等。

（4）医疗卫生服务：是否定期进行体格检查、X线检查、直肠镜检查、乳房检查和阴道分泌物涂片检查等。

（5）疾病史：详细了解个人的患病史、症状、体征及相应检查结果，包括个人疾病史，婚姻与生育状况（初婚年龄、妊娠年龄、生育胎数等），家庭疾病史（家庭中是否有人患冠心病、糖尿病、乳腺癌、直肠癌、高血压等）。

表4-1中第（3）、（4）项列举了各种疾病的相应诱发因素及其指标值。

表4-1　某地某41岁男性健康危险因素评价表

死亡原因	死亡概率（1/10万）	疾病诱发因素	指标值	危险分数	组合危险分数	存在死亡危险值	根据医生建议可改变的危险因素	新的危险分数	新的组合危险分数	新存在死亡危险值	降低量	危险程度降低百分比（%）
（1）	（2）	（3）	（4）	（5）	（6）	（7）	（8）	（9）	（10）	（11）	（12）	（13）
冠心病	1877	血压（kPa）	16.0/9.3	0.4			—	0.4				
		胆固醇（mg/dl）	192	0.6			—	0.6				

续表

死亡原因 (1)	死亡概率（1/10万） (2)	疾病诱发因素 (3)	指标值 (4)	危险分数 (5)	组合危险分数 (6)	存在死亡危险值 (7)	根据医生建议可改变的危险因素 (8)	新的危险分数 (9)	新的组合危险分数 (10)	新存在死亡危险值 (11)	降低量 (12)	危险程度降低百分比（%） (13)
		糖尿病病史	无	1.0			—	1.0				
		体力活动	坐着工作	2.5	1.91	3585.07	定期锻炼	1.0	0.11	206.47	3378.6	47
		家族史	无	0.9			—	0.9				
		吸烟	不吸	0.5			—	0.5				
		体重	超重30%	1.3			降到标准体重	1.0				
车祸	285	饮酒	不饮	0.5			—	0.5				
		驾车里程	25 000km/年	2.5	1.9	541.5	—	2.5	1.9	541.5	0	0
		安全带使用	90%	0.8			100%	0.8				
自杀	264	抑郁	经常	2.5			治疗抑郁	1.5	1.5	369.0	264.0	4
		家族史	无	1.0	2.5	660.0	—	1.0				
肝硬化	222	饮酒	不饮	0.1	0.1	22.2	—	0.1	0.1	22.2	0	0
脑血管病	222	血压（kPa）	16.0/9.3	0.4			—	0.4				
		胆固醇（mg/dl）	192	0.6	0.19	42.18	—	0.6	0.19	42.18	0	0
		糖尿病病史	无	1.0			—	1.0				
		吸烟	不吸	0.8			—	0.8				
肺癌	202	吸烟	不吸	0.2	0.2	40.4	—	0.2	0.2	40.4	0	0
慢性风湿性心脏病	167	心脏杂音	无	1.0				1.0				
		风湿热	无	1.0	0.1	16.7	—	1.0	0.1	16.7	0	0
		症状体征	无	0.1				0.1				
肺炎	111	饮酒	不饮	1.0				1.0				
		肺气肿	无	1.0	1.0	111.0	—	1.0	0.1	111.0	0	0
		吸烟	不吸	1.0				1.0				
肠癌	111	肠息肉	无	1.0			—	1.0				
		肛门出血	无	1.0	1.0	111.0	—	1.0	0.3	33.3	77.7	1
		肠炎	无	1.0			—	1.0				
		直肠镜检查	无	1.0			每年检查一次	0.3				
高血压心脏病	56	血压（kPa）	16.6/9.3	0.4	0.7	39.2						
		体重	超重30%	1.3			降到标准体重	1.0	0.4	22.4	16.8	0.2
肺结核	56	X线检查	阴性	0.2			—	0.2				
		结核活动	无	1.0	0.2	11.2	—	1.0	0.2	11.2	0	0

续表

死亡原因	死亡概率（1/10 万）	疾病诱发因素	指标值	危险分数	组合危险分数	存在死亡危险值	根据医生建议可改变的危险因素	新的危险分数	新的组合危险分数	新存在死亡危险值	降低量	危险程度降低百分比（%）
（1）	（2）	（3）	（4）	（5）	（6）	（7）	（8）	（9）	（10）	（11）	（12）	（13）
		经济和社会地位	中等				—	1.0				
其他	1987			1.0		1987			1.0	1987	0	0
合计	5560					7167.45				3430.35	3737.1	52.2

（二）健康危险因素评价的资料分析

1. 将危险因素转换成危险分数 这是评价危险因素的关键步骤，只有通过这种转换才能对危险因素进行定量分析。危险分数是根据人群的流行病学调查资料（如各种危险因素的相对危险度及其人群中的发生率），经过一定数理统计模型（如 Logistic 回归模型、综合危险因素模型等）计算得到的；还可以采用专家经验评估方法，由相关专业的专家参照病因学与流行病学研究的最新成果，结合危险因素与死亡率之间联系的密切程度，将不同水平的危险因素转换成各个危险分数。总之，危险因素与死亡率之间的数量依存关系是通过危险分数转换这个中间环节来实现的。当被评价个体的危险因素相当于某地人群的平均水平时，其危险分数定为 1.0。平均危险分数为 1.0 时，个体死于某病的概率相当于当地的平均死亡率；危险分数大于 1.0 时，个体的疾病死亡概率大于当地的平均死亡率，危险分数越高，死亡概率越大；反之，危险分数小于 1.0 时，个体的疾病死亡概率小于当地的平均死亡率。如果个人危险因素值在表上介于相邻两组之间，可以选用两个指标间相邻值或用内插法计算平均值。例如，胆固醇值为 192mg/dl，40～44 岁男性危险分数转换表（表 4-2）中没有 192mg/dl 这一等级，根据规定 220mg/dl 与 180mg/dl 对应的危险分数分别为 1.0 与 0.5，用内插法计算得出 192mg/dl 的危险分数为 0.6。

表 4-2 冠心病危险分数转换表（男性 40～44 岁组）

死亡原因	危险指标	测量值	危险分数
冠心病	收缩压[kPa（mmHg）]	26.6（200）	3.2
		23.9（180）	2.2
		21.3（160）	1.4
		18.6（140）	0.8
		16.0（120）	0.4
	舒张压[kPa（mmHg）]	14.1（106）	3.7
		13.3（100）	2.0
		12.5（94）	1.3
		11.7（88）	0.8
		10.9（82）	0.4
	胆固醇（mg/dl）	280	1.5
		220	1.0

续表

死亡原因	危险指标	测量值	危险分数
		180	0.5
	糖尿病病史	有	3.0
		已控制	2.5
		无	1.0
	运动情况	坐着工作和娱乐	2.5
		有些活动的工作	1.0
		中度锻炼	0.6
		较强度锻炼	0.5
		坐着工作，有定期锻炼	1.0
		其他工作，有定期锻炼	0.5
	家庭史	父母二人 60 岁以前死于冠心病	1.4
		父母之一 60 岁以前死于冠心病	1.2
		父母健在（＜60 岁）	1.0
		父母健在（≥60 岁）	0.9
	吸烟	≥10 支/日	1.5
		＜10 支/日	1.1
		吸雪茄或烟斗	1.0
		戒烟（不足 10 年）	0.7
		不吸烟或戒烟 10 年以上	0.5
	体重	超重 75%	2.5
		超重 50%	1.5
		超重 15%	1.0
		超重 10%以下	0.8
		降到标准体重	1.0

2. 计算组合危险分数　许多流行病学调查结果证明，一种危险因素有可能对多种疾病产生作用，或多种危险因素对同一种疾病产生联合作用，这种联合作用对疾病的影响程度更趋强烈。越来越多的研究表明：高血压与吸烟对冠心病发病具有明显的联合作用。将不吸烟无高血压者冠心病发生的相对危险度定为 1.0；有吸烟史无高血压者冠心病发病的相对危险度为 3.3；无吸烟史有高血压者冠心病发病的相对危险度为 5.9；两种危险因素并存者冠心病发病相对危险度为 18.4。因此，在多种危险因素并存的情况下，计算组合危险分数可以较好地反映危险因素之间的联合作用。计算组合危险分数时分为以下两种情况。

（1）与死亡原因有关的危险因素只有一项时，组合危险分数等于该死亡原因的危险分数；如 40～44 岁组男性每日吸烟 20 支时，肺癌的危险分数和组合危险分数都是 1.9。

（2）与死亡原因有关的危险因素有多项时，要考虑到每一项危险因素的作用。计算组合危险分数时，将危险分数大于 1.0 的各项分别减去 1.0 后的剩余数值作为相加项分别相加，1.0 作为相乘项；小于或等于 1.0 的各危险分数值作为相乘项分别相乘；将相乘项之积和相加项之和相加，就得到该疾病的组合危险分数。例如，表 4-1 中冠心病的危险因素有 7 项，组合危险因素要考虑每一项危险因素对冠心病死亡率的综合作用。从第（5）项可以看到，冠心病相关的危险因素中，危险分数大于 1.0 的有体力活动中坐着工作，危险分数为 2.5；体重超过正常体重的 30%，危险分数为 1.3，其余危险分数≤1.0。计算组合危险分数，2.5–1.0=1.5，1.3–1.0=0.3，1.5 和 0.3 就是相加项；相乘项则包括所有危险分数小于或等于 1.0 的危险分数值，以及坐着工作和超重被减去的 1.0 共有 7 项。相加项之和为 1.5＋0.3=1.8。相乘项之积为 0.4×0.6×1.0×1.0×0.9×0.5×1.0=0.108；冠心病组合危险分数值为相加项之和与相乘项之积的和为 1.8＋0.108≈1.91，即表 4-1 第（6）项。

3. 计算存在死亡危险 存在死亡危险表明在某一种组合危险分数下，因某种疾病死亡的可能危险性。存在死亡危险=疾病别平均死亡率×该疾病危险分数，即表 4-1 第（2）项和（6）项之乘积，结果列于第（7）项。例如，40～44 岁男子冠心病平均死亡率为 1877/10 万人口，某 41 岁男子冠心病组合危险分数为 1.91，则该男子冠心病死亡存在危险值为 1877/10 万人口×1.91=3585.07/10 万人口，是当地平均水平的 1.91 倍。

除了进行评价的主要疾病有明确危险因素可以评价存在死亡危险外，其余的死亡原因都归入其他原因一组，因无明确危险因素可以评价，因而用平均死亡率表示其他这一组的存在死亡危险，即将其他死因的组合危险分数视为 1.0。

4. 计算健康评价年龄 依据年龄和死亡率之间的函数关系，按个体所存在的危险因素计算的预期死亡率水平求出的年龄称为健康评价年龄。具体的计算方法是将各种死亡原因的存在危险因素求和，得出总的死亡危险值。用合计存在死亡危险值查健康评价年龄表（表 4-3），可得出健康评价年龄值。

表 4-3 健康评价年龄表

男性存在死亡危险	实际年龄最末一位数					女性存在死亡危险	男性存在死亡危险	实际年龄最末一位数					女性存在死亡危险
	0	1	2	3	4			0	1	2	3	4	
	5	6	7	8	9			5	6	7	8	9	
530	5	6	7	8	9	350	1590	23	24	25	26	27	750
570	6	7	8	9	10	350	1600	24	25	26	27	28	790
630	7	8	9	10	11	350	1620	25	26	27	28	29	840
710	8	9	10	11	12	360	1660	26	27	28	29	30	900
790	9	10	11	12	13	380	1730	27	28	29	30	31	970
880	10	11	12	13	14	410	1830	28	29	30	31	32	1040
990	11	12	13	14	15	430	1960	29	30	31	32	33	1130
1110	12	13	14	15	16	460	2120	30	31	32	33	34	1220
1230	13	14	15	16	17	490	2310	31	32	33	34	35	1330
1350	14	15	16	17	18	520	2520	32	33	34	35	36	1460
1440	15	16	17	18	19	550	2760	33	34	35	36	37	1600
1500	16	17	18	19	20	570	3030	34	35	36	37	38	1760
1540	17	18	19	20	21	600	3330	35	36	37	38	39	1930
1560	18	19	20	21	22	620	3670	36	37	38	39	40	2120
1570	19	20	21	22	23	640	4060	37	38	39	40	41	2330
1580	20	21	22	23	24	660	4510	38	39	40	41	42	2550
1590	21	22	23	24	25	690	5010	39	40	41	42	43	2780
1590	22	23	24	25	26	720	5560	40	41	42	43	44	3020

续表

男性存在死亡危险	实际年龄最末一位数					女性存在死亡危险	男性存在死亡危险	实际年龄最末一位数					女性存在死亡危险
	0	1	2	3	4			0	1	2	3	4	
	5	6	7	8	9			5	6	7	8	9	
6160	41	42	43	44	45	3280	23 260	56	57	58	59	60	11 720
6830	42	43	44	45	46	3560	25 140	57	58	59	60	61	12 860
7570	43	44	45	46	47	3870	27 120	58	59	60	61	62	14 100
8380	44	45	46	47	48	4220	29 210	59	60	61	62	63	15 450
9260	45	46	47	48	49	4600	31 420	60	61	62	63	64	16 930
10 190	46	47	48	49	50	5000	33 760	61	62	63	64	65	18 560
11 160	47	48	49	50	51	5420	36 220	62	63	64	65	66	20 360
12 170	48	49	50	51	52	5860	38 810	63	64	65	66	67	22 340
13 230	49	50	51	52	53	6330	41 540	64	65	66	67	68	24 520
14 340	50	51	52	53	54	6850	44 410	65	66	67	68	69	26 920
15 530	51	52	53	54	55	7440	47 440	66	67	68	69	70	29 560
16 830	52	53	54	55	56	8110	50 650	67	68	69	70	71	32 470
18 260	53	54	55	56	57	8870	54 070	68	69	70	71	72	35 690
19 820	54	55	56	57	58	9730	57 720	69	70	71	72	73	39 250
21 490	55	56	57	58	59	10 680	61 640	70	71	72	73	74	43 200

健康评价年龄表左边一列是男性合计的存在死亡危险值；右边一列是女性合计的存在死亡危险值；中间部分的上面一行数值是个体实际年龄的末位数，主体部分是健康评价年龄值。例如，41 岁男子总的存在死亡危险为 7167.45/10 万人口，介于健康评价年龄表左边一列 6830 和 7570 之间。6830 对应的健康评价年龄为 43 岁，7570 对应的健康评价年龄为 44 岁，因而得出该男子的健康评价年龄为 43.5 岁。

5. 计算增长年龄 又称为通过努力降低危险因素后可能达到的预期年龄。这是根据已存在的危险因素，提出可能降低危险因素的措施后预计的死亡水平求出的健康评价年龄。表 4-1 中第（8）～（11）项都用于计算增长年龄，计算方法与计算健康评价年龄相似。第（8）项是医生根据评价对象存在危险因素的性质和程度所建议的可能改变的危险因素。危险因素中有些是属于可改变的危险因素，如吸烟、饮酒、体力活动等；有些是不可改变的因素，如生化测定值及疾病史、家族史等。第（9）项、第（10）项是根据去除可改变的危险因素后，计算出新的危险分数和新的组合危险分数。第（11）项是第（2）项乘第（10）项得出的新存在死亡危险值。该 41 岁男子如果遵照医嘱，完全去除可改变的危险因素，重新计算的合计死亡危险为 3430.35/10 万人口，查表得增长年龄为 36.5 岁。

6. 计算危险因素降低程度 如果根据医生的建议改变现有的危险因素，危险能够降低的程度，用存在死亡危险降低百分比表示。表 4-1 中第（12）项是危险降低的绝对数量，由第（7）项存在死亡危险值减去第（11）项新存在死亡危险值求得。第（13）项是危险降低的数量在总存在死亡危险中所占的百分比，由第（12）项每种死因的危险降低量除以总存在死亡危险。例如，冠心病的危险降低量=3585.07−206.47=3378.60，危险降低百分比=3378.60 / 7167.45×100%≈47%。

个体评价主要通过比较实际年龄、健康评价年龄和增长年龄三者之间的差别，以便了解危险因素对寿命可能影响的程度及降低危险因素之后寿命可能延长的程度。一般来说，健康评价年龄高于实际年龄，表明被评价者存在的危险因素高于平均水平，即死亡概率可能高于当地同年龄性别组的平均水平。增长年龄与健康评价年龄之差，说明被评价者采取降低危险因素的措施后，可能延长的寿命年数。根据实际年龄、健康评价年龄和增长年龄三者之间的不同量值，评价结果可以区分为以下四种类型（表 4-4）。

表 4-4 个体健康危险因素评价不同类型特点比较

评价类型	特点
健康型	健康评价年龄小于实际年龄
	降低危险因素，年龄增长有限
自创性危险因素型	健康评价年龄大于实际年龄
	健康评价年龄与增长年龄差值大，一般居于实际年龄两侧
	降低危险因素，年龄增长幅度大
难以改变的危险因素型	健康评价年龄大于实际年龄
	健康评价年龄与增长年龄差值小
	降低危险因素，年龄增长余地不大
一般性危险型	健康评价年龄接近实际年龄
	预期死亡过程与当地平均水平相当
	降低危险因素可能性有限，增长年龄与健康评价年龄接近

（1）健康型：个体的健康评价年龄小于实际年龄。例如，个体的实际年龄为 47 岁，健康评价年龄为 43 岁，说明个体危险因素低于平均水平，预期健康状况良好，即 47 岁的个体可能处于 43 岁年龄者的死亡概率，健康水平优于 47 岁的同龄人群。当然，进一步降低危险因素并不是没有可能，但进展有限。

（2）自创性危险因素型：个体的健康评价年龄大于实际年龄，并且健康评价年龄与增长年龄的差值大，说明个体危险因素高于平均水平。例如，个体的实际年龄为 41 岁，健康评价年龄为 43.5 岁，增长年龄为 36 岁，健康评价年龄与增长年龄相差较大。由于这些危险因素多是自创性的，可以通过自身的行为改变降低或去除，可较大程度地延长预期寿命。

（3）难以改变的危险因素型：个体的健康评价年龄大于实际年龄，但健康评价年龄与增长年龄之差较小。例如，个体实际年龄为 41 岁，健康评价年龄为 47 岁，增长年龄为 46 岁，健康评价年龄与增长年龄之差为 1 岁。这表明个体的危险因素主要来自既往史或生物遗传因素，个人不容易改变或降低这些因素，即使有改变，效果也不明显。

（4）一般性危险型：个体的健康评价年龄接近实际年龄，死亡水平相当于当地的平均水平，个体存在的危险因素类型和水平接近当地人群的平均水平，降低危险因素的可能性有限，增长年龄与健康评价年龄接近。

健康危险因素的个体评价除了上述方式外，还可以针对某一特殊危险因素进行分析。例如，仅减少吸烟的危险因素，或控制超体重的危险因素，用同样方法计算增长年龄，从它与健康评价年龄的差值大小说明某一种危险因素对个体预期寿命可能影响的程度。危险因素对个体预期寿命影响的程度同样可以用改变危险因素后，危险因素降低程度来说明。例如，表 4-1 列举的结果，如接受医生建议改变行为生活方式，降低危险因素，总危险因素的严重程度可能降低 52.2%，冠心病的危险程度可能降低 47.0%等。

第四节　群体健康危险因素评价

群体健康危险因素评价是在个体评价的基础进行的，一般可以从以下方面开展评价和分析。

1. 不同人群的危险程度　首先进行个体评价，根据实际年龄、健康评价年龄和增长年龄三者之间的关系将被评价者划分为表 4-4 所示的四种类型。进行不同人群的危险程度分析时，可以根据不同人群危险程度的性质分为健康组、危险组和一般组三种类型。然后，根据人群中上述三种类型人群所占比例大小，确定不同人群的危险程度，将危险水平最高的人群列为重点防治对象。一般而言，某人群处于危险组的人越多，危险水平越高。可以根据不同性别、年龄、职业、文化和经济水平的人群特征分别进行危险水平分析。

2. 危险因素的属性　大多数与慢性病有关的危险因素是由行为生活方式所致的，是自我行为选择的结果。这一类危险因素是可以通过健康教育和行为干预发生转变和消除的。计算危险型人群中难以改变的危险因素与自创性危险因素的比例，可以说明有多大比例的危险因素能够避免，以便有针对性地进行干预，提高人群的健康水平。例如，某社区居民健康危险因素调查显示（表 4-5），男性的危险因素多属于自创性的危险因素，可以通过改变不良行为生活方式而去除；而女性则主要是不易去除的危险因素。因此，对男性居民进行健康教育以建立健康的行为生活方式比女性更为适宜和重要。

表 4-5　不同性别人群危险因素的属性

	男性		女性	
	人数	百分比（%）	人数	百分比（%）
不易去除危险因素	15	13.51	78	70.27
可去除危险因素	96	86.49	33	29.73
合计	111	100.00	111	100.00

3. 分析单项危险因素对健康的影响　计算某一单项危险因素去除后人群增长年龄与健康评价年龄之差的平均数，并将其作为危险强度，以该项危险因素在评价人群中所占比例作为危险频度，将危险强度乘以危险频度作为危险程度指标，以表示该项危险因素对健康可能造成的影响。例如，某社区男性健康状况研究显示（表 4-6），去除饮酒这一危险因素后，被评价者的增长年龄与健康评价年龄之差的均数为 1.73 岁，在被调查人群中饮酒者所占比例为 44.78%，因此，饮酒的危险程度为 1.73×44.78%=0.77 岁。由此可以看出，某一单项危险因素对整个人群健康状况的影响程度，不但与它对个体的影响程度有关，还与其在人群中的分布范围有关。有些危险因素虽然对个体影响较大，但这一因素在人群中分布范围有限，它对人群总体的危险程度并不严重；相反，有些危险因素对健康影响并不十分严重，但由于其在人群中分布范围较广，就成为值得重视的因素了。

表 4-6 单项危险因素对男性健康状况的影响

危险因素	危险强度（岁）	危险频度（%）	危险程度（岁）
饮酒	1.73	44.78	0.77
吸烟	0.84	60.70	0.51
缺乏常规体检	0.33	83.08	0.27
常感压抑	0.94	17.91	0.17
常生闷气	0.89	12.44	0.11
血压高	0.34	11.44	0.04
缺乏锻炼	0.07	43.28	0.03

第五节　临床健康危险因素评价

健康行为评估是健康风险评估的重要组成部分，属于健康教育诊断的内容。研究表明，个体的行为和生活方式会对健康状况产生不可低估的影响，健康危险因素中的环境因素、生物遗传因素、医疗服务因素也无不和行为因素有着直接或间接的关系。而这些因素在很大程度上是可控的和可干预的。因此，针对导致各种疾病的危险因素及不良的行为和生活方式，实施持续性、动态性的个性化的干预，始终是健康管理的核心内容之一。在评估个人和社区的健康教育需求中，除了要区分出哪些行为有助于提高生活质量，哪些行为阻碍生活质量的提高外，还应调查影响健康的相关行为的身体、社会、情绪和智力等影响因素，在此基础上制订出健康维护计划。利用有效的健康管理以保持或改变个体、人群的健康状态，使人群维持低水平的健康消费，并可以控制医疗费用，提高服务质量和效率，以应对在卫生领域存在的“人们健康需求的无限性和卫生资源的有限性之间的矛盾”。根据健康个体行为理论，通过健康风险评估，可以让受评估的个体感知或明确自己所存在的威胁健康的因素及这些因素对未来自己的健康可能造成哪些影响及影响程度，从而形成改变这些健康危险因素的动机，以及随后的行为改变。在众多的健康教育者中，全科医生、专科医生由于其与病人有广泛的接触机会，可不失时机地开展健康维护工作。

临床医生在临床诊所开展的预防服务，即临床预防服务，是指在临床场所对健康者和无症状的高危人群进行评价，然后实施个体的预防干预措施来预防疾病和促进健康，是在临床环境下第一级和第二级预防的结合。在具体的预防措施上，它强调纠正人们不良的生活习惯、推行临床与预防一体化的卫生服务。临床预防服务包括对求医者的健康咨询服务、筛检、免疫接种、化学预防和预防性的治疗。

健康维护计划是指在特定的时期内，在明确个人健康危险分布的基础上，有针对性地制订将来一段时间内的个体化的维护健康的方案，并依此来实施个性化的健康指导。健康维护计划的实施是变被动的疾病治疗为主动的健康管理。

在临床场所对就诊者进行健康风险评估和健康维护计划制订的路径如下所述。

（1）结合就诊病人的具体情况，了解可能在将来会导致其健康问题的危险因素。

（2）对收集到的健康危险因素进行评估。

（3）与就诊者进行风险沟通。

（4）根据就诊者的意愿，选择可以干预的 1～3 个健康危险因素进行干预。

（5）制订健康维护计划。

（6）安排随访和反馈。

以下述案例为例分析临床医生进行健康危险因素评价的过程。

案例：陈先生，男，62 岁，已退休，有烟酒嗜好，吸烟史长达 40 年。自己担心身体出了问题，一个人到医院就诊。主诉：听力降低、耳鸣 1 月余。现病史：最近几年自感精力不足，经常疲劳。吸烟量不断增加，现在每日一包。近 2 周失眠，情绪低落，不愿与人说话交流，体重持续下降，出现消瘦。既往史：以往单位定期体检显示身高为 1.72m，体重为 58kg，体重指数（BMI）为 19.6kg/m^2。最近一次是 2 年前的体格检查，血压为 155/95mmHg，血清总胆固醇为 6.7mmol/L。

问诊结束，医生感觉与陈先生的交流中，他欲言又止，疑惑似乎并未解决。

1. 健康问题的提出　在本案例中医生可以感受到陈先生的疑惑和未解之忧，从表面上看，他是由于听力下降就诊，实际上是他还有其他健康问题。你觉得是哪些呢？

（1）失眠？

（2）莫名消瘦？

（3）以前体检血压为 155/95mmHg，现在是高血压？

（4）吸烟量增加至每日 1 包？

（5）情绪低落？

（6）退休（生活事件）影响情绪？

（7）为什么一个人来就诊？

你觉得以上列出的是陈先生的健康问题吗？还有其他相关问题需要了解吗？

本案例中听力下降很可能并不是困扰他的主要原因。类似的情况时有发生，成千上万的人去医院看病，其中有很多人如果能够在早期认识和评估潜在的健康危险因素并采取一定的预防措施就能够阻止某些疾病的发生、减缓疾病的进程、防患过早死亡。在预防医学中，在病人还未发生危及生命的特定疾病时，进行健康风险评估，及早干预，防患于未然，其意义重大，这项工作不能仅靠预防医学专业人员来做，工作在第一线的广大临床医生，凭借其与病人的接触机会，可以适时地进行健康管理。

2. 健康危险因素相关信息的收集　与病人讨论和收集可能危及他将来健康的危险因素是进行健康危险因素评估的关键步骤。在了解病人的主诉后，询问他来看病还有什么要求。在任何诊疗接触时，医生都应遵循医学访谈的基本原则，保持良好的医患互动。在 1988 年世界医学教育大会通过的《爱丁堡宣言》中指出：病人理当指望把医生培养成为一个专心倾听者，仔细的观察者，敏锐的交谈者和有效的临床医生，而不再满足于仅仅治疗某些疾病。在沟通交流中，获得病人的理解是十分必要的，否则病人会感到困惑，不明就里，甚至会感到被冒犯，以致不愿意配合回答问题。这时，采取合适的沟通技巧便显得十分重要。医生可以对病人说："您今天来还有什么其他的事情需要帮助吗？""请放心，我看您听力下降的问题并无大碍，但我看到您还有些困惑，似乎是想说什么。""您知道，有时我们常过于注意一个健康问题，如您的听力，而忽视了其他一些更为重要的健康问题。有关您的健康疑惑，您是否愿意说来听听"等，从而开始和病人讨论而由此收集到一些健康危险因素。

本案例中，陈先生在医生的进一步询问中，谈了最近 2 周让他烦恼的事情，他的老伴几年前去世，儿女各自成家，现在他独自生活，倍感孤独。最近，对一名女士颇有好感，萌生再婚的念头，但与儿女的交谈中发现，儿女的态度非常坚决，不愿意父亲再婚；更让他感到焦虑的是，那位女士的态度也不明朗，若即若离。现在，他觉得生活无望，因而失眠、消瘦，烟、酒的量也不断增加。1 周前，又传来他的好友因心肌梗死而去世的消息，让他担忧自己是否也会患上心肌梗死，他想知道为什么身体越来越消瘦，是不是有什么严重的疾病？

根据临床预防服务的要求，医生可利用这次就诊的机会，帮他进行健康风险评估和制订一份健康维护计划。

健康风险评估是通过收集个体有关健康危险因素的信息，反馈并提供个性化的干预措施来促进健康、维持功能和预防疾病的系统方法。其主要包括一般健康风险评估和疾病风险评估两种。一般健康风险评估主要是对危险因素（如吸烟状况、体力活动、膳食状况等）及可能发生疾病的评估，通过评估发现主要的健康问题及可能发生的疾病，进而对风险因素进行管理的过程。疾病风险评估则是指对特定的慢性非传染性疾病的发病风险进行评估或预测。目前，健康风险评估的主流是以慢性病为基础的危险性评估。

根据所收集的个体健康信息，对个人的健康状况及未来患病或死亡的危险性用数字模型进行量化评估，目的是评估特定时间发生某种疾病的可能性，而不是做出明确的诊断。

开展疾病风险评估应该注意以下几个问题。

（1）开展健康风险评估要有针对性：健康风险评估首先要收集个体有关健康危险因素的信息，综合分析这些危险因素对健康的影响，从而采取有针对性的干预措施来促进健康和预防疾病，可避免在诊所中因提供“同质化”的健康处方而不被病人重视的现象。健康风险评估是在临床场所开展预防服务的第一步。

（2）健康风险评估是一种个性化的评估：临床医生如果能首先识别病人的危险因素，根据其个体的危险因素进行有选择性的定期筛检项目，不仅针对性强，还可以避免很多负效应，如在大规模体检中，不分性别、年龄的套餐式检查，既花费巨大，其中产生的假阳性结果又徒增评估对象的负担，从而导致不必要的诊断措施和治疗干预的“筛检链”。

（3）要把评估的信息及时反馈给受评估者：让本人了解存在的健康风险，从而提高对自身健康风险的意识，激发其进一步改变这些健康危险因素的内在动力，能主动地与医生一起来制订和执行健康维护计划，促进健康和预防疾病。

临床健康风险评估需要收集的资料与一般健康风险评价收集的资料有相似之处，主要有以下几个方面。

（1）人口学资料：如性别、年龄、婚姻状况、种族、职业、受教育水平等。

（2）病人对自己身体状况的主观感觉。

（3）现病史、既往史、家族史、传染病史及临床预防资料（免疫接种、周期性健康检查、是否服用阿司匹林药物等）。

（4）健康行为相关资料：病人态度、行为、心理测量的结果。

（5）体检资料（既往或近期的）。

（6）实验室检查结果等。

临床医生重点在于分析那些可以增加个体未来患病风险的危险因素。由于实际操作和理论发展上的局限性，尤其是时间的限制，在健康风险评估过程中临床医生不可能把所有的危险因素都收集齐，一次典型的门诊看病只能讨论 2～3 个危险因素。另外，某些因素目前尚无足够证据表明其具有显著的危险性，或采取措施改变这些因素可以有效地促进健康，如果在这些方面浪费时间，可能使临床医生和病人忽视了本来更应该得到重视的危险因素。根据收集健康危险因素的原则和我国国民疾病谱的变化情况，在临床场所进行健康风险评估可收集包括与预防心血管疾病、肿瘤、伤害、传染病、代谢性疾病、心理健康有关的一些危险因素，以及疾病的既往史和家族史等。

就本案例的陈先生来说，可了解一些和健康相关的行为因素、既往病史、家族史、以前所做过的健康检查等。

收集病人的健康危险因素，可以直接通过问诊的方式来收集，也可以应用健康风险评估软件中列出的健康危险因素来收集。

方法一：可以在病人就诊过程中通过询问的方式了解病人的健康危险因素。在病人进入诊室后，医生根据病史记录，了解哪些危险因素在以前的应诊中讨论过，确定本次应诊时需注意的危险因素。

本案例中，在与陈先生谈及退休前的工作时，了解到他曾从事销售工作，经常在外面吃饭。由于有很多应酬的事务，免不了烟酒往来，劝吃劝喝，所以工作期间吃饭没有规律，很难自己管控。因为觉得麻烦，他对单位组织的定期体检偶尔参加。在家族史方面，他父亲有糖尿病、高血压。由于体重的减轻，他害怕自己也会患糖尿病或更为严重的疾病。

方法二：可以应用健康风险评估软件来收集健康危险因素。典型的健康风险评估软件要求受评估者回答有关个人的健康行为、家族史及其他危险因素方面的问题，有些还包括当时的临床资料如血压、胆固醇水平，或让病人回忆最近一次的检查结果。分析后该软件可以输出包括应引起病人注意的危险因素清单，以及疾病综合危险度的定量分析结果。

3. 健康风险评估 根据健康危险因素收集的方式不同，可有不同的健康风险评估方法。

（1）把通过了解和检查发现的健康危险因素，按照影响我国人群主要的健康问题与相关危险因素的关系，以及所要采取的预防服务指南，提供相应的指导。从表4-7中可以看出，哪些病人是糖尿病、心血管疾病、肿瘤、心理问题的高危人群。

表4-7 部分健康问题、健康危险因素及预防服务一览表

健康问题	健康危险因素	预防服务
心血管疾病	血压升高、糖尿病和高血压家族史、烟酒嗜好	血脂、血糖的监测，戒除烟酒等不良嗜好，改善饮食，规律性锻炼
代谢性疾病	体重减轻、血压升高、糖尿病家族史	血脂、血糖的监测，改善饮食和锻炼
肿瘤	与年龄和性别有关的；与不良生活方式相关的	肺癌、前列腺癌等的筛查
心理健康	负性生活事件、孤独感、焦虑等	接受专业人士的心理咨询与心理治疗

（2）可借助一些学术机构或WHO设计的健康风险评估表和计算机软件来进行健康风险评估。

以针对心血管疾病风险的评估为例，WHO出台的《心血管疾病预防：心血管风险评估和管理袖珍指南》，通过危险因素分层，可以迅速、直观地分析、预测心血管疾病的发病风险。所收集的信息包括有无糖尿病、性别、是否吸烟、年龄、收缩压、血总胆固醇。如可获得上述信息，则继续按照《心血管疾病预防：心血管风险评估和管理袖珍指南》的步骤估测 10 年心血管事件的风险。根据不同的评估结果，采取不同程度的干预策略（表 4-8）。

表 4-8　根据所处不同评估风险预防心血管系统疾病的干预建议

心血管事件风险	干预建议
＜10%	风险低，但低风险并不意味着没有风险
	建议采取稳妥的管理方式，重点是生活方式干预
10%～20%	处于发生致死性或非致死性心血管事件中度风险状态
	建议每 6～12 个月监测一次风险状况
20%～30%	处于发生致死性或非致死性心血管事件高风险状态
	建议每 3～6 个月监测一次风险状况
≥30%	处于发生致死性或非致死性心血管事件很高风险状态
	建议每 3～6 个月监测一次风险状况

据 WHO 的《心血管疾病预防：心血管风险评估和管理袖珍指南》，建议陈先生做进一步实验室检查，发现血糖正常，尚未罹患糖尿病，本次检查收缩压为 155mmHg，血总胆固醇为 6.7mmol/L，在不考虑国家、地区、人种差异的前提下，陈先生在未来 10 年患心血管疾病的风险为 10%～20%，处于发生致死性或非致死性心血管事件中度风险状态。建议每 6～12 个月监测一次风险状况。

（3）健康问题风险评估与分析：面对个人的健康问题，医生除了考虑相关危险因素外，还需要考虑如何促进个体采纳健康行为。这就需要应用个体层面行为理论进行思考和分析。通过对陈先生心血管疾病风险的评估，确定其具有中度风险。那么围绕这个健康问题，我们应如何进一步分析呢？

首先，医生和陈先生一起讨论目前与心血管疾病风险相关的问题及相关的健康行为是什么，如表 4-9 所示。

表 4-9　健康问题与相关行为的干预建议

问题	健康行为	益处
血压为 155/95mmHg	定期体检	定期监测血压和血糖，及时发现高血压和糖尿病
吸烟量每日 1 包	戒烟	降低患高血压和糖尿病的风险
情绪低落、失眠	访问朋友或心理医生	面对生活事件（退休、孤独、子女沟通不良）压力，调整情绪
消瘦	改善饮食，规律性锻炼	营养均衡，强壮体魄

随后，医生与陈先生一起逐一讨论分析这些问题，选择一个或两个问题制订健康维护计划，采纳健康行为。以定期体检为例，我们可以运用理性行为理论或健康信念模式进行以下的讨论和分析（表 4-10）。

表 4-10　运用理性行为理论或者健康信念模式进行分析

理性行为理论	陈先生的个人分析	健康信念模式
行为信念	患高血压/糖尿病的可能性	对疾病或危险因素威胁的认知
	②　前血压	
	②糖尿病家族史	

续表

理性行为理论	陈先生的个人分析	健康信念模式
行为结果评价	患病后对健康和生活的影响是什么？ ①血压引起心肌梗死和脑卒中 ②糖尿病引起体重减轻 定期体检所付出的成本是什么？ ①时间需要1日 ②金钱：单位不负担退休职工的体检 ③需要一个人去医院，因为子女忙不能陪同 定期体检的益处是什么？ ①测血压和血糖 ②及时发现异常，早期采取措施	对采纳某种健康行为益处和障碍的认知
主观规范 规范信念 遵从动机	家人和朋友的影响 好友因心肌梗死去世	行动诱因
行为意向	在家中每日测量血压 每周前往社区服务中心测量血压 每年到社区服务中心或附近医院进行全身体检	健康信念和自我效能

4. 个性化健康维护计划的制订　根据健康风险评估的结果，为病人制订一份个性化的健康维护计划，把发现的危险因素通过有效的干预措施进行改变。健康维护计划属于控制疾病的第一级预防和第二级预防，在特定的时期内，依据病人的年龄、性别及危险因素进行一系列干预，这种干预应根据病人个体状况的改变而相应变更和修订。临床医生据此给出进一步诊断、治疗、预防保健、健康指导等健康维护计划。

该病人血压为155/95mmHg，因为之前未被确诊为高血压，需要进一步动态监测血压，如果确诊为高血压，就必须按照《中国高血压防治指南》来管理。

BMI为19.6kg/m^2，属于正常范围，但根据病人的主诉，体重较之前有明显下降的表现，应做进一步的筛查，以排除肿瘤、代谢性疾病、消化系统疾病、精神疾病等原因所导致的体重下降。

从心血管疾病风险评估可知，他未来10年心血管疾病的风险为10%～20%，处于发生致死性或非致死性心血管事件的中度风险，建议每6～12个月监测一次风险状况，采取积极的管理方式，重点是生活方式干预。

因为病人的父亲是糖尿病病人，所以病人非常关心患糖尿病的风险。因此，有必要和他一起讨论有关糖尿病的危险因素并制订有关的预防计划（如改善饮食和加强锻炼）。

在制订行为改变的方案中，应目标明确、行动计划具体，并根据病人的信念和健康观进一步修改完善。这个过程需要医生和病人共同参与，一起讨论制订，会有助于建立良好的信任关系，提高病人的依从性，有利于随访，实行动态管理。在应用时，可结合阶段变化理论，针对个体所处的不同阶段采取如提高认识、情感唤起、自我再评价、环境再评价、自我解放、求助关系、反思习惯、强化管理等措施。戒烟限酒、合理膳食、规律运动和心理调适是健康指导的主要内容。

5. 健康维护计划的实施和随访　当为这位就诊者做好健康风险评估和健康维护计划后，就需要和病人一起讨论如何来实施这个计划。病人和医生之间的信任对做出正确的判断和提供合适的干预是非常重要的，沟通良好将会提高病人自我保健的意识和行为。

一般来讲，考虑到就诊的时间限制，一次就诊选择 1～3 项预防服务和随后 1～3 次随访比较适宜。

在前面介绍的案例中，发现他的血压问题，除了在不同时段进一步监测血压明确诊断其是否为高血压外，还要就病人的生活方式进行讨论，制订一个改善血压的时间表。该病人同意用 3 个月来改善血压水平。在这 3 个月，调动病人的积极性，纠正他的一些不良的生活方式，规律测定血压并做好记录，病人在这期间如有相关问题和需要，可联系医生。3 个月后，再次随访病人行为改变和血压控制情况。

鉴于病人的生活事件和精神状况，建议到正规专科医院接受心理医生的心理咨询，必要时可接受药物治疗。

应用国际上已有的健康评估量表进行风险评估的案例。

案例：病人，男，70 岁，患病 20 年，一直在用药物进行治疗，但血压维持在 150/90mmHg 左右，疗效欠满意。3 年前又发现患有 2 型糖尿病，接受胰岛素治疗，血糖维持在 6.0～6.5mmol/L，但血脂代谢紊乱，三酰甘油为 2.5mmol/L，血胆固醇为 6.5mmol/L，高密度脂蛋白为 0.8mmol/L，低密度脂蛋白为 3.8mmol/L。肝、肾功能正常。有 18 年吸烟史，现 10 支/日，戒烟困难。查体：体型稍胖，身高为 172cm，体重为 74kg，血压为 150/94mmHg。双肺正常，心脏无异常，肝、脾不大，下肢无水肿。心电图正常。

根据国内外数十年大量的流行病学研究结果所获得的可靠证据，明确了心脑血管疾病发病的主要危险因素有高血压、吸烟、肥胖（BMI≥30kg/m^2）、缺乏体力活动、高脂血症、糖尿病、微量蛋白尿或测肾小球滤过率（GFR）＜60ml/min、年龄（男性＞55 岁，女性＞65 岁）、早发心血管疾病家族史（男＜55 岁，女＜65 岁）。可以看出该病人具有发生心脑血管疾病的危险因素为高血压、吸烟、高脂血症、糖尿病、年龄＞55 岁，共 5 项。虽然病人现在尚无心脑血管疾病的临床表现，但发生概率在未来是颇高的。然而这仅仅是定性结论。是否有定量化的预测指标呢？如果有，那么我们进行有针对性的干预后，是否使发生心脑血管疾病的危险度降低呢？

现在我们使用中国医学科学院阜外医院国家“十五”公关项目总结的有关缺血性心脑血管疾病（ICVD）综合危险度评估工具（表 4-11）对该病人进行评估。

众所周知，心脑血管疾病是人类健康的大敌，是我国导致国民死亡的最主要疾病之一。随着健康知识的普及，高血压、高脂血症、糖尿病、超重肥胖等危险因素与心脑血管疾病之间的关系已广为人知，但心脑血管疾病的发生是多种危险因素综合作用的结果，如何根据各种危险因素来综合评估、定量地预测个体发病的绝对风险仍是心脑血管疾病防治领域的重要研究课题。心脑血管疾病发病风险评估的用途在于早期检出心脑血管病高危人群，以便对处于不同危险等级的人群进行不同力度的干预，对于个体层面的危险因素自我管理或疾病一级预防层面都具有重要意义。目前国外常用的危险评估工具有美国弗莱明翰（Framingham）评分系统，欧洲危险评分系统（SCORE），英国的 QRISK 2、ASSGIN Score、JBS Ⅱ评分系统，WHO 心血管病事件危险估算、新西兰的 Know Your Numbers 评估工具等。

表 4-11　缺血性心脑血管疾病（ICVD）综合危险度评估工具

男性

第一步：评分

年龄（岁）	分值（分）
35～39	0
40～44	1
45～49	2
50～54	3
≥55	4

收缩压（mmHg）	分值（分）
＜120	–2
120～129	0
130～139	1
140～159	2
160～179	5
≥180	8

体重指数	分值（分）
＜24	0
24～27.9	1
≥28	2

总胆固醇（mg/dl）	分值（分）
＜200	0
≥200	1

吸烟	分值（分）
否	0
是	2

糖尿病	分值（分）
否	0
是	1

第二步：求和

危险因素	得分
年龄	
收缩压	
体重指数	
总胆固醇	
吸烟	
糖尿病	
总计	

10 年 ICVD 绝对危险参考标准

年龄（岁）	平均风险（%）	最低风险（%）
35～39	1.0	0.3
40～44	1.4	0.4
45～49	1.9	0.5
50～54	2.6	0.7
55～59	3.6	1.0

第三步：绝对危险

总分（分）	10 年 ICVD 危险（%）
≤-1	0.3
0	0.5
1	0.6
2	0.8
3	1.1
4	1.5
5	2.1
6	2.9
7	3.9
8	5.4
9	7.3
10	9.7
11	12.8
12	16.8
13	21.7
14	27.7
15	35.3
16	44.3
≥17	≥52.6

女性

第一步：评分

年龄（岁）	分值（分）
35～39	0
40～44	1
45～49	2
50～54	3
55～59	4

收缩压（mmHg）	分值（分）
＜120	–2
120～129	0
130～139	1
140～159	2
160～179	3
≥180	4

体重指数	分值（分）
＜24	0
24～27.9	1
≥28	2

总胆固醇（mg/dl）	分值（分）
＜200	0
≥200	1

吸烟	分值（分）
否	0
是	1

糖尿病	分值（分）
否	0
是	2

第二步：求和

危险因素	得分
年龄	
收缩压	
体重指数	
总胆固醇	
吸烟	
糖尿病	
总计	

10 年 ICVD 绝对危险参考标准

年龄（岁）	平均风险（%）	最低风险（%）
35～39	0.3	0.1
40～44	0.4	0.1
45～49	0.6	0.2
50～54	0.9	0.3
55～59	1.4	0.5

第三步：绝对危险

总分（分）	10 年 ICVD 危险（%）
–2	0.1
–1	0.2
0	0.2
1	0.3
2	0.5
3	0.8
4	1.2
5	1.8
6	2.8
7	4.4
8	6.8
9	10.3
10	15.6
11	23.0
12	32.7
≥13	≥43.1

这些工具均是面向心脑血管疾病的一级预防，根据个体暴露的危险因素种类和程度预测将来（10～30 年）冠心病或缺血性脑卒中的发病风险。不同的工具使用的预测因子大同小异，但所依赖的研究人群各不相同。上述这些评估方法的研究团队均开发了基于互联网

的免费评估应用。

此外，近年还出现一些评估模型，通过检测血液中与冠状动脉斑块相关的特定炎症因子或其他生物标志物水平预测冠状动脉事件风险，如美国的 MIRISKVP，但并非面向一级预防工作，且为商业收费系统。

通过对我国人群心血管病流行规律和主要危险因素的大量研究，我国学者提出将缺血性心脏病（冠心病）和缺血性脑卒中这两类最主要的心血管事件统称为缺血性心血管疾病（ICVD）。中国科学医学院阜外心血管病医院的武阳丰教授于 2003 年依据中美心肺血管疾病流行病学合作研究队列（9903 名 35～59 岁成人）随访 15 年资料，发现基线年龄、性别、血压、血清总胆固醇、体重指数、吸烟和糖尿病与个体将来冠心病、缺血性脑卒中和缺血性心血管病事件发病有独立的显著关联，并据此制订了适合我国人群的缺血性心血管疾病发病危险预测模型和风险评估量表。其基本用途是根据个体当前缺血性心血管病危险因素的个数和程度预测其 10 年内发生该病的概率。

2003 年，首都医科大学附属北京安贞医院的赵冬教授等基于对我国 11 个省市 35～64 岁队列人群（30 121 名）基线危险因素水平和随访 10 年心血管病事件发生关系的回归分析结果，发现基线年龄、性别、血压、血清总胆固醇（TC）、高密度脂蛋白胆固醇（HDL-C）、血糖和是否吸烟与心脑血管病事件（包括急性冠心病事件和急性脑卒中事件）独立相关，并据此提出了我国人群心血管病发病危险预测模型。首都医科大学附属北京安贞医院的进一步研究显示，如果直接将 Framingham 评估模型应用于我国人群，将高估个体的发病风险。上述两项研究虽互相独立，但所采用的方法学十分相似，因此所得结果有很好的可比性和可融合性。两项研究得出两个预测模型，但对同一个体分别采用两个模型预测的结果一致（符合率在 96%以上）。

根据表 4-11，案例中该病人年龄＞59 岁，计 4 分；收缩压为 150mmHg 计 2 分；体重指数为 25kg/m^2，计 1 分；总胆固醇为 6.7mmol/L（257.7mg/dl），计 1 分；吸烟，计 2 分；糖尿病，计 1 分；总分为 11 分。从表 4-11 中可以查出未来 10 年该病人 ICVD 的危险度为 12.8%。

国外的定量评估 ICVD 工具中，颇有重要参考价值，并可用于对尚未发生缺血性心脑血管疾病病人的预测，或作为干预后估计危险度下降的效果预测，这里推荐新西兰高脂血症及高血压管理指南中所列“估计心脑血管病的危险与治疗益处图”（estimating cardiovascular risk and treatment benefit）。在该资料中，确定心血管事件为新发的心绞痛、心肌梗死、冠心病死亡、脑卒中或短暂性脑缺血发作、充血性心力衰竭或外周血管综合征。

研究者根据最为主要的有关危险因素的研究结果，预测未来 5 年发生上述心脑血管事件的危险度，如经过干预后，视这些可控危险因素的变化，以确定治疗带来的益处。

为了形象化的指导干预实践，他们绘制了多维图 ICVD 预测危险度与干预效果图，以不同颜色的小方块图示所查病例发生 ICVD 的危险程度。在判断危险度及治疗益处方面，列出表 4-12。

病人血清总胆固醇基线值下降 20%或收缩压下降 10～15mmHg 或舒张压下降 5～10mmHg，估计发生心血管疾病（CVD）的危险度 5 年将下降 1/3 以上。

应用表 4-12，查看该病例 5 年内发生心血管疾病的概率。该例为男性，有糖尿病和吸烟史血压为 150/94mmHg、TC/HDL=8.1。表示 5 年内发生心血管疾病者＞30%，为高危性，应给予积极治疗，如果能有效控制血压、血糖及改善高脂血症和戒烟，则发生心血管疾病的危险性会大大降低，其降低水平还是通过查图确定。

临床医学研究工作，就是获得对防病治病有价值的成果，然后又将其应用于防病治病的具体实践，达到保障人民健康的目的。

表 4-12　心血管疾病（CVD）的危险度和治疗获益方面的估价表

	危险水平（5 年发生致死与非致死 CVD）	益处（1）（5 年治疗 100 人可预防 CVD）	益处（2）（治疗 5 年的 NNT）
非常高	红色＞30%	＞10%	＜10
	深橙 25%～30%	9%	11
	淡橙 20%～25%	7.5%	13
高	黄色 15%～20%	6%	16
中	绿色 10%～15%	4%	25
低	蓝色 5%～10%	2.5%	40
	紫色 2.5%～5%	1.25%	80
	淡蓝色 2.5%	＜0.8%	120

第六节　健康风险评估常用软件介绍

一、我国国民健康风险评估系统

自从 2000 年开始，我国陆续从国外引进健康风险评估软件，用于国内的健康管理。美国的密歇根大学健康管理研究中心（UM-HMRC）开发的健康风险评估系统是世界范围内处理量最大的一套健康风险评估系统，覆盖了美国约 200 万人口，积累了连续 20 年的数据。2004 年北京新生代健康管理研究中心与美国密歇根大学签约，正式在我国引进该套系统。因为中美两国在种族、流行病学、经济、社会环境等诸多方面存在差异，该研究中心在引入该系统后组织中美两国 60 余位专家就该系统的本土化问题进行了广泛的讨论，在人群大规模测试基础上，对系统进行了进一步调整，使之更加适宜我国人群现实状况的健康评估。中国国民健康风险评估（Chinese health risk appraisal，CHRA）系统，采用密歇根大学健康管理研究中心 2004 年的第三代 HRA 专利技术，根据我国国情和统计数据，面向我国人群，由中美两国专家、学者共同研究、开发的科学健康评估体系。

自 20 世纪 80 年代初，使用这个 HRA 系统，密歇根大学健康管理研究中心为大量的美国企业及其职工提供了健康风险评估，进行了健康促进咨询，受到美国企业事业单位的青睐而广受欢迎，成为美国职工保健领域中最活跃的提供 HRA 优质服务的机构之一。十几年间，密歇根大学健康管理研究中心为 2000 多家机构的近 100 万的职工提供了 HRA 健康风险评估服务。

20 世纪 80 年代末，美国疾病控制与预防中心在美国前总统卡特的支持、推动下，与卡特中心携手合作，对 HRA 计算系统进行了重大修改，推出了新一代的 CDC/CARTER CENTER-HRA。密歇根大学健康管理研究中心及时引进 CDC/CARTER CENTER-HRA 健康风险计算系统，将其与 HRA 技术相结合，创造性地发展了第二代 HRA 系统，确立了其在美国职工保健领域中的领先地位，并将 HRA 技术与健康管理研究有机结合起来，成为活跃在美国职工健康促进、健康管理研究领域的学术界一支巨大力量。密歇根大学健康管理研究中心主任艾鼎敦教授（Dr. Dee W. Edingtion）也因此成为该领域的领军人物，被公认为职工健康管理研究的学术权威人员之一。

20 世纪 90 年代，因计算机技术的成熟与普及而推动美国由工业经济到知识经济的转变，为职工健康管理研究提供了前所未有的机遇，也为整个 HRA 体系带来了新的挑战。美国密歇根大学健康管理研究中心为适应美国企业对于职工福利与健康管理发展的需要，开始对以死亡率作为主要计算依据的第二代 HRA 计算系统进行彻底的更新改进，第三代 HRA 系统应运而生。1995～2004 年密歇根大学健康管理研究中心率先建立了美国职工健康管理研究领域的综合数据管理系统，对企业职工健康实行长期跟踪与监控。到 2003 年底，有近 30 个单位和密歇根大学健康管理研究中心签约，为这个综合数据管理系统提供全部的人事档案、健康状况、生活方式、医疗消费、工作表现与效率和保健行为数据，使密歇根大学健康管理研究中心的综合数据库成为世界职工健康管理研究领域中涵盖面最广、跟踪年限最长的数据管理系统。目前，这个综合数据管理系统囊括了美国 1%的人口，超过 200 万人 3～20 年的健康资料确保了密歇根大学健康管理研究中心在职工健康管理研究的领先地位，也为第三代 HRA 系统的不断更新改进提供了丰富的数据资源与科学依据。到 2004 年底，密歇根大学健康管理研究中心的研究人员在权威刊物共发表了以“健康评估、健康管理、健康促进”为主题的 120 多篇论文，跨越了多种学术研究领域，包括健康经济效益、管理案例研究、健康促进评估、健康管理风险与成本效益研究、疾病预测模型、商业模拟研究等。

第三代 HRA 是密歇根大学健康管理研究中心的综合数据系统的有机组成部分，也是该中心开展研究与分析的核心评测工具。个人健康综合指数取代了通过死亡率而估算的健康年龄，是第三代 HRA 最主要的评估指标。个人健康综合指数依据个人的生活方式、健康行为、生理指标、心理因素、个人及家族病史与医疗消费、生活质量、死亡率和患病率的相互关系，根据多种人口健康统计资料，通过大量的数理统计分析与换算而得到。

新生代资产管理有限公司在进行大量的市场调研之后，于 2004 年与密歇根大学健康管理研究中心进行 HRA 知识产权的合作，成为密歇根大学健康管理研究中心在我国开展 HRA 工作的独家合作伙伴。在第三代 HRA 的基础上，新生代资产管理有限公司专门成立了新生代健康管理研究中心，对第三代 HRA 进行系统地论证、修改、替换、调整与补充，结合我国国情，使其成为一套适合我国国民的健康风险评估（CHRA）系统。

UM-HMRC 的 HRA 系统涵盖了 17 种自知的或诊断的医疗状况，包括精神健康、工作效率、主要健康风险、疾病和生物数据，并应用了许多疾病的预测公式，包括对心血管疾病、糖尿病、癌症、抑郁症、整体健康、活力及生活质量的预测。

在过去的 25 年，UM-HMRC 在权威刊物共发表了 120 多篇论文，最近几年平均每年发表 10 余篇。UM-HMRC 的 HRA 系统被大量应用到连续研究活动当中，并且跨越了不同的研究领域，如案例研究、活动评估、风险与成本相关性研究、预测模型、模拟研究、学术新发现。HRA 系统已成为研究设计与分析的核心评测工具。

HRA 用于评测健康风险，包括生活方式、生物指标、心理因素、健康体检的应用及个人健康史，这些因素的复合评估产生个人的健康风险评价。这些指标为我们提供了基准值及用于案例分析和评估研究的现实值。合成的健康得分还可用于各公司、机构间的横向比较，以建立行业数据基准。

健康得分反映个人整体健康状况，由3个主体部分组成，即死亡风险、可改变的行为风险和预防性措施的应用。基于年龄和性别的死亡率风险占总分数的38%～44%，可改变的行为风险（如吸烟、锻炼、体重等）占总分数的50%，最后是预防性体检占总分数的6%～12%。健康得分是用于个人评估自身年度健康促进状况的评测工具。

由HRA系统定义的个人风险因素和整体健康状况，可反映一个公司员工的群体健康状态，并用于公司设计健康促进计划的依据。首次完成HRA系统测评后，公司可以确定适合的目标干预人群，整合优化干预战略。使用HRA系统评估，可以设计完整的健康促进方案，以实现最终的健康促进活动评估及案例研究的发表。引入健康医疗花费的数据，可检验风险及成本之间的横向和纵向的相关性。通过设计完好的研究模型，可进一步探究风险改变之后的成本变化（医疗成本）。

通过HRA系统数据的纵向比较，我们可以研究健康风险随时间的推移而发生的改变和转化。通过大量的预期设置，我们确定了人口健康状况的自然流向理论，而通过自然流向的比较得出由不同等级的干预措施产生的环境及干预效果。对于研究和实践而言，理解风险转移及其与成本变化的相互关系至关重要。许多基于现有数据的模拟试验得以开发，以预测未来的医疗成本，这些评测因素包括HRA系统的参与率、基准风险等级、风险转移、干预及随风险变化的医疗成本变动。

HRA风险因素也用于预测完整数据库中近期的疾病发作和高医疗成本的发生，预测可以通过定义良好的预防和管理干预活动得出。到目前为止，已连续研究开发出2个预测模型用于实施干预行为，包括决策树模型、健康风险排序、风险组群及连续中枢网络模型。

二、KYN慢病综合管理系统

KYN慢病综合管理系统（V2.0）（图4-1）是一个以慢病预防为目标的健康管理服务系统，它是北京博益美华健康管理有限公司在历经5年的KYN健康风险评估技术应用与实践的基础上进行升级优化的软件产品。该产品适用于辅助医院及体检中心开展以慢性病预防为目标的健康管理服务，可为已参加体检的服务对象提供健康风险评估、人群风险分组、高危人群跟踪管理等信息化服务。该系统是医院及体检中心为体检人群提供延伸服务的有效工具。为满足团体体检人群（包括企业事业单位、政府机构等）购买健康管理服务的需求，该系统特别开发了基于人群健康评估数据分析产出人群慢病综合管理诊断报告的功能，从而帮助医院、体检中心与团体人群客户建立长期的健康服务关系，通过培养长期忠诚的客户群体而获得持续稳定的经济收益。

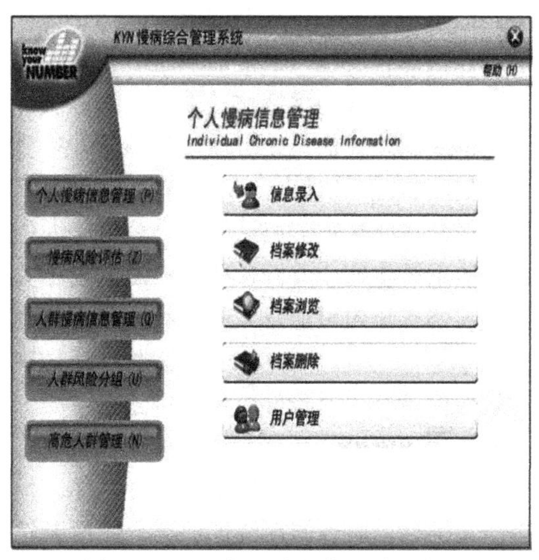

图4-1　KYN慢病综合管理系统首页

该系统包括以下五大功能。

1. 个人慢性病信息管理 帮助医生收集、保存并管理个人及人群慢性病相关的健康信息，建立电子健康档案，为信息化健康管理服务建立数据基础。

2. 慢性病风险评估 帮助医生完成客户信息的上传，实现健康信息安全永久保存，并获得个人多病种患病风险评估报告（糖尿病、冠心病、脑卒中及肺癌）。此外，系统帮助医生随时查询健康信息和评价报告，并跟踪多次评估的个人健康风险的动态变化情况。

3. 人群慢性病信息管理 提供了灵活实用的人群健康信息管理与分析工具，帮助医生方便地查询一定特征的管理人群的信息，同时动态地分析管理人群的健康危险因素、患病风险的分布情况。此外，还为医生提供了人群健康风险评估汇总报告自动生成工具，方便医生为集体人群提供详尽的服务分析报告。

4. 人群风险分组 人群风险分组技术是KYN核心技术之一，医生可以将服务人群按照危险因素的个数、患病风险水平两种方式进行分组。无论这个人群有多少客户，都能够准确地找到需要管理的目标人群，帮助医生做到明确目标、有的放矢。

5. 高危人群管理 帮助医生为分组后产生的高风险服务对象制订健康管理处方、确定健康改善目标，并可通过短信、电子邮件等方式与服务对象及时沟通。通过后续的健康体重管理、膳食管理、运动指导、体力活动监测等措施可实现健康管理的服务延伸与循环。

三、健康风险评估系统

健康风险评估系统是一套基于个人健康信息（体检数据和问卷调查资料）对个人现存健康风险和未来 5 年主要疾病发生的风险进行科学预测并提出相应改善建议的数据库系统。该系统是由国内著名医学机构的临床医学、流行病学和统计学专家在引进美国和英国疾病风险预测模型的基础上，结合我国近 20 年来大量的流行病学研究资料，运用先进的IT技术研究开发的成果。

该系统选择的风险评估疾病是目前影响我国人群健康且发病率呈上升趋势的主要疾病，包括恶性肿瘤（肺癌、胃癌、肝癌、大肠癌、乳腺癌）、糖尿病、高血压、脑卒中及冠心病等，未来还将增加其他的疾病种类。

健康风险评估系统是通过健康体检得到个人物理和生化检验数据，通过问卷得到个人目前健康状况、疾病史、家族史、饮食习惯、生活方式、社会行为和心理因素等方面的健康资料，在此基础上汇总和综合分析个人的健康状况和健康风险因素。根据疾病发生的原理，该系统将统计分析各种疾病发生的相关因素，运用国际权威的预测模型进行计算得出某种疾病5年内可能发生的概率，并将该概率与相近性别和同一年龄段的人群发生该疾病的概率进行比较。同时将个人某种疾病的现实概率与理想概率（减除可控性风险后）进行比较，促使个人改善健康风险因素。

健康风险评估系统对个人健康体检有良好的补充作用。该系统将客户体检指标与目前健康状况、疾病史、家族史、饮食习惯、生活方式、社会行为和心理因素等内容进行综合分析与评估。通过该系统评估后，体检者将得到个性化的健康信息提示和疾病风险预测报告，使他们能够清楚地了解到自己的健康状况及今后5年内患某种疾病的可能风险。

健康风险评估可以有以下好处。

1. 更早 WHO 明确指出，60%慢性疾病的发生与不良的生活方式密切相关，健康风险评估将从源头调查这些疾病发生和发展的风险因素，并对这些疾病的发生风险进行预测，使经过评估者更早地知道潜在的健康风险，同时在专业人员的指导下，采取科学、合理的改善与运动措施。

2. 更全面　健康危险因素评价将从个体的生活方式、疾病史、家族史、心理因素及体检数据等多方面调查和分析，对其目前的健康状况做出全面、科学的评估。

3. 更贴切　健康风险评估将用通俗易懂的语言来解读体检者的健康，同时根据体检者的健康状况，制订个性化的饮食与运动指导计划，指导体检者改善不良的生活方式和饮食习惯，科学膳食、合理运动、真实的感受健康评估带来的好处。

4. 有助于开展全面健康管理，提高管理效率，降低服务成本　各评估系统大多集成了包括手机短信、电子邮件和 Call Center 等技术，方便医患沟通，同时其卓越的群体管理功能使得健康管理的效率更高，降低了医生的工作强度。

5. 时段性评估　经过指导后的评估对象如果在相关的各个方面都有足够重视，并努力按专家建议去遵守执行，患此病的风险会有所降低。另外，相同数值在不同种类的疾病风险中具有相同的警示程度，如患肺癌的风险为 55%，患糖尿病的风险为 55%，就表明这两种疾病在评估对象身上都已具备足够的发病条件，如果不及时参与健康管理，发病只是时间问题。

第五章　卫生服务评价

每个人从出生到死亡都会遇到各种致病因素的影响而遭遇疾病，基于对健康的渴望，在此时获得相应的卫生服务以维护其健康成为当务之急。然而，在实际生活中，有的人利用了卫生服务，有的人未获得所需要的卫生服务，有的人对获得的卫生服务不满意，或获得的卫生服务没有满足其健康的需要。为什么会出现这些不同的情况，究其原因是卫生服务所涉及的各个方面在其中发挥了不同的作用，这些方面涉及卫生服务的供方、需方和第三方（如决策方、医疗保险公司等）及其相互之间的关系，以及可能影响三方面之间关系的各种因素，因此对卫生服务从多个方面做出评价尤为必要。卫生服务作为影响健康的重要因素之一，对健康的影响与其他因素相比有一定的特殊性，为了更好地评价卫生服务因素对人类健康的影响，发展了卫生服务评价。卫生服务评价主要是从卫生服务需要、卫生服务利用、卫生人力资源三个方面进行评价，并通过比较三者之间的关系进行综合评价。

随着医学模式的转变，单纯依靠生物医学成就、先进的疾病防治技术和方法，已不能保证取得满意的工作效果和提高人群健康水平，还必须与时俱进地调整与改进医疗卫生服务系统的组织结构、功能及工作方式方法，还必须有适宜的卫生服务计划，以及实施、评价管理技术，才能充分发挥生物医学技术与方法的作用，提高卫生服务的效益和效果。卫生服务研究对象和内容的不断扩展，以及其研究成果对改进卫生服务所发挥的重要作用，是适应卫生服务社会化和现代化的一个必然趋势。在当今卫生服务研究领域，世界各国普遍关注的三个问题是：①提高卫生服务的普及程度和居民接受卫生服务的能力，即保证卫生服务利用的社会公平性；②控制医药费用，提高卫生服务的社会效益和经济效益；③改进卫生服务质量，提高居民健康水平和生活质量。认真研究这三个问题对妥善解决居民“看病贵，看病难”问题、促进我国卫生事业科学发展有着十分重要的现实意义。实际上，保证卫生服务的公平性、提高卫生服务的效益、改善居民生活质量从而改善健康状况也是卫生服务研究追求的永恒主题。

卫生服务研究的根本目的是为了科学合理组织卫生事业，以有限的卫生资源尽可能地满足广大居民的卫生服务需要，从而提高居民的健康水平和生活质量，改善社会卫生状况。卫生服务研究分为宏观和微观两个方面，广泛采用比较的方法，重点研究卫生服务需要、卫生资源供给、卫生服务利用三者之间的关系，研究人群卫生服务需要量和利用率水平及其影响因素，从而为各级政府和相关职能部门提供合理配置、有效使用的卫生资源，科学组织的卫生服务，以及制订卫生工作方针、计划、策略、政策的指导原则、基本程序和工作方法。

第一节　卫生服务需要的测量与分析

一、与卫生服务需要相关的概念

卫生服务要求（want of health service）是指居民希望获得医疗或预防保健服务以增进

健康、摆脱疾病、减少致残的主观愿望，不完全是由自身的实际健康状况所决定。居民的卫生服务要求可以从两方面来体现：一是公众对政府卫生、环保等相关部门和机构的希望、要求和建议等。例如，在报纸、杂志、广播、电视节目中经常看到和听到公众对改进社会卫生工作的呼声、反应和关注的焦点问题。二是可以在专门组织的健康询问调查中收集居民的卫生服务要求。例如，在一项农村卫生服务抽样调查中所收集到的 19 万多居民意见中，43%的居民呼吁降低医疗费用，11%希望增添医疗设备、提高技术水平，6%要求向农村输送高质量的医疗卫生人员，4%希望卫生部门改善服务态度。农村居民的意见集中反映了他们希望能够得到经济、有效及高质量的医疗卫生服务的意愿。

卫生服务需要（health services need）主要取决于居民的自身健康状况，是依据人们的实际健康状况与“理想健康状态”之间存在的差距而提出的对医疗、预防、保健、康复等卫生服务的客观需要，包括个人觉察到的需要、由医疗卫生专业人员判定的需要及个人未认识到的需要三部分。个人觉察到的需要是指人们主观上认为自己患了疾病或为了预防疾病应该获得某种服务。个人未认识到的需要是指当一个人实际存在某种健康问题或患有疾病时，并未察觉或并不认为应该就医。医疗卫生专业人员判定的需要是指从消费者健康状况出发，在不考虑实际支付能力的情况下，由医学专业人员根据现有的医学知识，分析判断消费者应该获得的卫生服务及其数量。它们之间有时是一致的，有时是不一致的。只有当一个人觉察到有卫生服务需要时，才有可能去寻求利用卫生服务。如某个人实际存在健康问题或患有疾病，但尚未被觉察，通常不会发生寻求卫生服务的行为，这种情况对其健康是极为不利的。发现未觉察到的卫生服务需要，最有效的方法是进行健康教育和人群健康筛检，以确定哪些是已经觉察到的需要，哪些是还没有被觉察到的潜在需要，这无论对于医疗服务还是预防保健工作都具有积极的意义。

卫生服务需求是指消费者在一定时期内，一定价格条件下愿意而且有能力购买的卫生服务量。卫生服务需求的形成有两个必要条件：一是消费者有购买卫生服务的愿望；二是消费者有支付能力。由于卫生服务是一类特殊的消费品，其生产需要消耗大量的物化劳动和活劳动，消费者或第三方在获得卫生服务时必须支付相应的物质消耗和人力消耗的费用。也就是说实际卫生服务利用需要消费者有获得卫生服务的愿望和需要，同时还要有支付卫生服务费用的能力。

二、卫生服务需要的测量与分析

卫生服务需要是居民实际健康状况的客观反映，通常可以通过对人群健康状况的测量与分析来掌握人群的卫生服务需要，包括需要量的水平、范围和类型等。反映人群健康状况的指标很多，包括疾病指标、死亡及其构成指标、残疾指标、营养与生长发育指标、心理指标、社会指标，以及由这些指标派生出来的复合指标，如生存质量指数、健康期望寿命、无残疾期望寿命、伤残调整生命年等。目前常用疾病指标和死亡指标来反映人群的卫生服务需要。

在死亡指标中，婴儿死亡率、孕产妇死亡率和平均期望寿命是综合反映社会发展水平、居民健康水平及医疗卫生保健水平的敏感指标，因而常用这三项指标反映一个国家或地区居民的卫生服务需要量水平。如果某个地区人口的婴儿死亡率和孕产妇死亡率高，而平均期望寿命低，则可说明该地区居民的健康状况差，保健水平低，卫生服务需要量大。此外，死因顺位及构成也是反映居民卫生服务需要量的重要指标。通过对死因顺位及构成的分析，可以找出危害居民健康的主要疾病和卫生问题，从而确定居民的主要卫生服务需要。当然，还可以结合居民的死亡年龄、性别、职业、医疗保障、受教育水平等进行单因素和多因素的深入分析。

（一）常用的测量死亡及其构成的指标

1. 婴儿死亡率（infant mortality rate，IMR） 是指某年平均每千名活产婴儿出生后不满 1 周岁死亡人数同出生人数的比率。一般以年度为计算单位，以千分比表示。在婴儿死亡率较高的地方，也有用百分比表示的。

$$婴儿死亡率=\frac{同年内不满1周岁婴儿死亡数}{某年活产总量}\times 1000‰$$

婴儿对外环境的抵抗能力差，婴儿死亡率是反映一个国家和民族的居民健康水平和社会经济发展水平的重要指标，也是死亡统计指标中较敏感的指标。本年登记统计的不满周岁死亡人数中，有一部分是上一年出生的，同本年出生人数口径不一致，致使计算结果不够精确，需要进行调整。最常用的简单调整方法是调整分母的出生人数。根据经验，在本年死亡的不满周岁婴儿中有 2/3 是本年出生的，1/3 是上一年出生的。

2. 孕产妇死亡率 是指从妊娠开始到产后 42 日内，因各种原因（除意外事故外）造成的孕产妇死亡均计算在内。由于其比例较小，因而分母多以万或 10 万计，即每万例或 10 万例活产中孕产妇的死亡数为孕产妇死亡率。

3. 平均期望寿命 又称期望寿命或预期寿命。X 岁时平均预期寿命表示 X 岁尚能存活的年数。刚满 X 岁者的平均预期寿命受 X 岁以后各年龄组死亡率的综合影响。出生时的平均预期寿命简称平均寿命。它是各年龄死亡率的综合，综合反映了居民的健康状况，是反映人群健康状况的综合指标。通过平均寿命的比较分析，可以衡量出该国家（或地区）居民的健康水平。

4. 死因顺位 将各大类或各项死因按其构成的百分比大小的顺序排列。它可以反映主要死因及各类死因顺位的变化。一个地区死因顺位的变化，可以反映出这个地区社会经济、环境和医疗卫生条件的变化。

5. 年龄别死亡率（age-specific death rate，ASDR） 也称为年龄组死亡率，指某年某年龄别平均每千人口中的死亡数。其公式为

$$年龄别死亡率=\frac{同年该年龄别死亡人数}{某年某年龄别平均人口数}\times 1000‰$$

ASDR 消除了人口的年龄构成不同对死亡水平的影响，故不同地区同一年龄组的死亡率可以直接进行比较。

6. 总死亡率 表示在一定时期内，某人群总死亡人数在该人群中所占的比例，是测量人群死亡危险最常用的指标。观察时间常以年为单位。

$$死亡率=\frac{某人群某年总死亡人数}{该人群同年平均人口数}\times K$$

死亡率是反映某人群总死亡水平的指标，用于衡量某一时期某一地区人群死亡危险性的大小。它既可反映一个地区不同人群的健康状况和卫生保健工作水平，也可为该地区卫

生保健工作的需求和规划提供科学依据。

7. 生存率　指接受某种治疗的病人或某病病人，经 n 年随访尚存活的病人数所占的比例。

$$生存率=\frac{随访满n年尚存活的病人数}{随访满n年的病人数}\times 100\%$$

生存率反映疾病对生命的危害程度，可用于评价某些病程较长疾病的远期疗效，常用于癌症、心血管疾病、结核病等慢性疾病的研究。

与疾病指标相比，死亡指标比较稳定、可靠，资料也比较容易通过常规登记报告或死因监测系统收集，并且可获得连续性资料。但是，死亡是疾病或损伤对健康的影响达到最严重时的结局，因而用死亡指标反映居民健康问题不敏感，还需要结合疾病指标进行分析，特别是在了解人群卫生服务需要中消耗资源最多的医疗服务需要时，疾病指标就显得更为重要。

8. 某病病死率　反映某病病人中因该病而死亡的频率。其公式为

$$某病病死率=\frac{因某病死亡人数}{同期某病病人数}\times 100\%$$

9. 死因构成　指全部死亡人数中，死于某类死因者所占的百分比，说明各种死因的相对重要性。其公式为

$$某类死因构成比=\frac{同年某类死因死亡人数}{某年死亡总人数}\times 100\%$$

反映居民医疗服务需要量和疾病负担的指标，主要由疾病发生的频率（度）指标和严重程度两类指标组成，通常需通过调查方能得到，如家庭健康询问抽样调查。

（二）疾病频率（度）指标

家庭健康询问调查所定义的“患病”是从居民的卫生服务需要角度考虑，并非严格意义上的“患病”，主要依据被调查者的自身感受和经培训的调查员的客观判断综合确定。常用的指标有以下几个。

1. 2 周患病率=调查前 2 周内患病人（次）数/调查人数×100%　我国卫生服务总调查将“患病”的概念定义为：①自觉身体不适，曾去医疗卫生单位就诊、治疗；②自觉身体不适，未去医疗卫生单位诊治，但采取了自服药物或一些辅助疗法，如推拿、按摩等；③自觉身体不适，未去就诊治疗，也未采取任何自服药物或辅助疗法，但因身体不适休工、休学或卧床 1 日及以上者。上述三种情况有其一者为“患病”。

2. 慢性病患病率=调查前半年内患慢性病人（次）数/调查人数×100%　我国卫生服务总调查将“慢性病”的概念定义为：①被调查者在调查的前半年内，经过医务人员明确诊断有慢性病；②半年以前经医生诊断有慢性病，在调查的前半年内时有发作，并采取了治疗措施，如服药、理疗等。两者有其一者为患“慢性病”。

3. 健康者占总人口百分比　即调查人口中健康者所占的百分比。“健康者”是指在调查期间无急、慢性疾病、外伤和心理障碍，无因病卧床及正常活动受限制，无眼病和牙病等情况的人。

（三）疾病严重程度指标

居民的医疗服务需要不仅反映在患病频率的高低，同时还表现在所患疾病的严重程

度。通常家庭健康询问调查了解的疾病严重程度并不是临床医学上的概念，而是通过询问被调查者在过去的某一个时期内患病伤持续天数和因病伤卧床、休工、休学天数来间接了解疾病的严重程度和对劳动生产力的影响，以及推算因病伤所造成的经济损失。常用的指标有以下几个。

2 周卧床率=调查前 2 周内卧床人（次）数/调查人数×100%。

2 周活动受限率=调查前 2 周内活动受限人（次）数/调查人数×100%。

2 周休工（学）率=调查前 2 周内因病休工（学）人（次）数/调查人数×100%。

2 周平均患病天数=调查前 2 周内患病总天数/调查人数。

此外，还有失能率、残障率、2 周卧床天数、休工天数、休学天数等。

从 1993～2013 年 5 次国家卫生服务总调查中城乡居民卫生服务需要量（表 5-1）可见，城市居民 2 周患病率、慢性病患病率、人均年患病天数均高于农村居民，而且基本上呈现上升趋势，而人均年休工天数、人均休学天数和人均卧床天数基本上低于农村居民。

表 5-1　我国城乡居民医疗服务需要量

指标	1993 年		1998 年		2003 年		2008 年		2013 年	
	农村	城市	农村	城市	农村	城市	农村	城市	农村	城市
2 周患病率（%）	12.8	17.5	13.7	18.7	14.0	15.3	17.7	22.2	20.2	28.2
慢性病患病率（%）	16.5	31.5	15.5	32.1	15.3	27.7	21.0	32.0	29.5	36.7
人均年患病天数（日）	25.7	38.9	29.3	42.8	27.1	32.2	37.2	47.9	48.5	68.3
人均年休工天数（日）	6.8	4.5	9.0	4.0	5.7	2.2	2.5	1.5	4.6	2.4
人均年休学天数（日）	2.1	3.0	2.5	1.8	1.4	0.9	1.2	0.8	0.8	0.5
人均年卧床天数（日）	3.2	3.2	3.1	2.5	4.4	4.6	5.0	4.3	4.7	4.1

资料来源：2008 年和 2013 年国家卫生服务调查分析报告

对于预防保健的需要量，通常可用传染病的发病率来反映。一般来说，传染病发病率高的地区居民对预防保健的需要量也是高的；反之则低。传染病发病资料一般可以通过疾病登记获得。

有研究认为，反映卫生服务需要的指标繁多而复杂，不能简单地测量人群需要的绝对值，只能衡量不同人群间、区域间医疗服务需要量的相对值。后来，有学者提出了“人群相对卫生服务需要”的概念，认为人群相对卫生服务需要为各区域间或各年龄组或性别组健康需要的相对强度，并要求资源的配置结构应与这一强度相一致。依据人群相对卫生服务需要合理配置卫生资源的研究，主要集中在一些医疗福利制的国家，如英国、瑞典和澳大利亚等，其中以英国为主要代表。20 世纪 70 年代，为了纠正资源配置中的不公平性，英国建立了以人群卫生服务需要为基础的卫生资源配置工作组（Resource Allocation Working Party，RAWP）。它鉴于卫生资金分配应建立在人口基础上，并按卫生服务需要差异和地域间卫生服务利用成本差异进行加权。因此，每个地区的人口被分成不同的年龄、性别组，这些群组被一个反映卫生服务需要的标准化死亡率（SMR）进行权重。由于不同年龄和性别的群组，在使用 NHS（英国国家医疗服务体系）资源上存在明显不同，1991 年后，开始引入年龄/费用曲线作为费用计算和加权的标准。每个地区的人口被分为年龄和性别 2 个群组。这些群组由一个粗的死亡率来进行权重。由于没有更好的指标存在，工作组只好建议使用疾病的标准化死亡率来代表人群的相对卫生服务需要。RAWP 理论研究的贡献主要有 4 点：一是定义了人群相对卫生服务需要的概念；二是提供了人群卫生服务需要不能进行绝对值测量的理论依据；三是确立了人群相对医疗服务需要时某个需要指标与人口权重的结果；四是从统计学方法上对需要变量的寻找提供了思路与线索。20 世纪 90 年代中期，针对该领域研究在实践中的困难及其研究方法中存在的问题，以英国约克大学经济学院为主的研究组，对前期系列工作进行了改进，他们通过对医疗卫生服务市场的分析，采用计量经济学的方法，确定了卫生服务需要的代表指标，如 0～74 岁人口标化死亡率、0～74 岁人口标化患病率等，尽力克服前期评估阶段中的一些统计学及其他方面的不足，组中的公式应比先前的方法更具权威性和合理性。

第二节　卫生服务利用的测量与评价

卫生服务利用（health services utilization）是指需求者实际利用卫生服务的数量（即有效需求量），是人群卫生服务需要量和卫生资源供给量相互制约的结果，直接反映了卫生系统为居民健康提供卫生服务的数量和工作效率，间接反映了卫生系统通过卫生服务对居民健康状况的影响，但不能直接用于评价卫生服务的效果。

卫生服务利用的资料主要来源于常规的卫生工作登记及报表。这类资料通常较易收集、长期积累、系统观察，但由于居民常在不同的地点利用卫生服务，仅根据卫生部门登记报告资料不易判断人群利用卫生服务的全貌。对家庭进行抽样询问调查可以比较全面地了解与掌握人群健康和卫生服务利用的状况。现阶段，卫生服务要取得满意的效果除了依靠社会经济大环境的改善之外，还需要依靠医疗卫生人员和群众两方面的主动性。医疗服务的主动性主要在于群众，预防保健服务的主动性主要在于卫生人员。卫生服务利用可分为医疗服务（包括门诊服务和住院服务）、预防保健服务及康复服务利用等。

一、门诊服务利用

掌握居民就诊的水平、流向和特点，分析其影响因素，可以为合理组织门诊服务提供重要依据。居民门诊服务利用的指标主要有 2 周就诊率、2 周就诊人次数或人均年就诊次数（可根据 2 周就诊人次数推算得到）、病人就诊率及病人未就诊率（反映就诊状况的负向指标）等，用来反映居民对门诊服务的需求水平和满足程度。

2 周就诊率=调查前 2 周内就诊人（次）数/调查人数×100%。

2 周病人就诊率=调查前 2 周内病人就诊人（次）数/2 周病人总例数×100%。

2 周病人未就诊率=调查前 2 周内病人未就诊人（次）数/2 周病人总例数×100%。

二、住院服务利用

反映住院服务利用的指标主要有住院率、住院天数及未住院率，可用于了解居民对住院服务的利用程度，还可以进一步分析住院原因、住院医疗机构与科别、辅助诊断利用、病房陪住率，以及需住院而未住院的原因等，从而为确定医疗卫生机构布局、制订相应的病床发展和卫生人力规划提供依据。

住院率=调查前 1 年内住院人（次）数/调查人数×100%。

人均住院天数=总住院天数/总住院人（次）数。

未住院率=需住院而未住院病人数/需住院病人数×100%。

通过比较 5 次国家卫生服务总调查城乡居民医疗服务利用量（表 5-2）可以发现：①在 1993～2013 年这 20 年间城乡居民的 2 周就诊率上下波动，与 2008 年相比，2013 年城市增加 0.6 个百分点，但农村减少 2.4 个百分点。②城乡居民 2 周病人未就诊率除 2008 年两者很接近外，1993～2003 年均是城市高于农村；与 2003 年相比，2008 年虽均有较明显减少，但无论城市还是农村仍约有 1/3 以上病人因种种原因未去看病。③城乡居民年住院率在 1993～2003 年基本稳定，但 2003～2013 年显著增加，2013 年分别约是 2003 年的 2.2 倍和 2.6 倍。④住院者平均住院天数农村明显少于城市，但呈现减少趋势且城市减少速度更快，已分别由 1993 年的 14.0 天和 30.0 天减少到 2013 年的 10.7 天和 12.5 天。⑤农村居民需住院而未能住院的比例由 1993 年的 40.6%下降到 2013 年的 16.7%，每 5 年下降约 6 个百分点；城市居民 1993～2008 年稳定在 26%～28%，但 2013 年比 2008 年显著下降 8.4 个百分点。

表 5-2　我国城乡居民医疗服务利用量

指标	1993 年		1998 年		2003 年		2008 年		2013 年	
	农村	城市	农村	城市	农村	城市	农村	城市	农村	城市
2 周就诊率（%）	16.0	19.9	16.5	16.2	13.9	11.8	15.2	12.7	12.8	13.3
2 周病人未就诊率（%）	33.7	42.4	33.2	49.9	45.8	57.0	37.8	37.3	–	–
年住院率（%）	3.1	5.0	3.1	4.8	3.4	4.2	6.8	7.1	9.0	9.1
住院者平均住院天数（天）	14.0	30.0	12.6	22.7	10.2	18.1	10.1	16.6	10.7	12.5
需住院而未住院率（%）	40.6	26.2	34.5	27.5	30.3	27.8	24.7	26.0	16.7	17.6

资料来源：2008 年和 2013 年国家卫生服务调查分析报告

2013 年 2 周新发病例未就诊率为 27.3%，显著低于 2008 年。对 2013 年未就诊原因分析发现，主要原因是自感病轻，占 69.8%；其次是因为经济困难，占 7.6%；由于就诊麻烦和没有时间而未就诊者分别为 5.2%和 4.5%。因经济困难未就诊的比例由 2008 年的 11.5%降至 2013 年的 7.6%；未采取任何治疗措施的比例由 2008 年的 10.6%降至 2013 年的 1.4%。对需住院而未住院的原因分析发现，2013 年需住院病人中有 7.4%因为经济困难未住院，显著低于 2008 年的 17.6%；2013 年城乡居民因经济困难而未住院的比例相近，分别为 7.2%和 7.5%。

三、预防保健服务利用

预防保健服务包括计划免疫、健康教育、传染病控制、妇幼保健等。与医疗服务相比，测量预防保健服务利用比较复杂。预防保健服务利用常发生在现场，资料登记收集有一定困难。有些预防保健服务利用率低，且又有一定的季节性，对少数人群进行一次性横断面调查常不易获得满意的结果。一般采取卫生机构登记报告和家庭询问调查相结合的方法收集资料，通过比较居民实际接受的服务与按计划目标应提供的服务量进行测量与评价。例如，1名孕妇应接受8次产前检查，结合某地孕妇实际接受的产前检查次数，可以评价这一地区围生期保健工作的质量。表5-3以5次我国卫生服务总调查中获得的部分妇幼卫生服务利用指标为例来说明我国城乡妇幼保健服务的一般特征。可以看出，城乡妇幼保健服务利用存在明显差别，但是这种差别在不断缩小，特别是到2013年，除了妇科检查率、平均产前检查次数外其他指标城乡基本持平。

表5-3 我国城乡居民妇幼保健服务利用

指标	1993年		1998年		2003年		2008年		2013年	
	农村	城市	农村	城市	农村	城市	农村	城市	农村	城市
妇科检查率（%）	16.4	47.7	–	–	29.8	48.9	43.3	56.6	42.8	51.4
产前检查率（%）	60.3	95.6	77.6	86.8	85.6	96.4	93.7	97.7	97.3	98.4
平均产前检查次数（次）	1.6	6.3	3.2	6.4	3.8	7.8	4.5	8.1	5.4	7.4
孕早期检查率（%）	24.2	63.5	50.9	70.2	54.7	69.9	63.2	73.8	–	–
住院分娩率（%）	21.7	87.3	41.3	92.4	62.0	92.6	87.1	95.1	95.7	96.8
在家分娩率（%）	76.6	10.7	55.9	6.5	33.9	4.2	9.9	1.2	1.6	0.8
产后访视率（%）	48.3	39.6	50.2	61.4	51.7	59.6	54.3	61.0	63.5	64.9
婴儿出生体重（g）	3180	3214	3270	3319	3293	3345	3284	3366	3313	3322
低出生体重率（%）	3.3	3.8	3.7	3.4	3.8	3.1	2.8	2.1	3.3	3.4
儿童预防接种建卡率（%）	56.0	89.2	91.8	97.3	87.3	94.7	97.8	98.4	99.4	99.4

资料来源：2008年和2013年国家卫生服务调查分析报告

家庭健康询问调查中有关预防保健服务的利用，通常询问一定时期内接受服务的种类和数量。如果服务项目是在全年内经常开展的工作，如妇女保健、儿童保健、健康教育和家庭访视等，以询问2周（或1个月，或半年）的结果来推算全年是可行的。预防接种、妇女病普查和某些传染病防治服务等只发生在一年内特定的若干月份，这时应询问在一年或若干年内接受服务的次数，而不宜询问在某个短时期内接受服务的次数，这一点在调查设计时应引起注意。

四、病人满意度评估

当前，我国医疗服务市场在国家政策的有力支持下逐步开放，正从过去的“卖方市场”转向“买方市场”；多点执业的推进，民营医院和外资医院的迅速发展，正逐渐消除技术壁垒，大医院的垄断地位将会被逐步打破，竞争愈演愈烈。医疗技术和设备配置发展至今日益同质化，医院要提升自身在本行业中的地位，除了要提高医疗技术和设备配置外，更要提高以管理、服务理念和水准为标志的核心竞争力。任何一间医院要想在竞争中获得一席之地，必须要满足病人的需求，与病人建立稳定、相互信任的和谐医患关系，而病人满意度管理与测量是其中不可或缺的一个关键环节。

医疗服务满意度（satisfaction with health care）包括两个方面：病人满意度（patient satisfaction，PS）和医院员工满意度。2005年曾有学者这样解释：医疗服务顾客满意度是指人们由于健康、疾病、生命质量等诸方面的需求，而对医疗服务产生某种期望，基于这种期望，对所经历的医疗服务进行的评价。由这个概念出发，医疗服务的研究对象是医疗服务的接受者，包括现实的顾客和潜在的顾客。现实的顾客主要指接受医疗服务机构所提供的健康咨询、疾病诊断、治疗和护理等临床医疗服务的人群；潜在顾客则包括在医院陪同或者看望病人的家属、亲友等，也包括健康人、亚健康人，甚至整个人群。例如，1961年，美国消费者研究公司向首次来美国梅奥医院就诊的病人进行了针对梅奥医院形象的调查。1962年该机构又开展了针对健康人群如何看待梅奥医院的调查。

Pascoe认为，病人满意度就是个人的就医经历与他的期望的满足程度。Corbin认为，病人满意度就是病人从医疗保健需求出发，对技术和设施等方面评价医疗和服务满足程度的结果参数。总之，它们是评价整个服务过程的满意程度。我国学者张超等认为，病人满意度就是病人在接受医疗服务过程中对医护人员、医疗技术、就医环境等的感受，以及对其经历的医疗保健服务过程的评价。

现在的病人有了更为广泛的要求，不仅是希望缓解症状、治愈疾病，还希望在医院里得到礼貌、尊重和同情；希望医护人员能用他们听得懂的语言解释有关事务；希望整洁的环境、可口的饭菜；甚至希望医疗行业能够像其他服务行业一样具有强大的互联网信息技术，能够随时随地进行网络预约挂号、检查结果查看、费用支付、病床预订服务等。

（一）医疗服务满意度测量产生的背景

在我国医药卫生体制改革的大趋势下，医院病人满意度管理应该日趋受到重视。

1. 医学模式的转变 使得人们对医疗服务质量和效果的评价不再局限于临床医学标准，而是逐渐开始重视病人就医的体验、期望、感受和评价。病人满意度作为适应医学模式转变的一种新的医疗服务质量评价方法是对传统医疗质量评价方法的补充和完善。它将病人就医时的体验和主观感受作为评价的内容和标准，体现了以病人为中心的思想。

2. 医院监管的要求 随着我国医改的不断深入，“以人为本”的意识正在各级行政部门生根发芽，在发展和谐社会的大环境下，医院顾客满意度成为考量政府对医院监管水平和社会稳定和谐程度的一个重要指标。

3. 医疗市场竞争的加剧 随着医疗服务市场的进一步开放，基本医疗保障制度全面覆盖城乡居民，城市社区卫生服务网络日渐完善，农村和基层卫生服务实力加强，民营资本、外资、合资医院以其管理和资金优势，逐步参与我国的医疗服务市场竞争，病人选择医院的积极性和主动性大大提高，对公立医院产生较大冲击，形成医疗服务市场竞争新格局，传统的不同机构医疗服务的差异化逐渐缩小，要想获得长足的发展，以病人满意为导向的医疗服务势在必行。

4. 病人需求的改变 病人需求的改变体现在医疗服务的需求内容、需求层次、需求内涵的变化上。需求内容从传统的单纯治疗疾病向预防、医疗、保健、康复全方位拓展；医疗服务的需求层次从基础服务到特需服务再到个性化服务。需求内涵从只关注对病人躯体器质性疾病的治疗到综合考虑病人心理、社会、精神、文化和环境因素的整体性治疗和护理。

5. 病人满意度直接影响医院收益 医疗行业的很多研究表明，就医病人满意和医院的收益存在一定的正相关关系。病人满意意味着更高的服务质量和员工满意，会加强医疗机构的社会竞争地位。

（二）医疗服务满意度测量

梳理国内外病人满意度现有研究成果，病人满意度的测量方法是一个主要的研究方向。早期国外的病人满意度测量工具都是针对护理服务设计的。1957 年，Abellah 等开发了国际上第一个用于评估护理服务满意度的测量工具（patient satisfaction with nursing care checklist，PSNCC）。1975 年，美国的 Risser 研制了用以测量社区医疗服务机构的护理服务病人满意度测量工具。之后，国际上有大量的病人满意度量表被开发和应用。

病人满意度测评分析技术属于方法学层面。根据分析目的，可以分为两类，一类是对病人满意度量表的心理特征测评的数理统计学分析方法，该内容已经在生命质量的测量部分详细叙述，此处不再讲述。另一类是用以测评病人满意度水平及其相关变量之间关系的统计方法，常见的有 t 检验、方差分析、秩和检验、聚类分析、多元逐步回归分析、KANO 模型分析、重要性矩阵分析、Logistic 回归等。近年来，时间序列分析和准实验研究也被用于测评满意度，如从时间序列上的顾客满意度研究主要有满意度与利润率的研究和动态消费模型研究。

医院员工满意度的研究始于 1969 年美国学者 Smith 等创建的工作描述指数（the job descriptive index，JDI），它是一个通用的工作满意度测量工具。1967 年，明尼苏达大学工业关系研究中心的 Weiss 等基于工作适应理论编制了明尼苏达满意度量表（Minnesota satisfaction questionnaire，MSQ）。1974 年，美国学者 McCloskey 研制了专门测量临床护士工作满意度的量表。1990 年，Mueller 和 McCloskey 对此进行了修订，使其发展为 MMSS 量表（McCloskey/Mueller satisfaction scale，MMSS）。1975 年，Hackman 等编制了工作诊断调查表（job diagnostic survey，JDS），可测量员工的一般满意度、特殊满意度和内在工作动机，还可测量员工的特征及个人成长需求强度。1997 年，Speator 等研制了工作满意度量表（job satisfaction survey，JSS），用于评定员工对工作的态度。

1985 年 Parasuram、Zeithaml、Berry 创立的 SERVQUAL 模型已被各地广泛用于顾客满意度研究，后被诸多学者引入到病人满意度测评领域，该模型认为顾客感知服务质量的高低取决于服务过程中顾客实际感觉与服务期望值间的差异程度。Trevor 等从医疗服务中影响病人满意的因素出发，构建了医疗服务病人满意度模型，提出了提高病人满意度的途径。Jielv 等基于美国顾客满意度指数模型，构建了包括病人期望、医院形象、感知价值、病人满意、病人忠诚、病人抱怨 6 项隐变量 14 条因果关系的住院病人满意度模型。

在我国，刘桂英等在 2005 年基于国外顾客满意度模型的研究，建立了包括顾客预期、感知质量、感知价值的 3 个病人满意起因变量，顾客信任、顾客忠诚的 2 个病人满意的效果变量，以及包括顾客满意度在内的结构变量，是顾客满意理论在我国医疗服务行业中的应用尝试。顾海基于美国顾客满意度理论（ACSI），构建了结构变量，包括约束条件、顾客期望、感知质量、感知价值、顾客满意；结果变量，包括顾客忠诚和顾客抱怨的医疗服务病人满意度模型。刘莎在 2013 年基于美国顾客满意度模型（ACSI）和我国顾客满意度模型（CCSI），构建了含有医院形象、质量期望、质量感知、价值感知、病人满意和病人忠诚 6 个潜变量的大型综合性医院病人满意度指数模型。

由此可见，国内外学者对病人满意度指数模型研究大多基于经典顾客满意度理论。笔者认为，病人不同于商品市场服务中的顾客，主要表现在医务人员与病人对医学知识及相关信息掌握不对称，病人在服务过程中处于被动地位，医疗服务的高风险、高期望等特征，致使病人对医疗服务技术、设备、质量等诸多方面的认知及判断能力有限，易受情感、疾病困扰、社会舆论等因素的影响。因此，病人满意度测评在借鉴顾客满意度理论的基础上有必要深入系统地分析患者认知、情绪及社会心理等有限理性因素对病人满意度的传导机制，进一步完善理论模型的构建。

（三）医疗服务满意度评价量表

20 世纪 90 年代国外使用较多的是 Ware 等研制的 PSQ 量表，其从医疗服务的可及性、资金花费、资源可利用性、医疗服务连续性、医务人员的业务能力和品质、医务人员的人道主义、总满意度、保健效力 8 个维度测定病人满意程度。1995 年 Grogan 等研制了通科诊所服务的病人满意度量表，该量表由护理服务、与医务人员的关系、感知的时间 3 个部分组成。2002 年美国医疗保险与医疗补助服务中心和卫生保健与质量管理局联合研发了涵盖病人在住院期间核心体验内容的 HCAHPS 量表，该量表涵盖了与医生和护士的沟通、医院员工响应性、疼痛管理、药物信息、出院信息、医院环境、对医院的整体满意程度及是否愿意向他人推荐这家医院 8 个维度。综上所述，国外的病人满意度量表多数从技术水平、便利程度、治疗费用、就医环境、社会效应和治疗结果等方面进行测评。但这些量表内容各有侧重，条目繁简不一，被国际广泛使用且权威的量表并不多见。

20 世纪末，我国学者在病人满意度量表及指标体系设计方面做了大量研究。1998 年陈平雁等以广州市 3 所综合医院 900 例出院病人为调查对象，初步研制了包括入院过程、花费、医生服务、伙食供应、辅助科室服务、护理、治疗结果、医疗环境与设施 8 个方面的住院病人满意度量表。2003 年张澄宇等建立了一套包括就医环境、服务技术、服务态度、服务项目、服务流程、服务结果、投诉处理和诊疗费用的门诊病人满意度测评指标体系。2005 年张超等研制了包括救护车服务、治疗结果与费用、医生服务、辅助科室服务、护理服务、知情权、就医环境、等待时间 8 个因素共 26 个条目的综合医院急诊病人满意度量表。2006 年蒋海燕等从环境质量、医疗服务质量、医疗设备和药品齐全度、医疗费用和医院公关形象 5 个方面构建了病人满意度评价指标体系。2011 年严慧萍等通过对出院病人回访信息挖掘，构建含服务态度、服务效率、服务水平、就医环境、服务流程、医患沟通、医疗收费和医德医风 8 个方面共 25 个条目的出院病人满意度测评指标体系。

从文献梳理中发现，国内外现有测评量表及指标体系存在 2 个方面的问题：首先是病人满意度评价指标未进行理性分析和筛选，对指标的选取缺乏客观决策过程，病人对如医疗服务技术、医疗服务质量、医疗费用、知情权、诊疗效果等方面的评价仍然易受到认知水平及有限理性因素的影响；其次是缺乏人文特色服务指标，包含全程服务、差异化服务、医患关系、医院文化等方面。

病人满意度测评对于提升医疗服务质量、减少医患纠纷、构建和谐医患关系具有重要意义，因此病人满意度测评在医院管理当中得到了广泛的应用。根据病人满意度调查对象的不同范围可分为门诊病人、住院病人、急诊病人和社区病人的满意度调查。石景芬等在查阅相关文献的基础上，根据门诊病人就诊选择的普遍倾向和门诊就诊流程的体验重点，在借鉴顾客满意度模型的基础上，结合医患关系实际情况，编制出了一套专门测评门诊病人满意度的调查问卷（表 5-4）。

表 5-4　门诊病人满意度测评量表

变量	题项代号	题目
感知品牌	HB1	对医院总体印象
	HB2	对医院满足其就医需求的期望
	HB3	医院的技术和服务符合最初的期望
医护技术和态度	SA1	医生易于接近沟通，态度亲切
	SA2	医生的医疗技术高超，值得信赖
	SA3	护士易于沟通，态度亲切
	SA4	护士的操作技术熟练
	SA5	医生能耐心倾听您的病情并仔细诊察
医患沟通	DPC1	医务人员向您提供多种治疗
	DPC2	医务人员认真负责，随叫随到
	DPC3	反映意见非常方便，并能得到及时解答
环境设施	CF1	来该医院就医交通便利
	CF2	各楼层有清楚明确的指示牌和广告牌
	CF3	门诊空间宽敞、干净整洁
	CF4	该医院挂号方便
感知价值	HV1	目前对治疗效果满意
	HV2	相比您花的钱，您感觉该医院的医疗服务值得
	HV3	相比您接受的服务，您认为该医院的各项费用合理

赵明利等构建了与我国当前优质护理服务工作和责任制整体护理模式相适应的住院病人满意度指标体系（表 5-5）。

表 5-5　优质护理服务住院病人满意度指标体系

一级指标	权重	二级指标	权重	三级指标	权重
环境设施	8	环境	6	病房安静有序	3
				病房整洁舒适	2
				地面干燥平整	1
		设施	2	卫生间、走廊有扶手	1
				标志清晰温馨	1
专业技能	35	基础护理	5	床位清洁舒适	1
				卧位舒适	1
				按护理级别和自理能力，提供相应的生活护理	3
		技术水平	8	护理技术操作娴熟	3
				操作前，耐心解释配合的注意事项	1.5
				操作中关心病人不适	1
				各种护理技术操作一次成功	1.5
				操作失误时，及时补救	1

续表

一级指标	权重	二级指标	权重	三级指标	权重
专业技能	35	病情观察	10	了解病人病情	1
				按护理级别主动巡视	2
				重视病人提供的信息	1
				及时发现病情变化	2
				及时反馈病情变化的信息	1
				及时响应信号灯	2
				提供有效帮助	1
		健康教育	7	入院教育	0.5
				疾病相关知识	1
				告知用药、检查、手术、饮食等相关知识及注意事项	1.5
				康复指导	0.5
				出院指导	0.5
				提供书面或其他形式的健康教育材料	1
				用病人容易理解的方式沟通交流	2
		疼痛护理	5	经常评估病人疼痛程度	2
				尽力采取护理措施减少病人疼痛	3
人文关怀	26	以人为本	13	合理的护理服务流程	6
				采取护理措施时，征询病人意见	2
				理解病人的感受及需求	5
		尊重病人	13	礼貌友好	2
				采用病人喜欢的称谓	1
				耐心倾听病人的诉说	4
				班次交替时，主动向病人自我介绍	1
				对病人信息保密	3
				暴露性操作时提供遮挡	2
病人安全	18	病人身份识别	8	三查七对	6
				使用腕带	2
		安全措施到位	10	告知安全注意事项	2
				正确无误地执行治疗与护理	5
				需要时，加用床档	1
				接触病人前后洗手	2
综合评价	13	对责任护士工作满意度			5
		总体护理服务满意度			8

第三节　卫生服务需要与利用的相关性分析

一、卫生服务需要与利用的关系

卫生服务需求是由需要转化而来。理论上讲，如果人们的卫生服务需要都能转化为需求，需求就有可能通过对卫生服务的实际利用得到满足，但是现实情况并非如此。一方面，人们可能由于种种主观和客观的原因，不能或没能使需要转化为需求而未去寻求卫生服务；另一方面，由于卫生资源有限、配置不合理，以及存在服务质量差、效率低的现象，导致卫生服务需求难以得到完全满足。实际满足与否及其满足程度取决于卫生服务的供给量。当供给量大于需求量（供大于求）时，需求将会得到满足。但供大于求时，往往会导致卫生资源利用不足，如人员、床位、仪器设备等的闲置造成的利用效率低下；当供给量小于需求量（供不应求）时，需求不可能得到全部满足，就会出现等待就诊、等待住院及得不到规范服务的现象。为了改善广大居民卫生服务利用的能力和公平性，需要政府及有关职能部门在发展整个社会经济大环境的同时，通过建立适宜的健康保障制度、合理配置卫生资源、控制医疗卫生服务价格、提高服务效率和质量、杜绝不良的就医和行医行为、开展公众健康教育和健康促进活动等措施和方法，使人们合理的卫生服务需要能更多地转化为需求，才能在卫生资源投入不变的前提下最大程度满足人们的需求。

1. 测算目标人群卫生服务需要量和利用量　假设 2 周内一次性横断面抽样调查的结果对全年有代表性，通过采用 2 周指标平均值乘以 26（1 年按 52 周计），再除以调查人数，就可得出全年患病、休工（学）及卧床人数或天数、因病伤门诊和住院人次数，以及医药费用等。2 周抽样调查结果从时间上延长可以测算全年卫生服务需要量和利用量，从调查人群可以推论一个区域内总人群的卫生服务概况（表 5-6）。但是，由于疾病与就诊指标存在明显的季节性变动，用 2 周抽样调查结果来推算居民全年疾病发生的频率、严重程度及医疗卫生服务利用情况会存在一定的偏差。如果能够在一年内抽样调查若干次或采用连续性抽样调查方法，一年内由调查员连续进行资料收集，计算出的居民卫生服务需要量和利用量指标就更能准确地测算全年目标人群卫生服务需要量和利用量的水平及其变动规律。

表 5-6　2003 年我国居民卫生服务需要量、利用量和费用主要指标的测算

指标	测算程式	测算结果
卫生服务需要量		
年患病人次数	13 亿×0.143×1.05×26	50.8 亿
年患慢性病人数	13 亿×0.1233	1.6 亿
年患病总天数	13 亿×28.42×1.05	387.9 亿
劳动力人口年休工总天数	13 亿×0.700×5.0×1.05	47.8 亿
学生年休学总天数	13 亿×0.1797×1.3×1.05	3.2 亿
居民年卧床总天数	13 亿×4.42×1.05	60.3 亿

续表

指标	测算程式	测算结果
卫生服务利用量		
年因病伤就诊人次数	13 亿×0.1338×26×1.05	47.5 亿
其中：各级各类医院	47.5 亿×0.529	25.1 亿
基层医疗卫生机构	47.5 亿×0.471	22.4 亿
病人中：未就诊人次数	50.8 亿×0.489	24.8 亿
自我医疗人次数	50.8 亿×0.357	18.1 亿
年住院人次数	13 亿×0.036	0.47 亿
年住院手术人数	0.47 亿×0.314	1476 万
需住院而未能住院人次数	13 亿×0.0152	1976 万
未能住院者因经济困难的人数	1976 万×0.700	1383 万
住院者住院总天数	0.47 亿×12.6	5.9 亿
卫生服务费用		
居民年支付医疗保健费用	13 亿×288	3744 亿元
年病人门诊就诊总费用*	47.5 亿×37.0	1757 亿元
年住院者住院总费用	0.47 亿×3544	1666 亿元

* 测算门诊就诊总费用时采用的是对数均数

2. 为合理配置卫生资源提供依据 根据患病人数可以估算门诊服务需要量，根据因病伤休工及卧床人数可以推测需住院人数，为分析医疗服务需要量提供依据。人群患病率、休工率及卧床率指标不仅可以计算医疗服务需要量，还可以进一步计算病床需要量和医务人员需要量，作为设置病床、配备人员和分配经费的依据。

3. 计算疾病造成的间接经济损失 每人每年因病伤休工天数乘以人均产值或利税，再乘以该地区总人口数，可以得出因病休工而引起的间接经济损失数。

需要指出的是：现阶段在制订卫生规划时，应同时考虑需要和需求，要对不同地区、不同时期、不同领域及不同类型和层次的卫生服务区别对待，既要保证城乡居民获得基本的卫生保健服务，体现社会公平，又要适当地引入市场机制，提高卫生资源的配置效率和效益。例如，对于基本的医疗卫生服务，在农村地区尤其是贫困地区，群众支付能力较差，需要难以转变为需求，主要靠国家提供保障，在制订卫生规划时要更多地考虑需要；对于超出基本医疗卫生服务的一些特殊服务，完全可以依据需求制订卫生规划。此外，制订不同时期卫生计划的依据也应有所侧重。一般来说，短期卫生发展计划可相对多地考虑需求，而长期卫生发展规划则应更多地考虑需要。

二、影响卫生服务需要与利用的因素

研究影响卫生服务需要与利用的因素对于发现高危人群（包括病人），确定疾病防治重点，有针对性开展健康教育和健康促进活动，合理组织卫生服务，有效发挥卫生资源的作用，提高卫生服务社会公平性有重要意义。居民自身的健康状况是影响卫生服务需要与利用的决定因素。凡是影响居民健康和社会卫生状况的各种因素，都可直接或间接地影响居民的卫生服务需要和利用，主要影响因素有以下几点。

1. 人口数量及其年龄性别构成　在其他因素不变的情况下，服务人口数越多，卫生服务需要量和利用量越大。一般来说，老年人的患病率高，其卫生服务利用量也大；由于女性有月经期、妊娠期、产褥期、哺乳期和更年期等特殊生理，女性对卫生服务需要的时间跨度及对门诊和住院的利用量要多于男性。

2. 社会经济因素　不仅可以直接影响居民健康状况，而且可以通过卫生服务间接地对居民的健康产生影响，不同的社会经济发展水平是造成不同国家或地区居民健康水平差异的一个重要原因。第五次国家卫生服务总调查结果显示，2013 年低收入人口 2 周患病率和慢性病患病率均高于全人口，特别是在农村地区；低收入人口 2 周就诊率和因病住院率略高于全人口，但是需住院未住院比例显著高于全人口，并且更倾向于利用基层医疗机构。可见，低收入人口卫生服务需要和利用程度高，但是未被满足的需要相对也较高。

3. 文化教育　受教育水平高者的预防保健意识、疾病自我认识能力及有病早治的愿望要强于受教育水平低者。从短期看，这会增加卫生服务需要，但最终仍将会降低卫生服务需要和利用。家庭健康询问调查中，城市居民自报的患病率往往高于农村居民，这与城市居民的受教育水平相对较高、对疾病的自我认识能力相对较强有关。

4. 卫生服务质量及设施　提高服务质量可以缩短医疗时间，提高治愈率，进而减少病人对卫生服务的需要和利用。积极开展预防保健服务的成效在短期内可能不会明显改变人群总的卫生服务需要量，但从长远来看，预防保健工作奏效了，疾病就会得到控制或减少，就势必会减少卫生服务需要量和利用量。此外，在一个缺医少药的落后地区，居民获得规范的卫生服务量势必也是很低的。

5. 医疗保险　国内外许多研究结果都表明，享受不同程度医药费减免者在利用的医疗卫生机构级别及其利用量方面存在明显不同，医保者利用较高级别医疗卫生机构服务的比例、就诊率、住院率、住院天数及医药费用均明显高于自费医疗者，而且医保者能够获得定期的免费健康检查或疾病普查的机会，有助于及时发现潜在的不良健康问题。我国有三类基本医疗保险制度，分别是城镇职工基本医疗保险、城镇居民基本医疗保险和新型农村合作医疗。按不同医疗保险类型分析，由患病率所测量的认识到的卫生服务需要从城镇职工基本医疗保险、城镇居民基本医疗保险和新型农村合作医疗依次递减；住院率城镇职工基本医疗保险最高，城镇居民基本医疗保险最低；选择较低级别医疗卫生机构进行门诊和住院的比例从城镇职工基本医疗保险、城镇居民基本医疗保险和新型农村合作医疗依次递增，次均住院费用依次递减（表 5-7）。

表 5-7　2013 年我国不同医疗保险覆盖居民的卫生服务需要和利用

医疗保险类型	2 周患病率（%）	2 周就诊率（%）	基层医疗机构就诊比例（%）	住院率（%）	县级及以下医疗机构住院比例（%）	次均住院费用（元）
城镇职工基本医疗保险	38.3	13.4	54.4	11.2	53.9	12 467
城镇居民基本医疗保险	23.6	12.4	65.7	7.1	68.1	10 013
新型农村合作医疗	19.7	13.3	81.3	9.0	86.3	6 638

6. 气候地理条件　某些疾病的好发往往具有明显的季节性和地域性，从而影响居民的卫生服务需要和利用。例如，夏秋季易发消化系统疾病，冬、春季易发呼吸系统疾病和心脑血管疾病，克山病、血吸虫病等地方病和寄生虫病也只有在特定的气候地理条件下易于

发生。

7. 行为心理 对疾病的发生发展及转归有明显作用，吸烟、饮酒是两个最为突出的实例。同样，行为心理因素对就诊、住院也有影响。

8. 婚姻与家庭 有配偶者对医疗服务的需求少于独身、鳏寡及离婚者，即使患病住院，有配偶者可以减少住院次数或缩短住院时间。有时家庭的护理照料可以代替一部分医院治疗，多人口家庭可以减少医疗服务需求，特别是对缩短住院天数更为明显。

当然，影响卫生服务需要与利用的因素远非以上所述，还包括生物遗传、职业、社会地位、卫生政策、人口流动、交通、宗教信仰、风俗习惯、生活方式等众多因素。恰当运用多因素分析方法，将有助于从众多可能的影响因素中找出主要因素，认识它们内在的多元性联系，从而实施有效的干预措施，改善卫生服务状况，提高人群健康水平。

第四节　卫生人力资源的分析与评价

卫生人力、经费、设施、装备、药品、信息、知识和技术是卫生资源的重要组成部分。一个国家拥有的卫生资源总是有限的，社会可能提供的卫生资源与实际需要总是存在一定的差距，有时甚至是很大的差距。合理配置和有效利用卫生资源是卫生服务研究的一项基本任务。

一、卫生人力资源

卫生人力资源（health human resource）是卫生资源中最宝贵且具活力的一种资源，是制订与实现卫生发展规划的重要组成部分。卫生人力是指经过专业培训、在卫生系统工作、提供卫生服务的人员，包括已在卫生部门工作和正在接受规范化医学教育和培训的人员。卫生人员的数量、结构和分布是世界范围内卫生人力发展研究中最受关注的问题。

1. 数量 可用绝对数和相对数表示。绝对数表示卫生人力实际拥有量。为了表达不同时期、不同地区卫生人力的水平，通常用相对数来表示，如用每千人口医师数或每名医师服务人口数表示。2014 年，我国每千人口卫生技术人员数为 5.56 名，其中每千人口医师 2.12 名、注册护士 2.20 名。2015 年，我国各类卫生机构人员配置情况见表 5-8。

表 5-8　我国 2015 年各类卫生机构人员配置情况

机构分类	机构数量	执业（助理）医师（人）	注册护士（人）	医护比
医院	27 587	1 692 766	2 407 632	1∶1.42
基层医疗卫生机构	920 770	1 101 934	646 607	1∶0.59
专业公共卫生机构	31 927	230 880	178 255	1∶0.77
其他机构	3 244	13 555	8 975	1∶0.66

2. 结构 反映卫生人力的质量。卫生人力作为一个人才群体，合理结构应包括以下 3 个方面。

（1）年龄结构：年龄是衡量人员工作能力、技能和效率的综合指标。合理的年龄结构有助于发挥不同年龄层次人员的长处，保持卫生人力的延续性和稳定性。

（2）专业结构：不同专业人员提供不同的服务。我国卫生专门人才中，医学专业占 70%

左右，中医药专业占15%，药学专业占5%，预防医学专业占4%左右；口腔、儿科、营养、检验、影像、生物医学工程及卫生管理的专业人才严重不足，护理专业人员也缺乏。2013年，我国医生与护士的比例为1∶1，护士与人口数之比为1∶488。而发达国家医护之比为1∶2，护士与人口数之比为1∶（140～320）。

（3）职称结构：职称反映一定的技术水平。在一个人才群中，不同职称人员应有合适的比例。如果只有一种类型人才，即使水平很高，工作效率也不一定很高。我国高、中、初三级卫生技术人员的比例约为1∶3.2∶8.3，而WHO推荐的中等发达国家标准为1∶3∶1。

3. 分布　从地理分布来看，发达国家与发展中国家之间卫生人力存在严重不平衡状况。发达国家每10万人口拥有1000名卫生技术人员，而在发展中国家每10万人口只有200多名卫生技术人员。在一个国家内部，卫生技术人员的地理分布也存在不平衡状况，大多数集中在城市，广大农村普遍缺少（表5-9）。

表5-9　我国各地区卫生资源配置情况

指标	年份	卫生资源数量				卫生资源占比（%）		
		全国	东部	中部	西部	东部	中部	西部
医疗机构床位数（万张）	2009	441.66	182.81	139.09	119.75	41.39	31.49	27.12
	2014	660.12	261.03	209.09	190.01	39.54	31.68	28.78
卫生技术人员数（万人）	2009	553.51	243.66	171.39	138.46	44.02	30.96	25.02
	2014	757.98	334.83	221.43	201.72	44.17	29.22	26.61
基层医疗卫生机构数（万个）	2009	88.22	32.08	29.20	26.94	36.36	33.10	30.54
	2014	91.73	33.24	29.51	28.98	36.24	32.17	31.59
医院数（万个）	2009	2.03	0.78	0.64	0.61	38.42	31.53	30.05
	2014	2.59	0.99	0.76	0.84	38.23	29.34	32.43
医疗卫生机构总资产（亿元）	2009	17 451.08	9635.03	4192.17	3623.88	55.21	24.02	20.77
	2014	29 054.27	14 382.52	7640.47	7031.28	49.50	26.30	24.20

二、卫生人力需求量测算

卫生人力规划是建立在对未来卫生人力需要量、供应量及拥有量进行科学预测的基础上。卫生人力供应不是临时准备就可以得到，而是长期培养的结果，卫生人力规划显得尤为重要。卫生人力需求量预测是从现阶段居民对卫生服务的实际需求出发，科学合理地测算各类卫生机构为满足这种需求所需的卫生人力，为卫生人力资源发展目标的确定提供依据。随着医疗保障全面覆盖和公共卫生服务均等化等政策的出台，使得被经济因素制约的卫生服务需求得以释放，使居民对卫生服务的需求大大提高，对科学地预测卫生人力资源的需求提出了新的挑战。

从社会和经济发展、科技进步、劳动力发展等多种因素出发，研究卫生部门在目标年间需要卫生人力的数量和质量就是卫生人力需求量预测。卫生人力需求量预测常用的研究方法包括卫生人力需求法、卫生人力与人口比值法和任务分析法等经验预测方法，以及趋势外推法和多元回归等统计分析方法。卫生人力与人口比值法和任务分析法适用于在技术和资源配置水平较稳定的机构中，进行短期卫生人力预测，但是预测结果主要是从医疗供方角度出发，难以考虑需求方的需求状况。趋势外推法和多元回归等统计分析方法主要是利用机构多年来人力配置量或结构的变化情况，拟合未来的人员数量或结构状况，从而对人类需求量做出预测，这类方法对数据质量的要求较高，而且测算结果可能受到社会经济人口等多种因素的影响，并不适合在医改政策调整或人群需求变化较大的时期使用。这里主要介绍以下几种方法。

1. 卫生需要法 是建立在人群生物学和专家意见基础上，根据人群卫生服务需要量和卫生人力的生产效率来预测卫生人力需求量的方法。该方法从伦理学角度看人群需要的卫生服务及保证每位病人得到符合标准的卫生服务，但使用这个方法具有一定难度。需对各类疾病分别确定需要的卫生服务的标准，以及卫生人力的生产效率等。计算公式为

$$\text{未来卫生人力需求量} = \frac{P \times C \times V \times T}{W}$$

式中：P 表示目标年期间人口数；C 表示平均一年内每人患病次数；V 表示年内平均每位病人需要得到卫生服务的次数；T 表示平均每次卫生服务需要卫生人力花费的时间；W 表示年内每名卫生人力提供卫生服务的总时间。

为了保护人群健康，应该提供的服务项目及其服务的量，根据服务的数量计算卫生人力需要量。若 1 名孕妇需要接受 8 次产前检查，需在每 1000 名孕妇中配有 1 名产科医师、3 名助产士和 4 名卫生员，才能满足围生期保健的基本需要。

该方法的优点是从人群的健康和生物学需要出发来提供卫生服务，不考虑社会经济等因素对接受服务的制约，是一种理想的卫生人力需求模式。其缺点是没有考虑患病和患病后与就诊之间的关系，以及社会经济与医疗制度等因素对居民医疗利用程度的影响。专业人员对卫生人力需要量的预测是在资源不受制约的条件下做出的判断，与实际情况会有很大差距，因此计算出的卫生人力需要量只能是粗略的估计。

2. 卫生需求法 是建立在人群生物学和人群实际需求基础上的卫生人力资源预测方法，即预测能够满足居民卫生服务需求时所需要的卫生人力。人们选择利用卫生服务时常受到经济、时间、交通等因素的影响，满足人们实际需要的（由人群决定的）服务比满足理论需要的（由卫生专家决定）服务更重要。例如，某地卫生服务调查发现，平均每人每年就诊 2.8 次，而有病应该去看病却没有去就诊的每人每年 2.1 次，几乎近一半的人有病而没有去看病，其原因包括：①医生停诊不看病；②带的医疗保险证明不全医生不接诊；③经济困难；④去医院看病困难太多如交通不便等，无法去看病；⑤病程太短；⑥工作太忙没时间；⑦年龄太大，无人陪同；⑧其他原因等。如果围绕人群需求为核心这一理念出发，可以作如下计算：

$$\text{未来卫生人力需求量} = \frac{P \times C \times R \times T}{W}$$

式中：P、C、T、W 含义同上述卫生需要法，R 表示年内每位病人实际得到服务的次数。

卫生需求法建立在有效需求即卫生服务的实际利用上，根据过去和现在的实际服务需求量，考虑到未来一定时期内影响需求量的各种因素，计算出未来的服务需求量，再推算出卫生人力需求量。

吴妮娜等在预测北京远郊区县社区卫生服务机构人力配置时，依据居民对卫生服务的需求，采用卫生需求法，测算医生的需求量，在文献研究和专家咨询的基础上，确定医生与其他岗位人员配置的比例，测算不同岗位的人员配置需求量，该研究将居民就医流向分

为门诊30%、60%和90%首诊在社区3个比例，代表对基层医疗服务利用的较低、中等和较高三种水平，分别测算不同利用水平下的卫生人力需求量，结果如表5-10所示。

表5-10 各区县在不同社区卫生服务利用水平时每千人口卫生技术人员需求量

区县	较低利用水平		中等利用水平		较高利用水平	
	总数（人）	每千人口数（人/千人）	总数（人）	每千人口数（人/千人）	总数（人）	每千人口数（人/千人）
M县	90	0.72	217	1.73	314	2.51
S区	220	1.56	303	2.15	417	2.95
D区	456	2.35	438	2.26	568	2.93
F区	504	1.28	775	1.97	1066	2.71
合计	1270	1.49	1733	2.03	2365	2.77

3. 服务目标法 是根据国家社会体制、经济发展水平、人群对卫生服务的需求及卫生事业发展水平，由决策者和专家来确定服务目标，即提供给人群的卫生服务数量和质量，然后预测卫生人力需求量。制订了服务产出量目标，卫生人力需要量即可计算。如已知1名医生1年内能提供5000人次门诊服务，则根据门诊服务的总量，即可计算出需要医生数量。服务目标法也可从卫生人员的产出量提出，也可从人群需求量提出，如住院率、住院床日数、年人均门诊次数等。有了服务需求量目标，结合卫生技术人员产出量目标，可以得出卫生人力需要量。公式为

$$未来某类专业卫生人力需求量=\frac{P \times V \times a}{Q}$$

式中：P 表示目标年人口数；V 表示服务量标准[次/（人·年）]；a 表示某类专业卫生人力提供服务的比例；Q 表示某类专业卫生人力年标准产出。

4. 卫生人力-人口比值法 应用方便，国际上应用较多，关键的问题是如何确定合理的卫生人力-人口比值。计算方法是

未来卫生人力需求量=卫生人力-人口比×目标年人口数。

任何方法预测得到的卫生人力需求量都可换算成卫生人力-人口比。

例如，李慧超等在2013年采用卫生人力-人口比值法对北京市的卫生人力需求进行了预测，其中历年卫生人力-人口比值=当年卫技人员总数/当年人口数，具体数据如表5-11和表5-12所示。

表5-11 2004～2011年北京市医疗机构卫生技术人员实际值与预测值

年份	实际值（人）	预测值（人）
2004	112 630	112 630
2005	115 540	119 953
2006	122 813	127 752
2007	134 526	136 058
2008	144 167	144 904
2009	154 545	154 326
2010	165 085	164 360
2011	175 046	175 046

表 5-12　2012～2020 年北京市不同层级医疗结构卫生技术人员预测值

级别	人员类别	2012 年	2015 年	2020 年
三级	卫生技术人员（人）	70 485	80 758	101 314
	执业（助理）医师（人）	23 154	25 729	30 674
	注册护士（人）	33 855	40 838	55 820
	医护比	1∶1.46	1∶1.59	1∶1.82
二级	卫生技术人员（人）	48 644	58 030	77 868
	执业（助理）医师（人）	17 612	20 120	25 118
	注册护士（人）	22 280	28 707	43 797
	医护比	1∶1.27	1∶1.43	1∶1.74
一级	卫生技术人员（人）	35 962	47 411	75 152
	执业（助理）医师（人）	15 299	21 144	36 255
	注册护士（人）	12 343	18 269	35 115
	医护比	1∶0.81	1∶0.86	1∶0.97

卫生人力-人口比值法简单易行，通俗易懂，主要用于结构单纯、卫生服务量比较稳定的指标，如床位配置、人力资源配置和大型医疗设备配置。但由于计算过程中未引入服务的概念，难以了解卫生人力内部结构及提高产出量和改善工作效率等在人力规划中的作用。此外，选用不合适的卫生人力-人口比值作为预测标准，可能对人力政策产生不利影响。

5. 标准工时法　适用于公共卫生、预防保健等专业人力需求量预测。具体步骤为：首先根据我国有关规定和卫生工作条例，确定各项服务内容和服务量；接着计算各类卫生技术人员完成每一项服务需要所花费的工时；然后计算每一类卫生技术人员年人均提供的有效工时。公式为

$$\text{某专业卫生人力需求量}=\frac{N\times I\times B\times H}{Y}\times P$$

式中：N 表示某项服务的对象数；I 表示规范完成率；B 表示标准基本工时；H 表示 1+路途时间系数；P 表示 1÷路途时间系数；Y 表示某类卫生技术人员年人均提供的有效工时。公式中的路途时间是卫生人员前往工作地点所发生的时间，由于公共卫生、预防保健等卫生人员常需要进行调查与走访，工作中的路途时间将是占用工时的一个重要因素，在计算时需要考虑其大小。路途时间系数就是在综合考虑卫生人员所花费的平均路途时间的基础上，需要额外增加的卫生人员的倍数。

6. 工作任务分析法　就是工作分析法，此方法是卫生人力资源开发与管理最基本的研究方法，也是卫生人力规划的基本方法。工作任务分析法是对组织中各工作职务的特征、规范、要求、流程，以及对完成此工作人力的素质、知识、技能要求进行描述的过程，其结果是完成工作描述和任职说明。

工作任务分析是对组织中某个特定工作职务的目的、任务或职责、权利、隶属关系、工作条件、任职资格，特别是工作的重要性等相关信息进行收集与分析，以便对该职务的工作做出明确的规定，并确定完成该工作所需要的行为、条件和卫生人力的过程，包括两方面的内容：①确定工作的具体特征，称为工作描述，具体说明工作的物质特点和环境特

点，主要解决工作内容与特征、工作责任与权力、工作目的与结果、工作标准与要求、工作实践与地点、工作岗位与条件、工作流程与规范等问题；②找出工作对任职卫生人力的各种要求，称为任职说明，主要说明担任某项职务的卫生人力必须具备的生理要求、心理要求，以及知识、技能要求。

三、卫生人力需求和供给预测模型及工具

各种卫生人力预测方法都可以得出相应的结果，预测结果取决于选择的方法，在上述各种人力资源预测方法的基础上，世界很多机构开发了卫生人力需求和供给预测模型及工具，常见的有以下几种。

1. WHO卫生人力需求和供给预测模型及工具　1998年WHO组织Hall等专家研制了WHO 卫生人力需求和供给预测模型，并开发了相应的软件包。软件简单易用，以卫生人力-人口比值法、卫生人力需要法和服务目标法等方法为基础，根据不同国家技术条件和政策程序不同，提供了不同的选项。目前该软件工具已开发至3.0版本，在供给预测时采用详细的流入-流出分析；在需求预测中设计了中心模块（包含15个输入和输出表格）、经济分析模块、服务分析模块和人力分布模块等，且在供给和需求预测中就可进行经济可行性分析。

Lexomboon 等 1997 年就利用该预测模型和工具对泰国口腔医生未来的需求和供给预测进行了研究。有学者认为该方法比较适合一个国家或地区内某一个部门或某一个卫生子系统的卫生人力规划，但不太适合做微观机构及范围太小的规划。另外，在实践中需要在是否引入更多重要变量和模型的简化程度之间权衡。

在该模型基础上，Hornby 又开发了 The Keele 区域卫生人力模型，新模型提供了更详细的人员需求类别分解，也更加适用省级区域的卫生人力战略规划。

2. 基于服务目标的卫生人力预测工具（the service target staffing projection tool，STSPT）这一方法可以根据某一个明确的卫生服务项目具体目标，输入各类变量信息，预测完成所需要培养和招聘的卫生人力数量并预估其成本。只要数据充足，该方法可以用于某一区域内完成某项卫生服务所需的卫生人员的数量预测，也可以用于某个国家或区域整个卫生系统所有卫生人力的需求预测。

STSPT 的步骤包括：第一是输入各种背景变量信息；第二是输入直接变量信息，即与预测过程直接相联系的一些指标数据，包括用于卫生服务的人员数量、规划期内人员损耗信息，以及工资、津贴支出及相关培训费用等成本信息；第三是通过计算得到输出变量值，除了研究区域卫生人员需要数量和缺口、卫生人力-人口比值外，还有招聘需求、培训需求及成本、人员年增加量、预测各年份人员需要量及人员工资支出等。

运用 STSPT 时，在预测期间可能会出现的卫生机构增设、升格或降级、退出，某类特殊卫生人员（如卫生研究人员、管理人员）的增加或减少，以及涉及的成本信息，如为了吸引卫生人力到偏远地区工作的经济性激励政策所增加的成本都应该纳入。

3. WWPT 模型和 WPRO/RTC 模型　WWPT（WPRO workforce projection tool）是WHO 西太平洋区卫生人力预测模型和工具，主要用于某国家或地区某类卫生人力的总体需要量规划。通过该软件，可以找出特定卫生人力的缺口及弥补该缺口的成本，并方便地进行不同种类卫生人力间的比较和辅助决策。

WWPT 工具的步骤包括：第一步，参数设定，输入地区及预测职业等背景信息。其中

依据不同国家或地区的特点设定了公平性因子（即权重），一般参考人类发展指数（贫困线）、民族或种族因素（少数民族人口占比）及经济统计数据（GDP 实际增长率）来确定。第二步，输入职业种类、基年存量、损耗率、该类人力-人口比值、当前工资和培训成本等。第三步，输入年毕业医学生情况和往年经费增长情况。第四步，形成某一类卫生人力预测报告、不同卫生人力间预测比较分析报告和总体预测报告。

WPRO/RTC 是由 WHO 西太平洋区的区域培训中心提供的另一个软件工具，目前已经在非洲、亚洲和加勒比地区的国家应用。由于该方法最初是为一些岛国而开发的，因此该方法被认为更加适用于人口数量较少、预测的卫生人力种类也较少的国家或地区。

4. IHTP 模型和 UNDP-IH 模型 IHTP 模型是 WHO 开发的用于特定干预政策目标实现的资源规划方法和工具，设计初衷是针对千年发展目标。其理论基础是卫生服务目标法。IHTP 是为了确保某个国家或区域实现一个特定的卫生干预项目所有需要的卫生资源可以充分获得而开发的一种综合的资源规划方法和工具。将卫生服务需要、疾病情况、病人人口学和临床特征，以及卫生人力资源需要、可得性和限制因素及相关资本条件和技术管理能力综合于一个工具当中，形成了给定资源的成本-效果框架，可以对干预项目所需要的卫生人力、医疗设备、药品和机构等卫生资源进行规划、配置、使用和管理。

在吉尔吉斯斯坦、莫桑比克和纳米比亚等国的前期试验基础上，IHTP 方法目前也已应用于刚果、墨西哥、南非、乌克兰及法国等国家。

联合国开发计划署综合健康模型是 2007 年基于 VBA 语言开发的 Excel 表格应用。与 IHTP 工具类似，也是为了支持应用国家规划实现与健康相关的千展目标所需要的卫生资源。针对千年发展目标，相关国家可以通过对提供综合性的公共卫生资源需要量（包括卫生人力资源）进行相应的预测和成本分析。

5. Capacity Plus 开发的 iHRIS Plan 工具 iHRIS Plan 工具是由 Capacity Plus（原称 Capacity Project）在美国国际开发署资助下开发的，基于 Linux 开源的一套卫生人力资源信息系统。由于采用开源模式，这一工具可以根据不同国家或地区甚至机构情况进行定制和修改，为卫生部门的领导者提供卫生人力信息追踪、管理和规划功能。iHRIS 帮助人力资源匮乏的国家收集和利用高质量的卫生人力数量、技能、资质及分布地区等数据，提出卫生人力匮乏问题并协调卫生和其他部门共同解决。自 2007 年发布第一个版本以来，目前已发展为综合卫生人力信息管理解决方案，供各国卫生部和卫生服务机构选择（称为 iHRIS Suite）。其中 iHRIS Qualify 关注卫生人力许可和认证；iHRIS Train 是卫生人力岗前和在岗培训信息管理工具；iHRIS Plan 和 iHRIS Retain 则是用于卫生人力规划不同内容的工具。

目前，非洲、亚洲和美洲中部地区超过 18 个国家正在运用 iHRIS 来管理各国卫生人力，还有一些国家正在积极计划铺开应用这一管理系统。尽管该工具设计之初是为了帮助发展中国家，发达国家如澳大利亚和加拿大也曾引入这一工具。

6. 基于工作量分析的 WISN 工具 与其他工具不同，WISN（workload indicators of staff need）是基于某个国家或区域某类（或某个）卫生机构中不同种类卫生人力实际工作量大小，定义标准工作量，以此来判断各类卫生人力的配置情况和需求量的一种方法。WISN 工具由 WHO 于 1998 年开发，于 2010 年推出最新版本的指南和软件工具。与传统的卫生人力规划方法不同，该方法以卫生工作者实际工作量调查数据为基础进行准确核算，也用于卫生人力资源管理。

WHO 还开发了 WISN 软件工具，可以计算出不同职业类别的卫生工作者完成现有的工作其人员的短缺或富余情况（WISN 差值），同时可以判断出该类卫生工作者的工作量压力大小（WISN 比值）。

WHO 协助肯尼亚、加纳、刚果、博茨瓦纳、埃及和卢旺达等国实施了国家层面的研究实践，有效提升了这些国家的卫生人力规划和卫生人力资源管理水平。其他国家如坦桑尼亚、乌干达、纳米比亚、南非和印度等国也有学者运用 WISN 进行了卫生人力需求研究。

无论哪一种规划模型或工具均是建立在基本规划理论基础之上，受多种因素影响，要清楚理解卫生人力规划的方法结构。无论是应用数理统计技术进行预测研究，还是运用不同模型和工具进行规划实践，都要认识这些方法或工具的理论基础、假设条件和纳入变量情况。

不同模型和方法针对的规划目标或情景不同，应选择适合国情的工具方法。经过一些国家的早期实践和持续优化，这些模型方法和工具从理论到软件应用都越来越成熟。但在应用时需要注意工具的目标、适用情景及局限性。尤其是不同国家的数据统计情况各有差异，有些工具必须在改进数据收集基础上才能有效应用，如 iHRIS 和 WISN 等。而且由于采用历史数据，大多数工具都不能顾及卫生系统改革的变化，如建立分级诊疗体系要求在新的卫生需求情况下调整基层卫生机构人员的配置，应用时还需考虑这类变化。

这些规划工具在卫生系统相对并不复杂的发展中国家应用较为广泛和深入，在我国可以首先应用于省级及以下区域的某类卫生机构中，逐渐拓展范围。例如，WISN 卫生人力规划工具，可以用于微观卫生服务机构，也可以用于某区域内进行各类人员需求判断。

而 IHTP 等模型以千年发展目标为基础，目前已不太适合我国应用。另外，开源的 iHRIS 已经开发为较为完整的信息管理系统，可以在二次开发基础上进行应用。为了适应国情和保证数据安全，还可以研发具体的卫生人力规划模型和工具。

卫生人力规划要做到“远规划、早行动、勤更新”。进行卫生人力规划，应该在中长期规划的基础上，发现可能问题，并及时采取政策行动。而且卫生人力规划是一个持续性的循环过程，一般利用卫生系统或机构历史数据来计算人力需求，如在规划年份中出现较大变化，则需要注意周期性的数据更新和调整。另外，最好将规划工具与医院信息系统和区域卫生信息系统连接使规划成果应用最大化。

四、卫生人力供给量预测方法

卫生人力供给量是指根据卫生人力产出、损失和使用在一定时间里卫生人力资源真正可获得的量及其特征。影响卫生人力增加的因素为：院校教育的毕业生和受培训的新成员的增加，人员返回工作岗位，从其他单位、部门、地区或国家调入的人员；影响卫生人力损失的因素为：非正常死亡，正常退休，提前退休（残疾、疾病、孕妇等），调到卫生部门的另一机构、卫生部门以外的机构、其他地区或移居国外；在职学历教育、转岗培训与职称晋升，可同时影响到卫生人力资源的流入与流出。一个大学水平的卫生人员，通过在职学历教育获得研究生学历，就相当于一个大学水平的卫生人员流出和一个研究生水平的人员流入，因此，在职教育是一种改善卫生队伍学历结构的有效方式。

卫生人力供给量预测需要的资料为：现有卫生人力资源的年龄、性别、专业类别、技术职称、专业学历与学位、毕业年限、机构类型和地理位置，全日工作或部分工作，逐年流入的毕业生数量和其他各类卫生人力数量，逐年流出的卫生人力数量等卫生部门、人事部门和组织部门的资料。另外，还需要教育部门的相关资料及国家有关的卫生人力的政策，如晋升政策、就业政策、工资待遇政策、退休政策等。如果获得的资料不全面或缺乏，可以通过问卷和面谈的方法进行个人调查。

卫生人力供给量预测方法是从计算现在卫生人力供给量开始，加上期望所增加的量，如分配毕业生、调入卫生人力、被返聘的离退休人员等，再减去预期损失的量，如死亡、离退休和调出等。预测方法有以下几种。

1. 寿命表法 计算卫生人力损耗是使用工作寿命表来完成的。工作寿命表可以计算由于各种原因如非正常死亡、提早退休、调离或病残等离开工作岗位人力数量，从而为计算损耗提供确切的基础。但是要得到这方面的资料比较困难。

2. 队列研究法 是通过对过去毕业生群组的纵向追踪来计算损耗率。这种方法计算损失是随着时间而变化的。如 1985 年有 1000 名护理毕业生，分别追踪 1990 年、1995 年、2000 年、2005 年还有多少人从事护理工作，从而计算损耗率。

3. 计算每年的损失率 规划者根据逐年累计的资料，推算由于各种因素引起的每年损失率。在资料不足的情况下可以粗略地推算，假设在过去一段长时间内某地区西医医生数量稳定在 1000 人，医生平均的工作时间是 25～65 岁共 40 年，1000 名医生的年龄分布和总的医生平均年龄分布相一致，那么 1000 名医生中平均每年有 25 名医生由于各种原因损失。40 年以后 1000 名医生几乎没有留下继续工作的，可以算出每年损失率平均为 2.5%。

4. 根据变动率预测卫生人力供给量 卫生人力供给量受流入和流出两方面的影响，根据历史的流入、流出规律，计算变动率，然后预计将来流入、流出会有什么变化，对变动率进行调整，得出规划年期间的可能变动率。

$$变动率=\frac{流入卫生人力数-流出卫生人力数}{起始年卫生人力数}\times 100\%$$

例如，骆达等在 2012 年采用平均增长率法预测了 2015 年天津市卫生人员供给量（表 5-13）。

表 5-13 2015 年天津市各类人员供需情况

人员类别	供给量	2015 年需求量	人员供需差距
执业（助理）医生数	33 529	36 770	–3 241
护士数	31 650	36 770～44 124	–12 474～–5120
管理人员数	10 778	10 527	251
妇幼保健人员数	1983	1911	72
疾病控制人员数	1694	3520	–1826

常用的卫生人力规划方法和实践比较见表 5-14、表 5-15。

表 5-14　目前国际常用的卫生人力规划方法、模型和工具

分类	理论方法	预测技术和数学模型	开发的软件和工具
需求预测	卫生人力-人口比值法；卫生服务需要法；卫生服务需求法；服务目标法；基于卫生机构的方法	定性方法：Delphi 专家咨询法、名义小组讨论法等 定量方法：时间序列分析、灰色模型法、趋势分析、回归分析、Meta 分析、计量经济学方法、生产函数法、系统动态分析、神经网络、马尔可夫链等技术、组合预测模型、医院模式规划法、人力设施和人力床位比值法、工作负荷比法	WHO 卫生人力需求和供给预测模型、WPRO/RTC 模型、WWPT 工具、IHRIS Plan 工具等 UNDP 综合卫生模型、STSPT 工具等 WISN 工具等
供给预测	存量人力工作量和工作活动分析：在册人员和相当全时工作量、生产力水平 未来医学毕业生预测（定量和定性方法） 人员发展和流动：流入和流出分析		专业结构组合（Skill mix）分析、人员流动分析

表 5-15　主要经合组织国家卫生人力规划实践比较

国家	内容（或模型）	方法	覆盖的职业类别	负责机构
澳大利亚	澳大利亚卫生人力（2025）	需求（卫生服务需求法）、供给（存量-流量模型）	医生、护士、助产士	澳大利亚卫生人力局（2009 年成立）
比利时	BHMP 数学规划模型（2004～2034）	卫生服务需要法	医生	比利时规划委员会
加拿大	1. HRH 规划模型（2000～2025） 2. 以需要为基础的注册护士仿真模型（2007～2022） 3. 安大略基于人群需要的医生仿真模型（2008～2030）	1. 卫生服务需求法 2. 卫生服务需要法 3. 卫生服务需要法	1. 医生、护士 2. 注册护士（不包括全科护士） 3. 安大略省的医生	1. 卫生部和各省（区）联合负责 2. 加拿大护士协会 3. 安大略卫生和长期保健部
智利	公共部门专科医生需求评估（2009～2012）	卫生人力-人口比值法	公立医院的专科医生	卫生部（世界银行协助）
丹麦	医生供给预测（2010～2030）	存量-流量模型	医生	国家卫生局预测委员会
芬兰	经济系统人力规划（2008～2025）	一般均衡模型	各经济行业人才	财政部下属的经济研究院
法国	1. 医生统计预测 2030 2. 护士统计预测 2030	卫生人力-人口比值法	医生、护士	卫生部研究和评估理事会
德国	1. 护理人员预测（2005～2025） 2. 急救医生规划指南	1. 卫生服务需求法 2. 卫生人力-人口比值法	1. 护士、助产士 2. 急救医生	1. 联邦统计局等 2. 联邦联合委员会
爱尔兰	卫生人力规划定量工具（2008～2020）	情景分析法	26 个岗位的卫生人员	卫生部委托机构
以色列	医生和护士规划（2009～2025）	卫生人力-人口比值法	医生、护士	医生和护士规划委员会
意大利	区域专科医生分布	各省区可以不同	22 个卫生岗位	各省区为单位，卫生部、教育部
日本	1. 未来卫生人力需求评估（2007～2025） 2. 医生需求/供给模型（2005～2040） 3. 护士需求和供给（2011～2015）	1. 卫生服务需要法 2. 卫生机构法（公立机构）和卫生服务需求法（私立机构） 3. 专家咨询法	1. 医生、护士、长期保健工作者 2. 医生 3. 护士和助产士	1.社会安全厅下属国家委员会分会 2. 卫生、劳动和福利部 3. 各辖区
韩国	卫生人力需求供给未来展望（2010～2025）	卫生服务需求法	15 个卫生岗位	健康福利研究院

续表

国家	内容（或模型）	方法	覆盖的职业类别	负责机构
荷兰	卫生人力规划模型（2010～2028）	卫生服务需求法（卫生服务研究院开发的模型）	执业医生、口腔医生、药师等	卫生人力规划咨询委员会
挪威	卫生保健和社会服务模型（2010～2035）	卫生服务需求法	健康和社会服务领域的所有卫生人员	统计局
瑞士	1. 急救医生的需求与供给预测 2030 2. 卫生人力的现状和未来前景 2020	卫生服务需求法	1. 急救医生 2. 医生、护士、医技	无专门部门 各学会和研究机构
英国	未来英国卫生人力的战略思考（2011～2040）	情景分析法	医院医生、全科医生	人力情报中心
美国	1. 临床医生预测模型（2010～2030） 2. 医生需求供给预测的开源模型	1. 卫生服务需求法 2. 供给采用基于主体的模型法，需求采用卫生服务需求法	1. 医生、护士、助产士 2. 医生	1. 国家卫生人力分析中心 2. 北卡罗来纳大学卫生服务研究中心

第五节 卫生费用的分析与评价

研究卫生服务领域内经济活动的特征及规律，对合理分配卫生经费、提高卫生服务的经济效益有重要意义。卫生费用有广义和狭义两种概念。广义的卫生费用是指一定时期内为保护人群健康直接和间接消耗的社会资源，包括一切人力、物力和财力的消耗，以货币来计量；狭义的卫生费用是指在一定时期内为提供卫生服务直接消耗的经济资源。通常所指的卫生费用是指狭义的卫生费用。

卫生费用研究的内容包括：卫生服务过程中需要多少资金，卫生费用的构成和特点，卫生费用的分配和使用是否公平合理，卫生服务需要、卫生资源和卫生服务利用之间是否相对平衡，费用的来源和流向，影响费用的因素及变动趋势，卫生费用增长的原因等。

1. 卫生费用来源 我国卫生费用主要来源于国家、社会和个人。例如，各级政府预算拨款的卫生事业费；工矿企业从福利基金按职工工资总额的一定比例用于城镇职工医疗保险的费用，农村集体公益金中提取的合作医疗费用；医保者支付的门诊挂号费、某些药品费，以及按一定比例由病人支付的医药费；自费病人就诊支付的医药费等。

2. 卫生费用分类 卫生费用可分为直接卫生费用和间接卫生费用。直接卫生费用是指利用卫生服务而支付的费用，包括病人就诊支付的各种服务费、化验费、药费及材料费等；间接卫生费用包括因病误工的工资、车旅费、营养费、照顾病人的误工工资等。间接费用不是卫生费用研究的重点，但在进行费用效益分析时，为了全面衡量因伤病造成的社会经济损失，必须全面计算直接费用和间接费用，才能对卫生服务的投入与产出做出全面的评价。从卫生服务角度，还可将卫生费用分为医疗服务费、预防保健费、妇幼卫生费、医学教育费及科学研究费等。

3. 卫生费用评价指标

（1）卫生总费用占国内生产总值百分比：说明一个国家或地区投入卫生事业的资金数量，反映政府对卫生工作的支持程度及全社会对国民健康的重视程度。自 20 世纪 90 年代以来，发达国家卫生费用占国内生产总值的比例一般在 6%以上，少数发达国家（如美国、加拿大、瑞典等）超过 10%。我国卫生费用呈历年增加的趋势，但卫生费用占国内生产总值的比例偏低，而且卫生费用结构不合理，反映出我国卫生事业发展尚未与经济社会同步协调发展。

（2）人均卫生费用：说明一个国家或地区卫生费用的人均水平，是分析与评价不同国家或地区人群卫生费用消费公平性的一个重要指标。

李相荣等分析了2010～2015年我国卫生总费用的筹资水平（表5-16）。

表5-16　2010～2015年我国卫生总费用筹资水平

年份	卫生总费用（亿元）	卫生总费用占GDP比值（%）	人均卫生费用（元）
2010	19 980.39	4.89	1490.10
2011	24 345.91	5.03	1807.00
2012	28 119.00	5.26	2076.70
2013	31 668.95	5.39	2327.40
2014	35 312.40	5.55	2581.70
2015	40 974.64	6.05	2980.80

（3）政府财政预算卫生支出占卫生总费用百分比：反映各级政府对卫生工作的资金投入力度，是进行卫生费用筹资结构分析的一个重要指标。

（4）卫生事业费占财政支出百分比：反映一个国家或地区财政部门对卫生事业发展的支持和重视程度。

（5）卫生各部门的投资比例：反映卫生费用在各级各类医疗卫生机构中是否得到了合理的分配（表5-17）。

表5-17　2010～2015年我国卫生总费用筹资构成

年份	卫生总费用	政府卫生支出		社会卫生支出		个人卫生支出	
	（亿元）	费用（亿元）	构成比（%）	费用（亿元）	构成比（%）	费用（亿元）	构成比（%）
2010	19 980.39	5732.49	28.69	7196.61	36.02	7051.29	35.29
2011	24 345.91	7464.18	30.66	8416.45	34.57	8465.28	34.77
2012	28 119.00	8431.98	29.99	10 030.70	35.67	9656.32	34.34
2013	31 668.95	9545.82	30.14	11 393.79	35.98	10 729.34	33.88
2014	35 312.40	10 579.24	29.96	13 437.75	38.05	11 295.41	31.99
2015	40 974.64	12 475.28	30.45	16 506.71	40.28	11 992.65	29.27

（6）门诊和住院费用构成：反映医疗机构内部费用分配和使用的特征。一般来说，小医院药品费用所占比重较大；大医院诊治的病人病情复杂，使用辅助诊断手段和昂贵的检查仪器，辅助检查的费用较多。医疗机构级别越高，辅助检查费用所占比重越大，药品费用所占比重越少。

例如，赵璇等研究分析了北京市"十二五"期间卫生总费用机构流向，数据如表5-18所示。

表5-18　2011～2015年北京市卫生总费用机构流向构成　（单位：%）

年份	医院	基层医疗卫生机构	药品及其他医用品零售机构	公共卫生机构	卫生行政医疗保险管理机构	其他卫生机构	合计
2011	66.04	7.22	18.27	4.28	1.11	3.17	100.00
2012	65.13	7.24	19.05	4.31	1.06	3.21	100.00
2013	65.99	7.38	18.30	3.89	1.32	3.12	100.00

续表

年份	医院	基层医疗卫生机构	药品及其他医用品零售机构	公共卫生机构	卫生行政医疗保险管理机构	其他卫生机构	合计
2014	65.15	6.90	20.00	3.15	1.33	3.47	100.00
2015	68.55	7.65	16.17	3.11	1.32	3.20	100.00
“十一五”年均变化	–0.79	0.25	0.65	–0.20	–0.17	0.26	–
“十二五”年均变化	0.63	0.11	–0.50	–0.29	0.05	0.01	–

（7）医疗、预防保健的比例：医疗服务是利用最频繁、消耗卫生资源最多的服务，我国卫生系统 80%左右的人力和费用投入在医疗服务系统。从卫生服务对健康的作用来看，预防保健的重要性不容忽视。确定医疗、预防和保健服务三者之间费用分配的合适比例，不仅要考虑人群需要、服务利用，还要结合社会经济发展及文化传统等因素进行综合平衡。

第六节　卫生项目评价

项目评价起源于欧美国家，早期主要应用于教育和卫生领域，已有 100 多年的历史，真正大规模的社会项目评价是近几十年的事。不仅在美国出现了美国评价协会（American Evaluation Association），在加拿大、英国、澳大利亚、新西兰，以及其他国家也出现了类似的组织。这些专业协会为评价研究者提供了一个良好的交流平台，通过举行年度会议和出版学术刊物，为评价研究者提供了传播新成果、掌握新技术、促进评价学科发展的机会。我国开展大规模社会项目及其评价始于 20 世纪 80 年代。近年来，随着我国卫生事业的发展、卫生领域的国际交流和合作的增加，以及国家卫生事业的重视，卫生项目的数量也逐步增加，大量的资源投入到卫生项目中。这些资源是否得到合理的利用及是否发挥了保护健康的作用，则必须通过项目评价才能得到准确的回答。因此，项目评价工作在我国也越来越受到重视，在卫生项目和卫生政策实施中得到了广泛的应用。

一、卫生项目概述

项目就是有组织、有资源（人力、财力、物力）投入来解决一个或多个问题或实现一个或多个目标所确定的方案、计划、程序等的总称。项目来源于各种需求和要解决的问题。所谓有组织不仅指是有组织的活动，还指每个项目都有一定的组织机构负责管理、协调、实施项目的相关活动。有资源投入，则是指在项目活动范围内，相关资源在现有的水平上会有增量投入或者按照项目活动要求进行相应的调整。

项目评价就是使用社会研究方法对社会干预项目的效果进行系统调查，具体来说，就是评价者使用社会研究方法对社会项目的所有重要方面进行调查、评审，并促使其改进，内容包括项目所针对社会问题的诊断、项目的概念化和设计、项目的实施和管理、项目的结果和效率。我国学者吴耀春认为项目评价就是依据一套标准对项目的运作过程及其结果进行系统的评估，以促进项目的改进，主要为决策者提供项目扩大还是缩小、推广还是放弃等建议。系统的评估意味着项目评估是一种科学研究，不管是定量评价还是定性评价，都要按照人们已经接受的科学研究标准，严格地按规则进行。

卫生项目就是为了实现既定的卫生目标或解决特定的卫生问题，有组织、有计划地实施一系列的干预活动。卫生项目的范围很广，可以是一项卫生政策，也可以是一种研究课题或特定服务提供的活动，或者是一个具体的干预项目。只要是为解决卫生领域存在的特定问题、开发特定的卫生产品或服务而开展的一系列活动，均属于卫生项目的范畴。

卫生项目评价就是系统地收集卫生项目的目的、执行过程、结果、效益和影响等方面的有效信息，进行客观的比较分析，以全面了解项目干预措施与产出的因果关系和作用机制，对项目的价值进行科学全面的判断，并通过及时有效的信息反馈，为未来新的卫生项目决策、改善决策质量、提高项目管理水平提供参考，同时对卫生项目实施过程中出现的问题提出改进建议，从而达到提高卫生项目投资效益的目的。所有卫生项目的最终目的是为了提高人民的健康水平和生活质量。按照卫生项目涉及的范围，可以分为卫生政策评价、卫生项目评价和卫生课题评价，也可按照项目的内容/领域和目的，将项目分为预防项目评价、医疗项目评价、保健项目评价、康复项目评价、健康促进与健康教育项目评价。在项目立项时、项目实施过程中和项目结束后，均需要进行项目评价，实现不同阶段的项目目标。因此，可以说项目评价贯穿于项目活动的全过程。

随着经济社会的发展和医药卫生体制改革的深化，政府对卫生与健康事业给予了高度重视，卫生经费投入大幅度增加，旨在促进卫生事业发展、增进全体居民健康的卫生政策、健康干预措施、卫生项目也越来越多，如何更有效地提高卫生资源利用率，实现国家的卫生和健康发展目标，卫生项目评价将显得越来越重要。

每个卫生项目都会有相应的时间进度和进展阶段，如项目启动前、实施初、实施中、结束时、结束后。通过卫生项目的评价，可以判断项目的适宜性、项目活动是否按计划实施、项目活动的效果等，从而对项目做出全面综合的判断，为项目设计提供依据，为项目的完善提供参考，从而更好地总结和推广项目经验。因此，根据项目不同阶段的特点，评价的目的主要包括以下 3 个方面。

1. 评价项目基础条件，判断项目的可行性　在项目立项和计划阶段，项目评价主要围绕项目的可行性展开。通过对项目环境和项目计划的评价，了解项目实施的基础条件、项目运行所需要的环境条件、项目的资源条件、项目计划的可行性等，从而判断项目是否具有可行性。

2. 收集分析项目运行信息，判断项目的运行情况　项目付诸实施后，项目管理者和监督方要对项目的运行情况进行监测，收集项目运行信息，包括项目活动进展、项目中间产出、项目是否出现偏离及原因、影响项目的各种因素等，从而对项目的运行情况做出综合判断，并为及时处理影响项目运行的不利因素提供客观依据。

3. 评价项目产出，判断项目目标实现程度　项目的产出包括项目的结果和项目结果所产生的中长期影响。通过对卫生项目干预效果的综合判断，可为项目成果是否能够在更大的范围推广应用，或是否放弃、扩大或修改项目干预措施或卫生政策等提供参考依据。另外，对项目成果的中长期影响的评价，可以更进一步地完善项目成果和相关政策，从而促进项目成果的应用和政策转化。

卫生项目评价的类型多种多样，目的和方法也各不相同，但评价过程有一些基本原则，是项目评价时必须遵守的。

1. 公正性原则　任何项目评价都需要保证其公正性，只有公正的评价，才能保证评价结果的客观性，评价结论才可以作为判断项目进展和成效的客观依据。要实现评价的公正性，保证评价的独立性非常重要，要特别避免项目决策者或项目管理者自己评价或影响评价结果的情况发生。

2. 系统性原则 无论是与卫生项目相关的各方面因素和资源，还是项目的效应，都不是孤立的，而是存在着相互作用、相互影响甚至相互依赖的关系。同时任何卫生项目的运行都是处于特定的政治、经济、文化等社会环境中，会受到环境因素的影响。因此，开展卫生项目评价时必须持全面系统的观点，全方位地评价项目，才能获得客观公正的结论。

3. 可行性原则 是实施评价的基本原则。要顺利实施评价并获得可信的结果，评价方案、评价方法、评价程序必须可行，评价所依赖的资料信息才可能准确可靠。因此，每个项目评价都必须遵循可行性原则。

4. 结果导向原则 尽管卫生项目的评价在项目不同阶段、评价内容、评价方法均不同，但项目评价最重要的判断依据仍然是项目结果，无论在项目的哪个阶段，对项目关注的重点总是项目的结果，即使是项目的过程评价，也会将项目的预期结果实现的可能性作为评价的依据。

5. 公平优先原则 卫生领域的特殊性决定了公平性是绝大多数卫生项目的主要目标之一。无论是大型卫生政策项目，还是具体的卫生技术项目，其最终目的都是以改善卫生服务、增进人群健康为目标。而要评价项目的健康产出，公平性则是首要的原则。因此，进行卫生项目评价时，不仅要评价项目的效益、效果、效率，更重要的是要关注目标群体受益的公平性。

二、卫生项目评价内容

不同的卫生项目，目标不同，项目活动也不尽相同，因此项目评价的具体内容也有较大的不同。美国公共卫生学会认为卫生项目评价是判定预定卫生项目目标取得的数量、进展和价值的过程。因此，它们认为对于卫生项目的评价，主要围绕5个方面内容展开，即测定项目目标、描述项目取得的进展、测量与判断项目所取得的效果、衡量项目所取得的社会与经济效益、对今后的工作提出建议。综合不同项目评价的对象、目的和评价具体内容，一般来说，以下几个方面是几乎所有卫生项目评价都需要开展的内容。

1. 测定项目目标 尽管在项目立项后，作为后续的项目评价者没有责任去评价项目目标的适宜性，但从项目评价本身考虑，尤其是在对项目成效及影响因素分析时，必须要衡量项目目标的适宜性，即通过项目背景和现状的分析，判断项目所确定的目标是否适宜，包括对问题的针对性、实现目标的可能性等。这一评价内容在项目早、中期时，对预防和降低项目风险、合理调整项目干预措施具有重要意义；在项目终末评估中，也会有利于评价者对项目成果和成效做出正确的判断。

2. 描述项目取得的进展 对项目启动后的任何时间点的评价，都需要关注项目的进展，如项目计划完成进度、项目取得的中间成果或最终成果、项目实施对问题解决的促进作用等，这通常是项目过程评价的重要内容，在项目终末评估中，也需要描述所有计划活动的完成情况。项目进展评估，不仅可以让项目的各利益相关方了解项目的实施状况，更重要的是让各利益相关方了解项目面临的各种问题和挑战，以及项目目标预期完成情况，从而为调整和完善项目计划提供依据。

3. 测量与判断项目所取得的效果 项目评价者需要对项目的所有产出进行测量，对所有活动结果进行分析，尤其要分析所有的产出与干预措施的关联，据此对干预措施的作用和效果做出判断，进而还要判断所有结果中有哪些具有成果价值，从而对项目的效果做出判断。

4. 衡量项目所取得的社会与经济效益　卫生项目的产出，要注重其社会效益，同样也要重视经济效益，尤其是项目成本投入经济性。因此，在卫生项目评价中，需要衡量项目的实施为社会和人群带来了哪些好处，如人群健康状况的改善，健康危险因素的消除等，也需要衡量项目投入的经济产出，测量其经济效益，在保证社会效益不受影响的前提下，实现经济效益最大化，是每个项目都希望追求的目标。通过投入产出分析，找到最符合成本效益或成本效果的干预措施，进行总结推广。

5. 对今后的工作提出建议　这部分内容对被评价项目自身来说，不是最主要的，但对于项目投资者来说却比项目本身更加重要。因为，在实际工作中，多数项目都具有试点性质，即实施项目的目的是在更大的范围内实施相关干预。因此，通过项目评价，在评估、总结项目成果的基础上，还需要为在更大范围的干预实施提供建议，如哪些因素会影响干预的成效、如何预防和消除不利因素的影响等，都是项目评价者需要提供的评价结论中不可缺少的内容。

一般来说，开展一个项目评价需要遵循以下的基本步骤，即明确评价目的、制订评价方案、实施项目评价、做出评价结论。

（一）明确评价目的

开展项目评价，首先需要了解项目评价的目的，即通过评价要回答什么问题。不同的评价目的、评价内容和评价方法都会存在明显的差别。项目评价是一个含义较宽的概念，针对不同的评价对象、在项目不同阶段、出于不同的目的，要评价的内容都会有很大的差别，评价方法也会因内容的不同而有所不同。

其次需要明确评价结果的使用者。不同的使用者，对项目的期望和要求不同，因而也有不同的信息需求。通常来说，卫生项目评价结果的使用者主要包括卫生政策制订者、项目资助者、项目管理者和项目受益者。项目评价者在开展项目评价前，必须知道谁会使用这些评价结果，从而在评价目标的设定、评价信息的收集和评价结论的重点方面，才会更具有针对性，评价结果才会更有价值。如对于政策制订者，更关注的是项目结果的政策价值，即评价发现对政策制订或完善的参考意义，而项目资助者更关心的可能是项目产出，即所投入的资源是否取得预期产出。

最后需要明确项目所处的阶段特征。在项目的不同阶段，项目评价类型不同，评价的目的也会有很大的差别。如在项目立项阶段，主要是开展项目的结构评价，要回答的问题通常是项目是否具有可行性，而在项目实施阶段，主要开展的是过程评价，要回答项目进展是否正常，而项目结束则要进行结果评价和影响评价。因此，评价者在开展卫生项目评价前，必须要明确项目所处阶段，从而确定本次评价的类型和目的。

（二）制订评价方案

开展项目评价，必须要有一个完善的项目评价方案或项目评价计划。在制订项目评价方案时，要重点关注以下几个方面的内容。

1. 了解项目　要评价一个项目，首先必须要了解这个项目，对项目的背景、目的、目标、内容要有一个深入的了解，对项目计划的内容、措施及可能产生的作用能够系统地掌握，从而让评价者能全面了解项目。只有对项目有了全面的了解，才有可能做出有目的、有针对性的评价，评价的结果才可能客观、真实地反映项目。

除了了解项目总体情况外，还应该了解项目的进展，从而根据项目的不同阶段的进展目标，确定评价的目的和方法。

2. 确定评价内容 在充分了解项目、明确项目评价的目的和重点后，需要确定从哪些方面实现项目评价的目的和目标，即项目评价内容。评价内容实际也就是通过评价需要回答的问题，所以也有人用评价问题代替评价内容。卫生项目评价不仅需要回答“项目是否有效果”，而且还要回答“哪些干预使项目有效”“为什么项目成功或失败”“怎么做才能使项目的效果更好”等问题。根据不同的评价目的，评价的内容也会存在一定的差别；评价的用户不同，对评价结果需求不同，因而评价内容也会不同。

对于拟立项或项目计划的评估，其目的主要是评估可行性，因此需要分析项目环境是否满足项目的实施，项目实施需要的相关资源条件是否具备，项目的实施计划是否可行，要实现项目目标，还有哪些问题需要解决等。

对于项目实施过程评价，通常的目的是要看项目的进展是否顺利，了解项目的进度和出现的问题等。因此，项目评估内容也要围绕这些目的，需要分析项目计划完成情况，对照计划进度看哪些活动存在延后及原因，项目阶段性目标是否实现，制约项目活动推进的因素有哪些等。

若是项目终末评估，则主要的目的是看项目活动的完成情况和项目取得的成果。因此，项目评价的内容通常需要包括项目的直接产出、项目形成的相关经验的政策价值、项目预期目标的实现情况、项目成果的推广价值等。

无论是何种项目评价，都需要准确识别评价结果的使用者，并根据使用的需求，确定评价的重点内容，从而提高评价结果的应用价值。在确定了评价内容后，要将评价内容具体化成评价信息收集工具，如调查问卷、访谈提纲、现有资料收集清单等，从而为评价的实施提供工具。

3. 拟定评价指标 所有的评价内容，最后都需要归到具体的评价指标。在制订项目评价方案时，就要明确用什么指标反映评价结果。在具体指标的选择时，要结合评价内容，选择适宜的指标。如要反映医疗保险制度的效果，通常会看参保者的医疗服务利用量、费用负担减轻情况、医疗服务利用的公平性等，因此具体指标的选择也应该围绕这些目的和内容来选择，如可以用人均就诊次数、住院率来反映医疗服务利用量；用医疗费用补偿比反映负担减轻情况，用医疗费用负担占家庭收入的比例、未满足的医疗服务需要等来反映服务利用的公平性等。

评价指标应该在制订评价方案时即确定，而不能根据具体评价信息收集结果来确定，以减少人为的选择性。一般来说，项目评价指标的确定需要遵循客观性、独立性、可测量性、可比性、简易可行性、时间性几个基本原则。

4. 选择评价方法 卫生项目评价的方法选择非常重要，不同的方法，对信息的需求不同，所能回答的问题也不同。如开展横断面调查与评价，只能回答项目地区的现状如何，而不能回答这种状态与项目干预措施间的关系；要回答干预措施与结果间的因果关联，应该采用有对照的干预设计，进行纵向调查与评价。通常来说，卫生项目评价应该与项目方案同时设计，根据项目的性质、评价目的、项目内容和特点，以及要回答的问题，确定具体的评价方法，才能更好地保证评价的有效性。

（三）实施项目评价

评价方案确定后，即可组织实施。在实施评价时，要严格按照评价内容、评价方法，使用相关的评价工具，进行评价信息收集。在组织实施评价时，要对评价的工作进行准确的估计，并安排必需的评价调查人员，保证项目评价工作能按计划完成。卫生领域常用资料收集的方法有深入访谈法、专题小组讨论法、选题小组讨论法、观察法等定性研究方法，也有通过问卷调查进行的定量收集方法。

（四）做出评价结论

当评价问题提出、数据收集、分析和解释完成后，接下来的任务就是撰写评价报告和传播评价结果。评价报告应该是什么样的？这个问题的回答取决于这个评价报告的读者是谁，不同的读者对项目会有不同的期待，因此评价报告内容将依读者不同有所侧重。作为项目评价报告，既要展示、总结项目的成效、经验、价值等，更要反映在项目实施过程出现的问题和不利因素，并提出解决问题、提高项目成果推广价值的建议。必要时，可形成针对不同读者的评价分析报告或摘要，如项目进展情况报告、项目结果或影响摘要、项目的公平性报告、政策建议摘要、项目经济学评价报告等。

卫生项目评价类型的划分，没有统一的归类，依据不同的划分标准，项目评价的分类也不同。一般来说，项目评价的类型划分多是根据项目的具体特征进行的，同时也是为了满足不同的目的。如根据评价的侧重点和功能的不同，可把评价分为目标评价、决策评价、评价研究、应答评价、用途评价；根据评价者的价值取向、项目结果的影响及主要评价指标的学科来源分类，可将评价分为社会学评价、经济学评价、卫生（健康）学评价等；根据评价者与利益相关者之间的关系，可将评价分为自我评价、独立评价、合作评价等；根据评价者的身份，可将评价分为外部评价和内部评价。

在项目评价的类型划分中，最经典、应用最广泛是 Donabedian 分类方法。该方法以项目进程为依据，将项目评价划分为结构评价、过程评价和结果评价三类。这种项目评价的划分方法可用于任何项目评价的分类，有很强的可操作性，被认可的程度和引用率最高，尤其是在卫生项目评价领域。从医学审查、医疗评价、医疗质量控制和管理、质量保证，到新近的持续性质量提高等评价大多应用结构、过程、结果评价这一分类法，学术界在 Donabedian 分类的框架基础上，认为卫生项目成果不仅应该包括直接结果，还包括对未来发展的长期效应，两者都是项目的产出，但在性质上存在较大的差别，因此对 Donabedian 分类加以改良，将结果解释为项目的直接产出，而对未来的长期效应则界定为项目的影响，因而又形成了“结构-过程-结果-影响”的分类模式（图 5-1）。

1. 结构评价　通常是在项目立项前或项目启动所开展的评价，其目的是了解项目的内涵、目的、目标、资源状况、环境条件等，通过结构评价，来论证项目实施的可行性等。在开展结构评价时，需要对项目的背景、项目实施的环境和项目所具备的条件进行充分的调查分析和评价。若项目的实施可能影响到特定的人群时，还需要对人群的经济、社会、文化背景和宗教信仰等进行分析，了解人群对项目干预措施的接受程度，也称为项目的社会学评估。通过结构评价通常需要回答“项目的内涵是否清楚？”“项目的目的和目标是否明确、可实现？”“项目所需资源是否具备？”“人群对项目干预的接受程度如何？”“顺利实施项目还需要哪些条件保障？”等。

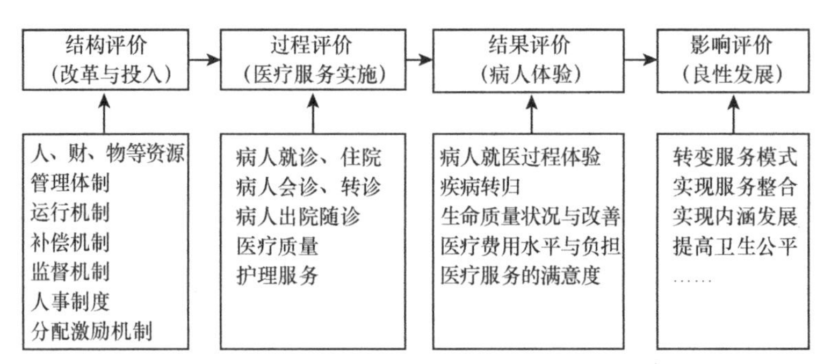

图 5-1 医疗服务绩效“结构-过程-结果-影响”评价模式示意图

2. 过程评价 也称进展评价或项目实施评价，主要目的是对项目的实施过程进行监测和监督，检查项目计划干预措施的实施与落实情况，对覆盖率及其质量进行测量。每个项目都有一定的时间进度计划，所有项目活动都要按计划进度开展，才能保证项目在计划的时间内完成并取得成效。因此，项目过程评价，即是要检查项目活动计划的完成进度，项目计划活动的完成情况，项目活动的质量，影响项目总体进展的主要因素等。通过过程评价，可以为项目管理者解决项目问题和调整项目计划提供依据。

3. 结果评价 是在项目结束后或干预措施落实一段时间后的阶段性结果出现时进行，主要目的是判断项目成功与否，通常以效率或效果来反映项目的结果。

（1）效率评价：卫生资源的稀缺性决定了效率是所有的项目组织者都要关心的重要问题，尤其是从项目成果的可推广性考虑，更是重要问题。因此，卫生项目效率评价，不仅要评价项目单位的工作效率，更要关注项目所计划的活动和措施，在资源利用方面的效率，从而通过项目实施探索更具有成本效益和（或）成本效率的项目活动与措施，以保证项目成果可以在更大范围推广应用并取得成效。

（2）效果评价：项目的效果通常是指项目具体目标的实现情况，即通过项目活动的开展，取得了哪些直接成果，包括卫生问题的解决、项目经验的形成、政策开发等。项目效果是项目的直接产出，一般在项目进行到一定时间有结果产出时进行，或在项目结束时进行，通常是对照项目计划和目标，分析项目所产生的效果，测量项目效果的量，并与计划目标对比，以判断目标的实现程度。

4. 影响评价 通常是在项目结束一段时间后，评价项目干预措施的可持续性或项目干预措施所产生的长期影响。这里的“影响”既指间接的、长期的效果，也指对社会或社区的影响效果。影响评价，一是针对项目实施后对项目实施地区整体社会经济发展的贡献和影响；二是针对项目实施后所产生的结果的可持续性，即干预措施是否继续存在并发挥作用，以及影响项目可持续性的因素；三是评价人群对项目的认同程度与参与程度。

三、卫生项目评价的方法

卫生项目评价的具体方法通常与项目评价设计相关，不同的评价设计使用的评价方法不同，同时也取决于评价的目的和内容。项目可行性评价与项目进展评价的目的不同，内容就不同，方法也会存在明显差异。本节主要依据评价设计的类型介绍项目评价方法。

（一）实验性评价

所有卫生项目都是在社区现实环境下开展干预活动，无论从伦理学角度还是现实可控性考虑，社区干预实验都不可能像实验室的实验那样严格控制实验条件，因而项目实验性评价有其自身的特点。

1. 遵循实验设计的基本原则 虽然不可能像实验室的实验那样严格控制条件，但项目实验性评价设计仍必须遵循和贯彻对照、随机化和重复三个原则，以保证实验组（干预组）和对照组均衡可比。

2. 谨慎使用空白对照 社区干预实验是在现实环境下开展干预，会直接影响到目标人群的健康。因此，在设立对照组时，根据伦理学原则要求，是不允许阻止对照组获得改善的机会，即不允许设置空白对照，除非观察期较短，所产生的差异可以较容易弥补。

3. 不能直接证明因果联系 尽管实验研究理论上是可以直接回答因果联系的，但由于社区实验设计中，除前述空白对照设置限制外，可能还存在对照组与实验组间干预的效应污染，从而使得项目实施前后，干预组和对照组的差异，只能反映严格按照项目干预要求所产生的效应与未按项目严格要求或采取与项目不同的其他措施所产生效应的差异。这种情况下，干预组与对照组的差异可能是不同干预措施的效应差，而不是干预与无干预相比的净效应。若以这种结果证明因果联系，还存在明显不足。

实验性评价设计是探明干预效果最客观的一种评价设计。但由于前述原因，实验性评价设计的应用会受到很多限制，在卫生项目评价中应用较少。这里仅简单介绍该类评价的基本步骤：①建立评价主题；②设计干预评价；③明确干预对象；④确立干预措施；⑤明确测量干预效果指标。

项目活动实施时，在干预组实施所有计划的项目活动，对照组则与干预组接受相同的管理和观察，除了不实施项目活动。在观察实施项目活动和项目效应时，要认识到那些是对干预结果产生影响的一些非干预因素即混杂因素。如评价县级医院临床路径实施对医务人员服务行为的影响，可能的混杂因素有同期推进的支付方式改革、医疗机构等级、规模和业务能力等。这些混杂因素在评价设计时要准确识别，并在设计和统计分析阶段进行控制，以提高评价的准确性。

（二）准实验性评价

准实验性评价是卫生项目评价中重要的一类方法，其主要特点是评价对象不必随机化分组，当卫生项目评价遇到社会伦理和实际操作挑战时，准实验评价就显得适用和可靠，从而得以广泛应用。本节介绍两个主要的准实验性评价方法：自身前后比较设计和中断时间序列设计。

1. 自身前后比较设计 是评价干预对象在干预实施前和后结果的改变，包括单组自身前后比较设计和带有对照组的自身前后比较设计。自身前后比较设计的基本思想为：在干预前后，干预对象的基本条件未变，干预前后的差异就可以归因为干预效应。

按一定的纳入标准选取干预对象，在干预前测量基线指标，再开展项目活动，经过一段时间后测量项目实施后的相关指标（干预结果），对比项目实施前后指标值的变化，以测量项目效果，这就是单组自身前后比较设计。

对于观察时间较短且观察对象在观察期内不会有大幅度变化的情况，可以采用自身前后比较设计。若观察时间较长，干预对象的部分测量指标可能会出现自然发展变化，从而会影响干预效应的估计。为了消除这类因素的影响，常会增加对照，进行有对照的观察和评价。

对照组与干预组的相关条件要尽量均衡可比，如在一个县开展医疗卫生改革试点，选择另一个县作为对照，则要求对照的县在地理、人口、经济等可能影响医疗卫生发展相关指标的因素尽可能齐同可比。

对于有对照的项目评价，可运用倍差分析（difference in difference，DID）。倍差法的基本思想就是在对照组和实验组是非随机分组时，可能存在两组间相关指标的不均衡，需要消除两组基线时的差别，无法直接比较干预结束时两组指标差来判断干预效应，而倍差法则是比较干预实施前、后的干预组和对照组的差别变化，即“差别的差别”，因而得名（表 5-19）。

表 5-19　倍差法基本原理示意

干预	后	前	差值
干预组	*B*	*A*	*B–A*
对照组	*D*	*C*	*D–C*
差值	*B–D*	*A–C*	DID=（*B–A*）–（*D–C*）

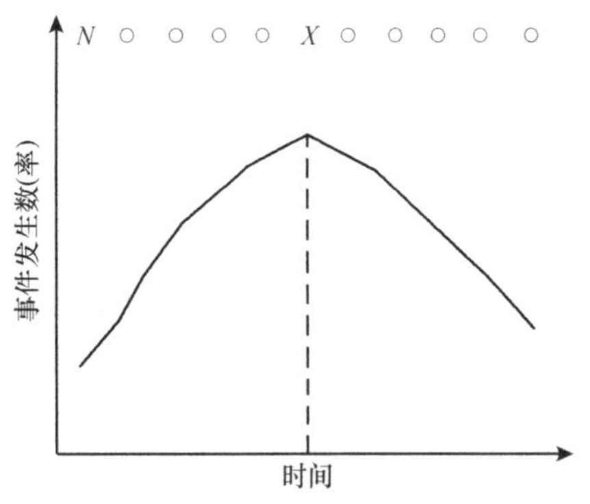

图 5-2　中断时间序列设计示意图

2. 中断时间序列（interrupted time-series，ITS）**设计**　是收集项目评价指标在干预前后多个时间点的结果数据，在控制了结果变量干预前的下降或上升趋势后，用统计学模型评价干预措施的效果，包括干预点前后的水平变化和趋势变化。从研究设计的角度，ITS 属准实验性设计，在缺少有效对照的情况下，ITS 设计能够得到较为稳定的估计结果。由于 ITS 多应用常规收集的数据，使用干预前后对比，并不需要一个平行的对照，因此当某些政策或项目需要大范围推广，又无法设立空白对照的情况下，ITS 可以较好地应用于评价。

ITS 分为单组 ITS 设计和带有比较组的 ITS 设计，因 ITS 设计主要用于常规收集时间间隔相等点的干预前后指标的比较，所以单组 ITS 设计更为常用，其设计原理见图 5-2。横坐标为时间点，测量间隔相等，以“○”代表，如日、月、年等，“*X*”表示干预的时间点；纵坐标为测量某项目效应的指标值。

在统计分析时，ITS 分析对干预实施前和实施后两个时间段进行线性回归分析，通常应用间断线性回归模型，分析干预因素作用的水平变化和斜率变化（图 5-3）。此分析可检验试验前后在干预点水平下降或升高的幅度是否有统计学意义，以及在干预实施后某事件发生率或数量随时间下降或上升的斜率是否与试验前不同，其主要优势是控制试

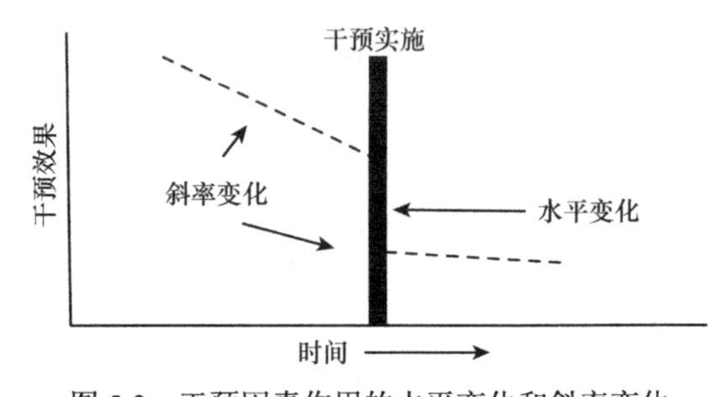

图 5-3　干预因素作用的水平变化和斜率变化

验前某事件发生率或数量已随时间下降或上升的趋势。当时间序列数据在干预前和干预后呈线性趋势时，可应用线性回归模型来拟合数据，探讨干预措施对结果变量的影响。

此外，还可在单组（试验组）中断时间序列设计的基础上，再增加一个平行对照组，干预组在干预实施前、后比较的同时，还可与对照组比较，以控制同期非干预因素的干扰，得到干预因素与结果联系的可靠结论。

（三）观察性评价设计

观察性评价是指干预措施在评价时已存在，评价人员客观地观察和收集干预对象的现状及其相关指标变化信息的一种评价方法。观察性评价的主要特点是评价人员作为独立评估者，不参与项目设计，不对干预因素和非干预因素进行改变，也不对干预对象随机化分组，仅通过观察、访谈、问卷调查及数据提取等方式了解、收集干预措施、实施环境、实施过程和结果信息，采用第三方独立评价的项目常采用此设计方法。卫生项目中观察性评价应用的实例很多，尤其是近年来独立评价受到重视后，很多卫生项目都采用第三方评价的方式。如我国所实施的世界银行贷款卫生项目，大多数采用的是第三方评价的方式。常用的观察性评价主要有案例分析和设立对照评价。

1. 案例分析 是将一些特殊例子的数据组织在一起，以便深入分析和比较，发现干预因素与结果间关系的评价方法。案例分析对案例的大小或复杂程度没有限制，可以是个体、小组、邻里、项目、机构、社区的案例，也可以是区域或是国家案例。选择什么样的案例通常是由案例评价设计来确定，而且是定性调查中目的抽样的基础。定性分析中的案例评价有其特殊的数据收集、组织和分析方式，展示分析过程，目的就是收集综合的、系统的和深层次的案例信息，探究干预措施在某环境下实施的效果及成因，从而验证项目理论，这样的分析过程就是案例评价。案例评价可分为单案例分析和多案例分析。无论哪种案例分析，通常都要收集两方面的信息：个案及其所处的情景条件。

单案例评价设计可以对某典型案例或具有代表性案例进行分析，目的是了解分析某一案例出现的环境和条件，以及发现干预因素和非干预因素与案例结果出现的关系。当案例分析包括多个案例时就是多案例分析。多案例分析由于所观察的情境更多，可以评价相同的干预在不同的情境下的作用，或为了达成项目目标，在不同情境下所采取的不同干预措施的效果，总结出的结论更具有普遍价值。在案例分析中需要注意以下几个问题。

（1）案例选择和样本量：在多案例分析中，案例选择和数量取决于项目利益相关者的信息需求和评价目的。可选择能产生相同结果的 2～3 个案例，或选择可预知的产生不同结果的 6～10 个案例。每个案例都是独立的分析对象，在开展案例评价前，必须对案例本身有清晰界定。如基层卫生综合改革的案例，是以区域（市、区、县）、社区为单位选案例，还是以基层卫生机构为案例，既要听取利益相关者的建议，也要考虑改革效应的特点和评估需求，以确保选择的案例与评价问题具有关联性。

（2）案例分析的信息收集：信息收集可以包括访谈数据、观察数据、专题调查、文件（项目记录或文件，报纸剪报）、其他人对案例的反映、实物证据及案例背景环境信息。

2. 设立对照的评价设计 有两种类型，第一种是自身对照设计，即比较一组干预对象在干预实施前后的结果；第二种是同期对照设计，即比较干预组和对照组某些特定结果指标。自身对照设计因没有控制干预措施以外的因素对干预结果的影响，因此这样的结果测量不能准确估计干预措施所带来的真实结果，尤其是在干预期间较长的情况下；同期对照设计，考虑了与干预措施并行的其他外部因素，从而比较好地控制了外部因素对干预结果的影响，对干预结果进行比较准确的估计。这种评价设计思路与前述的准实验性评价设计非常相似，唯一的区别在于评价者没有参与项目设计，不能够控制干预对象和干预措施，只好采取观察性的方法进行评价。

设立对照的评价设计从数据收集时间上可以分为前瞻性设计和回顾性设计。这种设计的选择取决于卫生项目评价介入时间。如果开展评价时，卫生项目已经实施并接近尾声，这时可采用回顾性对照评价设计，即收集评价伊始的干预结果信息，并收集干预实施前某一时间点（如一年前或更长时间）基线信息，比较这两个时间点结果指标变化。无论是自身对照还是同期对照都需要测量干预前基线信息，以控制基线水平对干预结果的影响。这种回顾性评价设计的优势在于评价时间短，费用相对低，可在较短时间内完成评价工作，是目前大多数卫生项目评价常用的设计方法；其缺点是依赖于已有的记录，一些个体信息可能会丢失或不存在，收集的信息不能始终如一，也会产生回顾性偏倚，并且干预结果不能标准化。如果卫生项目启动初期就开始了评价工作，这时可以采用前瞻性评价设计，即项目启动时收集基线信息，跟踪项目，收集阶段性干预结果信息，并对基线和结果信息进行比较分析。这种评价设计的优势在于可以同时评价多个效果，干预和效果的时间顺序能够更清楚建立；其缺点是评价时间长，跟踪费用高。

四、卫生项目评价标准与评价指标体系

卫生项目评价是一种有效的管理工具，它通过系统地收集项目活动、项目特点、项目结果等方面的资料做出关于项目的综合判断，以提高项目的有效性和影响力，引导项目活动朝着预定的项目目标而努力。任何一个项目的目标，都是某种价值的实现，项目评价实质就是评价者把握被评价对象对人类社会发展、经济发展，以及人类生存环境的改善等方面产生的意义与价值的一种观念性活动，是从人类活动的行为中发现行为的意义和价值，揭示价值内涵的一种根本方法和手段。由于价值对不同的利益相关者有着不同的意义，因此在开展项目评价之前，有必要明确评价的价值取向。项目是否按计划进行，是否实现了预定项目目标、资源使用的效率、项目效果等问题，要得到很好的回答就要建立良好的项目评价标准，并选择恰当的评价指标。

（一）卫生项目评价的价值取向与评价标准

价值简言之就是人与各种对象之间需求和满足需求的关系。项目的建立和实施就是为了满足一定群体的某种或某些需求。不同的群体有不同的需求，同一个群体的需求，可能又分为不同的层次。任何评价都是为一定的群体利益相关者服务的，只有明确评价所服务的群体的价值取向，评价者才能清晰地知道项目评价的目的是什么。尽管世界各国的卫生服务体系各不相同，但是卫生项目评价的价值取向却是大致相同或相似的。一般来讲，在卫生项目评价中采取的价值取向有以下几方面。

1. 健康 任何卫生服务，包括医疗、预防、保健、康复等，最根本的目的都是促进人的健康。因此健康价值取向应该是卫生项目评价最基础也是最重要的价值取向。一般来讲，各种类型的卫生项目评价都应该以此为前提，再根据相应的价值取向来展开。在健康价值取向中项目评价的目的就是了解项目的实施是否提高了目标人群的健康水平或改善了目

标人群的健康知识、健康态度或健康行为。

2. 合法　应该是项目立项之前就应该具备的基本条件，同时项目开展过程中的各项活动也应该在法律允许的范围内。以法律价值取向进行评价时相关的法律法规就是评价标准。

3. 社会学价值取向　主要是指卫生项目满足社会学层面需求的程度。一般包含了公平性和幸福感等内容。社会领域的公平，涵盖了健康公平、卫生服务利用公平、社会服务筹资公平及卫生资源分布公平4个层次。幸福是人们对生活满意程度的一种主观感受，它建立在生理和社会基础之上。幸福感反映社会公众的心理状态，是社会心理的综合知识及衡量社会效益的重要尺度。

4. 经济学价值取向　卫生服务领域不同于其他领域，其提供服务的首要目的并不是追求经济利益，而是为了改善人的生命健康，因此卫生项目评价中的经济价值取向，首先考虑的不是项目能够带来多少经济效益，而主要是考虑合理利用卫生资源，以较少的投入获得尽可能多的健康产出。其主要的评价方法是成本效果、成本效用、成本效益评价。

5. 伦理价值取向　伦理是指处理人们之间相互关系应当遵循的道德和规则。卫生服务关系生命健康，符合伦理至关重要。目前任何一个卫生项目在设计完成后及实施前都必须经过相关机构的伦理审查委员会的审查，这种审查过程本身也是一种评价。

（二）卫生项目评价标准与指标

评价标准是评价主体所理解和把握的价值主体的需要，是价值标准为评价主体所理解和把握的尺度和结项，它应在最大限度内接近或等同于价值标准。卫生项目属于公共管理的一部分，其过程涉及社会公众的利益，其最终绩效必须由社会来做出评价。

评价指标是评价标准的详细和具体的体现，包括了定性和定量指标两类。卫生资源的稀缺性，使得卫生领域的投入必须有效率，投入方向必须进行合适的选择，而卫生项目评价即是要帮助决策者确定适宜的项目和最佳的投入领域。不同的卫生项目，有不同的目的和目标，项目内容也不尽相同，因此，评价指标也会相应有差别。尽管项目目的不同，项目评价内容也会不同，但总体上说，开展项目评价通常需要回答几个方面的问题，包括："项目是否可行？""项目是否有效？""项目活动是否符合效率原则？""项目的投入是否具有成本效益？""项目对人群健康改进的作用？"等。

（三）常用的卫生项目评价指标

1. 项目开始前使用的指标与标准

（1）人口和经济状况：常用的人口学指标有人口数、人口构成；常用的经济指标有人均国内生产总值（GDP）、居民人均收入等。

（2）社会与自然环境：社会卫生项目的顺利实施，首先，需要当地政府的支持，当地政府是否愿意开展项目已成为项目可行性评价至关重要的内容，政府不愿开展或进度不大，这在项目实施过程中就难以得到当地政府的协助，会给项目的实施带来困难。其次，还要考虑当地的已有的政策措施和其他项目对项目实施的影响。自然环境也是影响项目实施的重要因素之一，如在山区开展项目和项目评价，首先要考虑如何克服交通问题。因为在交通不便的地区开展项目和项目评价要比在交通发达地区困难大得多。

（3）卫生服务机构的软硬件状况：卫生服务涉及人的生命健康，所以要求服务提供者必须是经过专业的系统的医学教育具备法律规定的资质人员，同时对提供卫生服务的设备也有严格的要求。常用的指标包括人员学历构成、人员职称构成、人员年龄构成，以及每千人口医生数、床位数、医疗设备数量、房间构造及面积等。

（4）项目内容的可操作性和适宜性指标：最理想的干预方法和措施并不一定是现实中合适的，因为可能无法实际运作。因此，评价干预方案与措施的可操作性应该是干预实施前必须要做的事，如要考虑项目覆盖的范围是否合适、干预的具体措施是否可行。可行性评价的同时还需要对项目设计的适宜性进行评价，因为可行性和适宜性往往是相互牵制和影响的。适宜性主要是指项目干预内容和强度的适宜性。评价项目干预内容的适宜性，就是考察项目干预内容同期望的项目结果之间的因果联系性。强度的适应性则是指项目的干预强度能够较好地平衡项目目标和有限项目的投入。

（5）项目的时间安排和财务预算：时间、人力、资金的投入，要与项目预算和目标相匹配。例如，如果项目的时间短，则不适合开展针对慢性病干预的研究，如果资金投入很有限，要开展以经济干预为主的项目就很困难。

2. 卫生项目过程评价标准与指标 过程评价的最主要功能，就是了解项目的运行情况，判断项目实施在多大程度上完成了预定的计划，发现项目实施过程的问题和障碍并进行及时的调整和改进。过程评价通常以日常工作记录为主要的资料来源进行评价，并结合开展小规模或非正式的定性调查，如访谈小组讨论等与前者相互补充。过程评价指标一般包括：①影响干预实施的背景或环境。例如，项目实施期间项目地区又开展了类似的项目，这就会对本项目产生干扰；或者项目地区出现某些自然灾害导致项目实施受阻。②个人水平及社区水平参与者的招募情况。③干预提供者的干预强度。例如，对妇女的产前检查进行报销，原计划为每人 60 元而实际每人只有 20 元，则需要查明是由于资金不到位、资金被截留还是其他原因导致的这种状况。④干预到达目标人群的渠道畅通程度。⑤干预对象接受干预的强度。提供了适宜强度的干预，保证了到达目标人群的渠道畅通，但不一定保证干预对象获得预期强度的干预。这其中有多方面原因，例如，有些孕妇对产前检查必要性认识不足，加上产前检查费用不是全部报销，导致有些孕妇可能不愿意去检查。也有可能是报销标准不严，造成如原计划产前检查 5 次给予 60 元报销。不足 5 次的每次又按较少的数额报销甚至不予以报销。而实际操作时却是做过产前检查就报销 60 元，则孕妇产检次数就会低于预期的干预强度。⑥实际干预内容同原计划的符合程度。例如，原计划是经济干预，但实际却变成健康教育肯定是不对的。

3. 卫生项目结果评价标准与指标 结果评价主要是针对项目的近期结果所做的评价，近期结果主要通过卫生服务利用、疾病、死亡指标等反映，影响评价则主要针对中远期效果和社会影响，常用的有社会与心理学和经济指标，如公平性、幸福感、成本-效果、成本效益等经济学评价指标等。

（1）描述疾病与死亡水平的指标：见本章第一节。

（2）生育与出生指标：许多生育指标都是用“育龄妇女”（15～49 岁）为分母进行计算的，常用的有以下几种生育测量指标。

1）粗出生率（crude birth rate，CBR）：指某地某年平均每千人口中的出生数（活产数）。公式为

$$粗出生率=\frac{同年活产数}{某年平均人口数}\times 1000‰$$

2）总生育率（general fertility rate，GFR）：指某地某年平均每千名育龄妇女的活产数。总生育率消除了总人口中年龄、性别构成不同的两队生育水平的影响，较粗出生率能更确

切地反映生育水平。但在育龄妇女中，不同年龄阶段的生育能力有很大差别，故该指标受育龄妇女内部年龄构成的影响。公式为

$$总生育率=\frac{同年活产数}{某年15\sim49岁妇女数}\times1000‰$$

3）年龄别生育率（age-specific fertility rate，ASFR）：又称年龄组生育率。年龄别生育率消除了育龄妇女内部年龄构成不同对生育水平的影响，用总生育率和年龄别生育率结合进行分析更有意义。公式为

$$某年龄组生育率=\frac{同年该年龄组妇女的活产数}{某年某年龄组妇女数}\times1000‰$$

4）终生生育率（life-time fertility rate，LTFR）与总和生育率（total fertility rate，TFR）：两者都是用来说明每个妇女一生平均生育几个孩子（活产儿），但时间背景不同。终生生育率说明一批经历过整个生育期的同龄妇女一生的实际生育水平。公式为

$$终身生育率=\frac{该批妇女生育的（活产）子女数}{经历过整个育龄期的某批同龄妇女数}$$

5）产次生育率（birth order fertility，BOF）：指按出生产次分别计算的生育率，如果有分年龄的产次资料，也可按年龄别计算各产次生育率及产次总和生育率。

6）婚龄生育率（fertility rate by married year，FRMY）：指已婚妇女按婚龄（已婚年数）计算的生育率。婚龄生育率可以按年龄组育龄妇女计算，也可以按同期结婚的育龄妇女计算。结婚队列的婚龄生育率计算公式为

$$婚龄生育率=\frac{某结婚队列妇女某婚龄年时的活产数}{同一结婚队列婚龄为某年的妇女数}\times1000‰$$

7）性别比：指以女性为 1 或 100 时，男性对女性的比例。性别构成或性别比可按总人口计算，也可按各年龄组人口计算。人口性别构成正常的出生性别比在 103～107，其变化主要受生物因素的制约。其他各年龄别的性别比受各年龄阶段死亡率的影响。

8）低出生体重百分比（proportion of low birth weight，PLBW）：新生儿出生体重不足 2500g 者，称为低出生体重儿。低出生体重儿百分比在一定程度上反映了居民健康水平及孕期保健的情况。

$$低出生体重百分比=\frac{出生体重不足2500g的活产数}{活产总数}\times100\%$$

9）剖宫产率：是指活产婴儿中所占的比例。WHO 建议比较合理的剖宫产率在 15%左右。

（3）儿童少年生长发育指标

1）身高和体重：身高反映骨骼的发育情况及营养状况。评价时一般与同年龄标准身高相比较，若实测身高在标准身高的 105%以上为高大，93%～105%为正常，80%～93%为稍低，80%以下为矮小。体重是反映机体营养状况的一项综合性指标，尤其与近期的营养状况有关。通常把所测值与同年龄、同身高标准体重相比较，若实测体重为标准体重的 60%以下为严重消瘦，60%～90%为轻度消瘦，90%～100%为正常，100%～120%为过重，120%以上为肥胖。新生儿出生体重是新生儿生长发育的重要指标，是诊断胎儿在宫内生长是否迟缓的标准。正常足月的新生儿（胎龄 37 周）出生时平均体重为 3.0kg，WHO 提出

的参考值男、女指标分别为3.3kg和3.2kg。

2）性发育指标：月经初潮和遗精分别是女孩和男孩性功能发育的重要标志。月经初潮年龄在各个国家各地区之间有较大的差异，一般在10～16岁，以13～15岁最多。

3）生长发育指数

A. 体重指数（body mass index，BMI）主要用于评价身体成分和肥胖度，该指标过高或过低，都会引发程度不同的心血管疾病。公式为

$$BMI=\frac{体重（kg）}{身高^2(m^2)}$$

B. 克托莱指数（Quitelet index）是人类学家克托莱在研究古人类学和人体评价时提出的一个指数，后被广泛应用。公式为

$$克托莱指数=\frac{体重（kg）}{身高（cm）}\times 1000$$

生长发育指数表示每1cm身高的重量，作为一个相对体重或等长体重，以反映人体的围度、宽度和厚度，以及机体组织的密度。虽然有人把它称为肥胖指数，但是更多的人认为，应作为一般形态评价指数。

（4）智力发育评价指标：智力是以思维能力为核心的各种认识能力（包括观察力、记忆力、想象力和思维力等）的综合表现。

1）智力年龄（mental age，MA）：又称心理年龄，可以比较实龄相同的儿童的智力高低，智龄一般和实龄一起增长，但两者增长的速度并非完全一致，常用的智龄的求法是利用智力测验量表，如比奈-西蒙量表进行测量。

2）比率智商：1916年美国斯坦福大学的特曼对比奈-西蒙量表作了修订，成为斯坦福-比奈量表。该量表采用智力商数（intelligence quotient，IQ）表示智力的相对水平。IQ是一个人的智龄与实龄的比值，所以称为比率智商。其计算公式为

$$IQ=\frac{智龄（MA）}{实龄（CA）}\times 100$$

3）离差智商（deviation IQ）：是美国医学心理学家韦克斯勒在编制智力测验量表时采用的概念，指一个人的智力和同年龄组的平均智力比较得出的相对分数。韦氏智力量表虽然保留了IQ这一名词，但是放弃了智龄的概念，他的IQ实际指的是离差智商。

（5）评价人口健康状况的综合指标

1）平均期望寿命（average life expectancy，ALE）：又称期望寿命，或预期寿命，是寿命表中重要指标之一，依据年龄别死亡率计算而得。该指标既能综合反映各个年龄组死亡率水平，又能预期寿命的长短；它和死亡率是一个事物的两个相反方面，死亡率低，平均期望寿命就高。因不受人口年龄构成的影响，各地区平均期望寿命可直接比较，衡量该国家（或地区）人们的健康水平。*X*岁时平均预期寿命表示*X*岁尚能存活的年数。刚满*X*岁者的平均预期寿命受*X*岁以后各年龄组死亡率的综合影响。出生时的平均预期寿命简称平均寿命，是各年龄死亡率的综合，综合反映了居民的健康状况，是反映人群健康状况的综合指标，也是社会经济和人民生活质量的一个常用的重要指标。

2）减寿人年数（potential years of life lost，PYLI）：又称潜在减寿年数，减寿人年数指某一人群一定时期内（通常为一年）在目标生存年龄（通常为70岁或出生期望寿命）

以内死亡所造成的寿命减少的总人年数。该指标基于这样一种观点：同是死亡，但死亡年龄不同所反映的社会卫生问题也不同。低年龄死亡是“不合理”的死亡，在用死亡状况来反映健康水平时，应给“早死”以较大的权重，以提高危害低年龄组健康和致命疾病在所有疾病中的重要性，突出过早死亡的危害。减寿人年数是评价人群健康水平的一个重要指标，可用于衡量某种死因对一定年龄组人群的危害程度。用于综合估计导致某人群早死的各种死因的相对重要性，为确定不同年龄组重点疾病提供了科学手段。

3）无残疾期望寿命（life expectancy free of disability，LEFD）：以残疾作为观察终点是质量较高的生命过程，以残疾作为观察终点代替普通寿命表中以死亡作为观察终点。采用现代寿命表的计算原理，通过扣除处于残疾状态下所消耗的平均寿命，从而得到无残疾状态下的预期平均生存年数。

4）质量调整生命年（quality adjusted life year，QALY）：是用生命质量来调整期望寿命或生存年数而得到的一个新指标，它综合反映人群生命质量和生存数量，是生命质量与生命数量的有机统一。计算质量调整生命年的时候，首先将用生命评价方法得出各种功能状态或不健康状态的效用值（参考尺度为0～1，0表示死亡，1表示完全健康）作为权重，再计算各种状态下的生存年数。一个QALY，反映一个健康生存年，即它可反映在疾病状态下或干预后剩余（经调整）的健康寿命年，通常它是一个正向指标。

5）伤残调整生命年（disability adjusted life year，DALY）：是衡量健康生命损失情况的单位，用年数表示，是疾病死亡损失健康生命年与疾病伤残（残疾）损失健康生命年相结合的指标，是生命数量和生活质量以时间为单位的综合性指标，目前全球疾病负担均以DALY为单位进行测算。

它将疾病死亡损失和伤残损失相结合，将在非完全健康状态下生活的年数，经过伤残严重性权重转换，转化成相当于在完全健康情况下生活的年数，“早死”所导致的健康生命年损失为YLI（years of life lost），残疾所导致的健康生命年损失为YLD（years lived with disability），把两者结合起来就形成了DALY。

$$\text{DALY} = \text{YLI} + \text{YLD}$$

6）健康期望寿命（activity life expectancy，ALE）：也称为活动期望寿命，以日常生活自理能力的丧失作为观察终点，是以生活自理能力丧失率为基础计算而得，代替普通寿命表中的死亡，它不仅能客观地反映人群生存质量，也有助于卫生政策与卫生规划的制订。ALE指的是人们能维持良好的日常生活活动功能的年限。生活自理能力指日常生活活动能力，可以用Katz量表测量，具体使用的指标，包括日常生活能力丧失率和死亡率。

7）生活质量指数（physical quality of life，PQLI）：是整合健康状况与教育状况评价的综合指标，是由婴儿死亡率、期望寿命和识字率综合而成。其公式为

$$\text{PQLI} = \frac{\text{婴儿死亡率指数} + \text{1岁的期望寿命指数} + \text{识字率指数}}{3}$$

（6）卫生项目成功度评价指标：是根据项目的运行情况而建立的一套完整的评价指标体系，通过对各项指标的打分或评级，最后得到项目的综合评级，并以此来判定项目综合实施成效和成功度的大小。卫生项目在实施过程中往往有多重目标，因此对项目实施效果的判定和衡量也往往依赖于对多种目标实现程度。例如，Harold Kerzner认为，在项目管理中项目成功可以被定义为项目在预算内按照预期的目标按时完成。而Elisabeth Umble也认为很多项目之所以被认定为失败是由于它们没能达到预期目标。一个项目的成功与否一般来说

取决于项目预算、项目完成时间和项目目标这 3 个方面的条件，而成功的项目则可以理解为“在项目预算内按时达到项目的各种预算预期目标”。

1）项目成功度评价指标体系的设计目的和原则：项目成功度评价体系旨在为实施主体提供可度量的评价方法，来评价项目的成功度，一定程度上解决很多项目实施缺乏有效的项目后评估的问题，同时使项目实施主体依照评估的结果发现实施项目还存在的问题和项目管理中的不足之处，并提出改善意见，使项目实施走向良性的可持续发展道路。

2）项目成功度评价体系的设计要坚持科学性、公正性、可操作性、适应性和全面性相结合的原则。项目成功度评价体系由指标体系和评价算法两部分组成，一般来说项目成功度评价指标体系的一级指标包括项目目标、项目预算、项目完成时间，一级指标下另有根据不同项目内容而产生二级指标甚至三级指标。

3）开展项目成功度评价的基本程序：综合评估在实施过程中一般包括以下几个环节。①明确评价的目标，建立一个能综合反映评价对象系统的评价模型。②根据评价目的，选择适当的评价指标。建立评价指标体系，卫生项目也是一个系统，具有规模大、要素多、系统要素间关系复杂等特点，因而这类系统的评价指标体系往往具有很多指标、多层次结构的特点，因此需要按照从全局到局部的分层分解方法明确评价的目的，选用合适的指标体系并明确指标间的隶属关系。③确定评价指标相对重要性，即各指标的权重。④根据评价目的、数据特征，选择适当的评价方法，建立综合评价模型。⑤确定综合评价人员，根据评价指标体系框架和相应的权重，对不同指标进行打分和赋值，逐层进行综合，进而得出综合评价结果。

4）常用的指标筛选、定权及综合评价方法：对项目的评价必然要综合参考诸多因素的影响，分清这些因素的主次，抓住主要指标，对原始指标进行筛选。系统分析法、文献资料分析优选法、多元回归与逐步回归法、指标聚类法、变异系数法、主成分分析法、相关系数法、因子分析法等是常用的指标筛选方法。在建立评估模型确定指标权重时常用的方法有专家咨询法、德尔菲法、权重法、组合权重法等。常用的综合评价方法主要有综合评分法、综合指数法、层次分析法、模糊综合评判法、人工神经、网络分析法等方法。评价人员可以根据已经确定的指标体系、指标权重及评分标准对卫生项目实施综合评价。

第七节　卫生经济学评价

卫生经济学研究的中心问题是解决资源稀缺性和需求无限性的矛盾，在实践中，当一定量的卫生资源用于某一卫生规划时就不可能用于其他卫生规划，为了能够使有限的卫生资源发挥最大的效益，确定究竟应该将资源用于哪一方面，可以通过卫生经济分析与评价方法对多种不同备选方案进行比较，从中选取最优方案，以帮助决策部门确订卫生服务的重点和优先领域，保障基本的公共卫生服务和基本的医疗服务。

卫生经济学分析与评价就是应用技术经济分析与评价方法，对卫生规划的制定、实施过程和产生的结果，从卫生资源的投入量（卫生服务成本）和卫生资源的产出（效果和效益）两个方面进行科学分析，为政府和卫生部门从决策到实施规划方案，以及规划方案目标的实现程度，提出评价和决策的依据，减少和避免资源浪费，使有限的卫生资源得到合理的配置和有效的利用。

全面的卫生经济学分析与评价要求从成本和结果两个方面，对不同的备选方案进行分析比较，所以其最基本的任务就是要确认、衡量、比较和评价备选方案的成本和结果，解决技术方案的优选问题。在评价结果时，需依据不同的目的将规划产生的结果划分为效果、效益和效用并分别进行测量。

一、卫生经济学分析与评价的基本步骤

（一）确定评价的目的和分析角度

明确所要研究的目的和问题是评价者要首先明确的，研究问题的目的不同，则采用的评价方法也不同，根据相应的情况可选择作部分评价还是全面评价。所谓的全面评价主要应具备这两个特征：第一，评价时既要考虑被评价项目的投入（成本）又要考虑项目的结果（效益）；第二，同时要在两个或两个以上方案之间进行比较。不具备上述两个特征的评价，只进行成本评价或结果评价均属于部分评价。

分析问题的角度不同也会测算出不同的成本和结果。从什么角度进行分析对于理解一项研究的结果非常重要。因此在明确所要研究的问题的基础上，从全社会角度出发分析、评价各备选方案实施的影响因素以做出科学的决策。

（二）确定各种备选方案

实现卫生规划的目标，会有多种不同的实施方案，评价者要考虑到一切可能的方案并对每个方案有全面的认识，并提出各方案最佳的实施措施以供比较，这是卫生经济分析评价工作的前提，对于合理配置资源及卫生评价和决策均有重要意义。

（三）排除明显不可行的方案

在存在多种方案进行选择时，应遵循以下几条标准：①在政治上能得到支持或承诺的方案；②对若干相似方案进行归类，选择有代表性的方案进行评价；③对具有较高的成本效益的方案应该优先予以考虑，反之则予以排除；④具有严重约束条件，不可能进行操作的方案予以排除。

（四）卫生计划方案的效益与效果的测量

所有可预见的效益和效果应明确，并且尽可能地度量出来，效益与效果的测量取决于能否用货币值来表示，大部分项目可带来多重效益，主要分为直接或间接的社会效益和经济效益。评价过程中有时很难取得最后结果的信息，而只能用中间结果。

（五）卫生计划方案的成本估计

评价应该要立足于社会角度，从整个社会角度来分析评价，不能单纯从卫生部门或某一机构的立场出发，要通盘考虑项目、计划和干预活动整个周期的成本，才能尽可能做到客观。

（六）贴现和贴现率

卫生计划方案的实施往往时间较长，需要几年的时间才能完成，不同年份的货币时间价值是不同的。贴现是将不同时间所发生的成本和效益，分别按照相同的利率换算成同一“时间点”上的成本和效益的过程。贴现使用的利率称为贴现率。对方案的成本和效益进行贴现便于各方案之间进行合理的比较。

（七）敏感性分析

敏感性分析是用来评价改变假设和改变在一定范围内的估计值是否会影响到结果或结论稳定性的一种方法。在卫生经济学评价中许多用来建立成本和效益的资料都是不确定的，如医疗服务价格的差异、药品价格变动，投入不同的人力或物力会影响成本的大小，因此最终的结果是会变化的，但是是在一定范围之内变动的。进行敏感性分析就是要审慎这些不确定因素，用决策原则去检验它们对结果影响的程度，如果最终的结果没有被不确定因素的不同估计值影响，那么这个因素就是自信决策因素，反之如果最终结果受不确定因素的影响较大，那这一方案就有待优化。

（八）分析与决策

应用相应的卫生经济分析与评价方法对不同方案进行比较、分析和评价，并结合可行性分析和政策分析做出科学的决策。

二、成本效果分析方法

卫生经济分析中的成本是指实施某项卫生服务规划或方案所消耗的全部人力资源和物质资源。效果，有广义和狭义之分。广义的效果是指卫生服务产出的一切结果，这里主要指狭义的效果，即有用的效果，是满足人们各种需要的属性。在成本效果分析中效果更多的是指因为疾病防治带来的各种卫生方面的直接结果指标的变化，表现为健康的结果，用非货币单位表示，如发病率、死亡率的降低，治愈率、好转率的提高，人群期望寿命延长等，也可以采用一些中间指标如免疫抗体水平的升高。

成本效果分析方法（cost-effectiveness analysis，CEA）是通过对既定目标下不同项目方案的成本进行比较，以最低的成本去实现确定的计划和目标。当方案之间成本相同或接近，则选择效果较好的方案；当方案之间的效果相同或接近，则选择成本较低的方案。当卫生项目不受预算约束时，计算增量成本和增量效果的比率，并将其与预期标准比较。

1. 成本效果分析的计算步骤 应用成本效果分析的条件：目标必须明确，决策者必须有明确的目标，即想要的结果。卫生规划的目标可以是服务水平、行为的改变，或是对健康的影响等，它们常同时存在。因此必须确定一个最主要的目标，使评价人员对效果的评价有确切的范围，以便选择合适的效果指标；备选方案必须明确，成本效果分析是一种比较技术的分析方法，所以必须至少存在 2 个明确的备选方案才能进行相互比较，而备选方案总数量没有上限；备选方案必须具有可比性，分析人员必须保证备选方案间具有可比性，一是确保不同备选方案的目标一致，二是确保不同方案对于这些目标的实现程度大致相同；每个备选方案的成本和效果都是可以测量的，成本以货币表现，效果指标如避免的死亡人数等可以测量，即使不能定量，也至少必须定性，如治疗效果以“有效、无效、恶化”等表示，再把定性转化为分级定量指标进行比较。

2. 成本效果的分析方法 ①当卫生计划各方案的成本基本相同时，比较各方案效果的大小，选择效果最大的方案为优选方案；②当卫生计划各方案的成本基本相同时，比较各方案的成本的高低（即成本最小化分析），选择成本最低的方案为优选方案；③当卫生计划不受预算约束时，成本可多可少，效果也随之变化，这时往往是在已存在低成本方案的基础上追加投资，可通过计算增量成本和增量效果的比率，将其与预期标准相比较，若增量成本和增量效果的比率低于标准，表明追加的投资经济效益好，则追加投资的方案在经济上可行。

3. 多个效果指标的处理方法　卫生计划方案的效果指标有时不止一个，而是有多个，尤其是社会卫生规划和卫生服务计划方案的效果指标更是不止一个。当比较的效果指标有多个时，不同方案之间的比较就显得困难了。在这种情况下需要采取适当的办法简化效果指标，使成本效果分析能够对方案做出确切的评价。

（1）卫生计划方案的目标尽量单一：将卫生计划方案中实际工作中难以实现的目标去掉；对不能协调的权衡之后放弃一个；有从属关系的目标，去掉从属的目标；将方向基本一致的目标进行合并。

（2）精选效果指标：去掉满足效果指标条件较差的指标；将对卫生计划方案重点内容评价的指标作为效果指标，次要的指标作为约束条件对待。

（3）综合效果指标：当效果指标较多时，可以采用综合评分法，对各效果指标根据其数值给予一定的分数，并根据效果指标对方案评价的重要程度给予一定权重，经过计算使各效果指标换算成一个综合性指标，作为方案总效果的代表值，用于不同方案之间的比较和评价。各方案的成本相同时，比较各方案效果指标的综合得分，当各方案的成本不相同时，可以将成本也看作是一个指标即负的效果指标并给予评分，然后比较各方案的综合得分。

项目效果指标的选取通常要求这些反映效果的指标要尽量符合有效性、数量化及特异性的要求，也就说这些指标的变化能体现干预措施的效应，指标要尽可能地量化，且与干预措施有直接关联。卫生项目的效果指标总体上可以归为以下 4 类。

（1）中间健康问题：通常是指干预对象所存在的影响健康的危险因素或健康问题的前期状态，如生活行为习惯、就诊等。

（2）最终健康问题：即健康结果状态，如患病、死亡、期望寿命等。

（3）生存率：在针对某种或某些疾病的干预时，病人的生存率。

（4）生命质量：反映人群与健康相关的生存状态，即健康相关生命质量。有学者建议不要采用减少的中间健康问题作为效果指标，在减少的中间健康问题与所避免的最终健康问题的次数之间关系已经确定时，建议最好使用实际所避免的最终健康问题作为效果指标。如评价健康教育项目效果时，不建议使用健康知识知晓率作为结果指标，而采用健康行为形成率。

4. 敏感性分析　由于在成本效果分析中许多参数是不确定的，因此必须通过变化这些参数来检验结果的敏感性。如果在参数变化过程中，结果不受影响或变化很小，则结果的可信度增强。如果结果变化很大，那么分析者就应注意某个特定参数的不确定性，常见的不确定性参数有效率、不良反应率、未经治疗病人的死亡率、成本组成部分的估计值及选择的贴现率等。一般来说进行敏感性分析时要对各种参数设立可信区间，然后让参数取区间中的上限和下限来进行敏感性分析。

5. 成本效果分析的计算公式　成本效果分析是通过计算成本效果比率来衡量干预措施或治疗措施的经济活动成果的大小。

成本效果分析的计算公式为

$$(C_1+C_2-B_1-B_2)/E$$

这里 C_1 与 C_2 分别代表直接成本与间接成本，B_1 与 B_2 分别代表直接效益与间接效益，均以货币为单位；E 代表结果，以临床或生物学结果为单位。

三、成本效益分析方法

效益是有用效果的货币表现，即用货币表示卫生服务的有用效果。效益一般可分为直接效益、间接效益和无形效益。直接效益指实行某项卫生计划方案之后所节省的卫生资源。间接效益指实行某项卫生计划方案之后所减少的其他方面的经济损失。无形效益指实行某项卫生计划方案之后减轻或避免了病人肉体和精神上的痛苦，以及康复后带来的舒适和愉快等。

成本效益分析（cost-benefit analysis，CBA）是通过比较不同备选方案的全部预期成本和全部预期效益来评价备选方案，为决策者选择计划方案和决策提供方案依据，即研究方案的效益是否超过它的资源消耗的机会成本，只有效益不低于机会成本的方案才是可行的方案。由于该分析不仅要求效益不低于机会成本，而且要求产出指标也要用货币单位来测量，所以是一种最难于操作的方法，也是卫生经济学项目评价的最高境界，最重要的是找到合适的方法使用货币形式来反映健康效果。目前常用的方法有两类：一是人力资本法，就是把人的生命看成是一种能够带来收入的投资，计算时：人力资本价值=年收入/利息率；另一种是支付意愿法，就是把健康看成是商品，人们根据自己的意愿给健康标价，这个价格就是评价生命价值的依据。

根据是否考虑货币资金的时间价值分为静态分析法和动态分析法。

1. 静态分析法 不考虑货币的时间价值，即不计利息，不计贴现率，直接利用成本和效益的流转额，以增量原则计算方案投资在正常年度能带来多少净收益。常用的静态分析法主要有 4 种。

（1）投资回收期：指以投资项目的各年现金净流量来收回该项目原投资所需要的时间。计算公式为

$$投资回收期=\frac{原投资额}{平均每年现金净流量} \tag{5-1}$$

$$投资回收期=\frac{各年末尚未收回的投资余额}{各年末累计现金净流量} \tag{5-2}$$

$$现金净流量=营业收入-营运成本$$

$$或现金净流量=营业净利+折旧$$

若各年现金流量相等时采用式（5-1），不等时采用式（5-2）。实际工作中各年现金流入主要是营业收入，而现金流出主要是运营成本。

投资回收期是根据方案的预期投资回收期来确定方案是否可行的一种决策分析方法，如方案预期投资回收期比要求的回收期短，风险程度就比较小，则项目方案可行，反之则项目方案不可行。这种方法的优点是计算简便，且容易理解。缺点：第一，没有考察方案的整个寿命周期，未考虑回收期后的成本效益情况，忽略了方案投资的长远利益；第二，只反映方案投资回收速度，不能直接评价方案的收益能力；第三，没有考虑货币的时间价值，故应避免片面依靠该指标做决策。

（2）简单收益率：指达到计划产量的年份（正常年度）所取得的现金净流量与原投资额之比。其公式为

$$简单收益率=\frac{平均每年现金净流量}{原投资额}$$

使用简单收益率评价方案时，要将其与标准简单收益率进行对比，若大于标准，则该方案在经济上可行，反之则不可行。简单收益率一般只能用于判别项目是否可行，用来比较方案时不能反映追加投资及全部可用资本的投资效果，此时应采用追加收益率。

（3）追加收益率：指两个方案现金净流量之差与原投资额之差之比，也即单位追加投资所带来的年现金净流量的增值。其计算公式为

$$追加收益率=\frac{方案2的现金净流量-方案1的现金净流量}{方案2的原始投资额-方案1的原始投资额}$$

将追加收益率与标准简单收益率作比较，若追加收益率比后者大，则表明追加投资的方案可行；反之则追加投资方案不可行，比较 2 个方案可采用此法，但有多个方案比较时，需逐一计算以淘汰方案，过程较为烦琐。

（4）折算费用：指项目方案中年营运成本与简单收益和原投资额相乘之积之和。此法可用于比较多个方案，不需要两两对比，分析步骤简化。各方案比较时，折算费用最小的方案为最优。其公式为

折算费用=年营运成本+标准简单收益率×原始投资额

以上 4 个指标的测算对方案的评价、决策有一定的参考价值，但是都存在局限性，即未考虑货币资本的时间价值。

2. 动态分析法 既要考虑货币的时间价值，把不同时点发生的成本和效益折算到同一时间进行比较，又要考虑成本和效益在整个寿命周期内的变化情况。常用的动态分析法有以下 4 种。

（1）净现值法：净现值（net present values，NPV）是根据货币时间价值的原理，消除货币时间因素的影响，计算计划期内各方案各年效益的现值总和与成本总和之差的一种方法。本法是反映项目在计算期内获利能力的动态评价指标。计算公式为

$$\mathrm{NPV}=\sum_{t=0}^{n}\frac{B_t-C_t}{(1+i)^t}$$

$$净现值=\sum（年现金净流量×对应年份的贴现率）$$

式中：B 为效益；C 为成本；i 为贴现率；t 为年限。

为使不同年份的货币值可以加总或比较，需要选定某一时点作为基准点来计算各年效益和成本的价值。通常把方案的第一年年初作为计算现值的时间基准点，不同方案的时间基准点应该是同一年份。对于初始投资相同或相近的几个互斥方案的比较，以净现值高的方案为优选方案。在没有预算约束的条件下，几个互斥的对比性方案的选择，应用净现值指标是有效的评价和决策指标。

但净现值法有一定的局限，对卫生计划不同方案的计划时期和初始投资要求相同或相近，否则，用净现值进行比较时不能准确反映各方面的差别。因为净现值的大小受计划期和初始投资额的影响，计划期越长则累计净现值就越大；初始投资额大其相应的净现值也往往较大。

（2）内部收益率法（internal rate of return，IRR）：是指方案在计划期内使其净现值等于零时的贴现率。其公式为

$$\mathrm{NPV}=\sum_{t=0}^{n}\frac{B_t-C_t}{(1+i)^t}=0$$

从公式中可以看出，在计划期 n 及每年净现金流量不变的情况下，一个卫生规划方案的净效益 NPV 只与其使用的贴现率 i 有关，NPV 随着 i 的增大而减小，故必然存在一个 i 值使得 NPV 正好等于零，那么这个使方案净现值为零的贴现率就是该方案的内部贴现率。计算 IRR 时可用以下两种方法。

1）试差法：用不同的贴现率反复试算备选方案的净贴现值，直至试算出净贴现值等于零，此时的贴现率即为方案的内部贴现率。

2）插入法：在使用两个不同贴现率试算方案净现值得到正负 2 个相反的结果时，运用插入法来换算内部收益率的方法。计算公式为

$$\mathrm{IRR}=I_1+(I_2-I_1)\left(\frac{\mathrm{NPV}_1-\mathrm{NPV}}{\mathrm{NPV}_1-\mathrm{NPV}_2}\right)$$

式中：I_1、NPV_1 分别表示偏低的贴现率和相应为正的净现值；I_2、NPV_2 分别表示偏高的贴现率和相应为正的净现值

内部收益率代表着方案的确切盈利率，它只是以投资的现金流量为依据，而不考虑其他外部因素的影响，故称其为内部收益率。内部收益率法就是根据各备选方案的内部收益率是否高于平均收益率或标准收益率来判断方案是否可行的决策方法。如果方案的 IRR 大于标准收益率，则该方案可行，反之方案不可行。对于相互独立的方案的选择，在无预算约束的条件下，凡是 IRR 大于所要求的基准收益率的方案都是可行的方案，反之方案不可行。对于 2 个及 2 个以上互斥方案的选择，在有预算的约束的条件下，以 IRR 大者为优。在没有预算约束的条件下，几个互斥方案的选择需进行方案之间的增量内部收益率来评价和决策。

（3）年当量净效益法：年当量净效益（net equivalent annual benefit，NEAB）即将方案各年实际发生的净效益折算为每年的平均净效益值。它是净现值考虑贴现率的年平均值。其公式为

$$\mathrm{NEAB}=\mathrm{CR}\times\mathrm{NPV}$$

式中：NEAB 表示年当量净效益；NPV 表示各年净现值之和；CR 表示资金回收系数。

应用年当量净效益对方案进行评价和决策即年当量净效益法。一般对于不同计划期限的互斥方案采用该法进行比较、评价和决策。当各方案年当量净效益都为正值时，选用当量净效益高者为优。

（4）效益成本比率法：效益成本比率是卫生计划方案的效益现值总额与成本现值总额之比。其公式为：

$$\frac{B}{C}=\frac{\sum_{t=0}^{n}\frac{B_t}{(1+i)^t}}{\sum_{t=0}^{n}\frac{C_t}{(1+i)^t}}$$

式中：B 表示效益；C 表示成本；i 表示贴现率；t 表示年限。

效益成本比率方法适合于在预算约束的条件下，要从一组卫生服务项目中选择能够得益最大的项目实施，使一定量有限资源的分配获得最大的总效益的情况。当方案的效益比大于其成本时，才考虑接受该方案，因此只有效益成本比率大于 1 的方案才是使得有限的

资源获得最大效益的方案。多个方案比较时，按照效益成本比率大小顺序，比率高的方案为优选方案。在成本效益分析中，由于方案的成本和效益可能出现正值，也可能出现负值，效益成本比率就可能出现 4 种情况，评价和选择标准见表 5-20。

表 5-20　效益成本比率 4 种情况的方案选择

方案种类	效益现值	成本现值	选择
A	+	+	B/C 大者为优
B	−	+	绝对放弃
C	+	−	必定选用
D	−	−	B/C 小者为优

3. 敏感性分析　在进行成本效益分析时有很多变量是不确定的，如贴现率、结果、成本、仪器设备和房屋等固定资产的折旧率，以及生命价值判断标准等。其中任何一个变量的改变都会导致成本或效益结果的改变，因此必须做敏感性分析。敏感性分析是当一个变量改变而其他变量保持不变时成本效益的结论是否跟着改变。如果结论能够维持，那么该结论有一个较高的正确性。如果结论改变，应该尽力去找出变量的真实值或明确说明结论对单个变量值的“敏感性”。

四、成本效用分析方法

在卫生服务领域中，效用指人们对不同健康水平和生活质量的满意程度。成本效用分析中效用常用来表示生命质量的指标如质量调整寿命年和失能调整生命年。成本效用分析（cost utility analysis，CUA）是比较项目投入成本量和经质量调整的健康效益产出量，来衡量卫生项目或质量措施效率的一种经济学评价方法，是成本效果分析的一种发展，或称为一种特殊形式。其优点在于单一的成本指标、单一的效用指标，使其可广泛地用于所有健康干预。在进行分析时，比较的是每增加一年寿命的成本，如考虑到生命质量则进行成本效用分析，不同方案或预防措施增加的 QALY 或挽回的 DALY，然后再比较每增加一个 QALY 或挽回的一个 DALY 的成本的多少，以此进行方案的优选和决策，以求采用最佳方案来防治重点疾病，使有限的资源发挥更大的挽回健康寿命年的效果。

成本效用分析中的成本用货币单位表示，效用为项目获得的质量调整生命年。成本效用分析中涉及的“效用”“生活质量效用值”“质量调整生命年”是经济学、社会医学研究领域内几个既相互联系又有区别的概念。对个体来说，效用由生活年数和生活质量两部分组成。生活年数是人从出生到死亡的时间数量；生活质量是人在生与死之间，每一时间点上的质量用生活质量效用值表示。生活质量效用值是反映个人健康状况的综合指数，取值范围在 0～1，0 代表死亡，1 代表完全健康。

成本效用分析的评价指标是成本效用比（cost utility ratio，CUR），它表示项目获得每个单位的 QALY 所消耗或增加的成本量。成本效用分析通过计算每一项目的成本效用比比较各项目获得每单位的 QALY 所消耗或增加的成本，进而对不同项目的效率作为评价。成本效用比值越高，表示项目效率越低，反之成本效用比值越低，表示项目效率越高。成本效用分析中常用的确定健康状态效用值的方法有 3 种。

（1）评价法：挑选相关专家根据经验进行评价，估计健康效用值或其可能的范围，然后进行敏感性分析以探究评价的可靠性，是最简单的方法。

（2）文献法：直接利用现有文献中使用的效用值指标，但要注意其是否和自己的研究匹配，包括其确定的健康状态评价对象和评价手段的适用性。

（3）抽样调查法：自己设计方案进行调查研究获得需要的效用值，这是最精确的方法，通常采用等级衡量法、标准博弈法和时间权衡法衡量健康状态的基数效用。

1）等级衡量法（rating scale）：要求被测者在线段或条尺上标识位置，用以代表他对生命质量的满意度，依据标识的位置比例可以确定其生命质量的效用值。一般是用假定的健康状况方案或说明为启发，让个体根据不同的健康结果确定效用值。这些方案包括几个简要的说明，如从身体、精神、社会、疼痛或医疗等方面描述健康的几个方面。若以最低质量处为 0，最高质量处为 1，当标示位置在中间时，则效用值即为 0.5。线段或条尺可以化成不同样式，如类似直尺标上的等分刻度，或画成温度计形式，或简单地用 5 点或 7 点等刻度供被测者标度，其效用值一般只做简单的计算即可获得。

2）标准博弈法（standard gamble，SG）：通过直接的面对面访谈，询问病人对自己的健康效用值做出选择。假设病人不治疗的话，是一种确定的中等健康状态；如果治疗就会有两种不确定的结果：一种是优于不治疗，能达到完全健康（p），另一种则坏于不治疗，甚至造成死亡（$1-p$）。调查的目的是通过运用风险及不确定性来得出病人偏好，找出 2 种不确定的结果中的 p。当 p 与不治疗者确定的中等健康状况的概率间没有差别时，这就是病人偏好的期望效用值。

3）时间权衡法（time trade-off，TTO）：是测定健康效用的另一种常用的病人访谈方法。询问病人愿意在不够完美的健康状态下生活一段时间还是愿意在完全健康状态下少活几年，完全健康生活年数与不够完美的健康状态下生活的年数的比值就是衡量健康状况选择的偏好。表示病人愿意为争取健康状况而牺牲的代价，再次用无差异的方法估计病人对健康状况的效用值。

在这 3 种方法中，等级衡量法最为简单和实用。而标准博弈法从理论上来讲是最具有效度的方法，但实际调查时方法复杂，与实践权衡法相比的结果差异上无显著意义，两者均会受到病人健康状况、年龄、既往病史等条件的影响。

对于质量调整生命年，其重点在于确定和选择健康状况的质量权重。如对病人的生理或心理功能进行评分调查，按价值（效用）给分，完全健康为 1，死亡为 0，从而获得生命质量的权重值（表 5-21）。

表 5-21　不同健康状况的效用值

健康状况	效用值	健康状况	效用值
健康	1.00	盲、聋、哑	0.39
绝经期综合征	0.99	长期住院	0.23
轻度心绞痛	0.90	假肢、失去听力	0.31
中度心绞痛	0.70	死亡	0.00
重度心绞痛	0.50	失去知觉	＜0
焦虑、孤独	0.45	四肢瘫痪	＜0

成本效用分析采用质量调整生命年作为项目健康产出单位，克服了将项目健康产出简

单的货币价值化带来的问题，也可以比较具有不同种类健康产出项目的经济效益，因而其使用范围较为广泛，特别适用于进行卫生保健项目的经济评价（表 5-22）。

表 5-22 成本效用分析决策原则

效用	净成本	
	零或负	正
正	有经济价值的项目	进行成本效用分析，选择最低比值的项目开展
零或负	控制了成本，但可能损害了健康，这种项目不予考虑	这种项目通常不执行

五、成本最小化分析方法

成本最小化分析（cost-minimization analysis，CMA）是指在项目的产出或效果、效益和效用没有差别的情况下来比较不同措施的成本，选择成本最小的一个卫生保健项目、计划或干预措施，这是一种特例，实际也是一种成本评价或效率评价的方法。

六、卫生领域的公平性评价指标

（一）卫生服务的公平性

公平性程度是社会文明程度的重要指标之一，公平是卫生服务过程中的核心目标之一，也是评价一项卫生项目绩效的关键维度之一。卫生项目的开展与实施也应该围绕公平与效率进行，而效率总是服务于公平的，因此公平性是卫生项目评价的重要依据。

卫生服务的公平性是指社会成员应该以需求为导向获得卫生服务，而不是取决于社会地位、收入水平等因素。也就是说，具有相同的卫生服务需求的社会成员应该获得相同的卫生服务。卫生服务的公平性应随着不同体制的国家、不同历史时期及不同的经济水平而有所不同。卫生领域的公平主要涵盖以下几个主要内容。

1. 健康公平 即卫生服务产出的公平，也称为结果/结局方面公平，是指健康结果公平。该概念已被许多专家认为是一个尤为重要的概念。健康公平，是指在生物学范围内，全体居民尽可能地达到最高水准的体质、精神和社会文化状态，即公平性最终表现在不同人群健康状况的基本相似。其含义是理想中的每一个社会成员都应有一个公平的机会来发挥出他们足够的健康潜力。健康公平的实现要以卫生服务的利用公平为基础，卫生服务利用公平应遵循的原则是“按需分配”。

2. 卫生服务利用公平 包括：①卫生服务提供的公平性，即按需要提供卫生服务，有同等卫生保健服务需要的社会成员能获得同样的卫生服务，而有更大卫生保健服务需要的社会成员，应能获得更多的服务提供，包括横向公平性和纵向公平性，前者是指具有同样卫生服务需求的人可以得到相同的服务，后者是指卫生服务需求多的人比需求少的人获得更多所需要的卫生服务。②卫生服务的可及性，卫生服务的可及性将卫生服务系统与服务人群联系在一起，即保障所有人都能够得到最基本的医疗服务，真正实现卫生服务按需利用。

3. 卫生服务筹资公平 是指要求按照支付能力的大小支付医疗费用。其中相同支付能力的人为卫生保健服务提供同等数额的费用（即横向公平），不同支付能力的社会成员为卫生保健服务支付不同数额的费用，即支付能力高的人应当多支付（即纵向公平）。

4. 卫生资源（包括大型设备）**分布公平** 包括人口分布公平性和地理分布公平性两种。

（二）健康与卫生服务公平性的测量方法

健康与卫生服务公平性的测量方法主要有极差法、洛伦茨曲线（Lorenz curve）（图 5-4）与基尼系数（Gini coefficient）、差别指数（index of dissimilarity，ID）、不平等斜率指数，及相对指数和集中指数，也称集中曲线法（concentration index，CI）等。

1. 基尼系数 是 20 世纪初意大利经济学家基尼首先使用的，是根据洛伦茨曲线计算出的一个反映收入分配平等程度的指标，通常用来定量分析收入分配的公平程度，在国际上也是一个用途广泛的重要的测量公平性的指标。现在也常用来评价卫生资源配置的公平性。计算方法为

$$G=\sum_{i=1}^{n}P_iY_i+2\sum_{i=1}^{n}P_i(1-V_i)-1$$

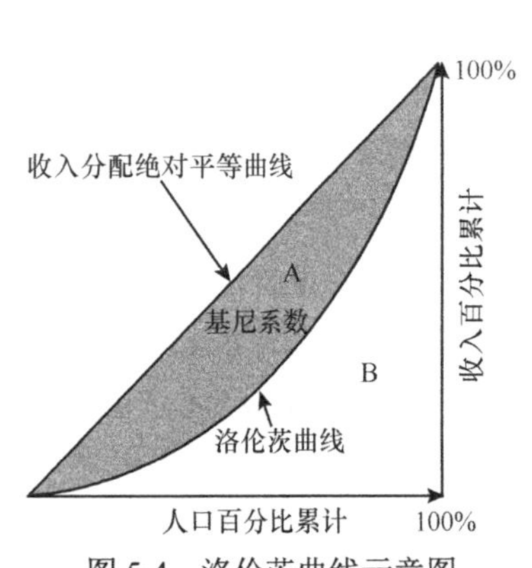

图 5-4 洛伦茨曲线示意图

基尼系数取值范围为 0～1，基尼系数越接近 0，表示资源分布越公平；基尼系数越接近 1，表示资源分布越不公平。基尼系数用于卫生资源配置研究，分析卫生资源差异状况时，一般认为基尼系数在 0.2～0.3 为“相对公平”，在 0.3～0.4 为“适度公平”，在 0.4 以上为“不公平”，在 0.5～0.7 为“高度不公平”。

2. 差别指数（ID） 是对健康的分布进行测量。其计算公式为

$$\mathrm{ID}=\frac{1}{2}|S_{\mathrm{jp}}-S_{\mathrm{jh}}|$$

式中：ID 为差别指数；S_{jp} 为某个社会经济特征第 j 个水平的人口比重；S_{jh} 为第 j 个水平人群的患病健康比重。因此 ID 表示某个社会经济特征不同水平人群的健康公平程度，同一水平的人口比重与患病健康比重越接近，ID 则越小，健康分布的公平程度也越高，反之则公平性较低。ID 可以用小数也可以用百分数表示。

3. 集中指数 是衡量与社会经济状况相联系的健康不公平程度的指标，将人群按社会经济状况进行分组，按最差到最好顺序排列，横轴为按经济状况排序的人口累计百分比，纵轴为人群健康累计百分比，在坐标系中描点，连接各点所得的曲线称为集中曲线。

如果健康水平在不同的社会经济阶层分布均匀，那么集中曲线与对角线重合，集中曲线距离对角线越远，健康不公平程度就越大。集中指数的定义为集中曲线与对角线之间面积的 2 倍，其取值范围在[−1，1]。集中指数的绝对值越大，表明与社会经济状况相联系的健康不公平程度越大。

集中指数计算简单，结果直观，能够说明不公平的方向，反映所有人群的状况，而且对人群社会经济状况的分布比较敏感，所以最能满足我们测量不公平时所要达到的要求。但这种方法只采用某一项健康指标作为观察指标，没有综合考虑其他指标的作用，属于单因素分析方法。

4. 泰尔指数（Theil index） 包括 Theil-T 和 Theil-L 两个代表性的指标。Theil-T 指数对上层收入水平的变化敏感，Theil-L 指数则对底层收入水平的变化敏感。

$$T=\sum_{i=1}^{n}P_i\log\frac{P_i}{Y_i}$$

式中各符号的含义与基尼系数中相同，Theil 指数越高越体现资源配置的不公平。

Theil 指数的分解如下：

$$T=T_{组内}+T_{组间}$$

$$T_{组内}=\sum_{g=1}^{k}P_gT_g$$

$$T_{组间}=\sum_{g=1}^{k}P_g\ \log\frac{P_g}{Y_g}$$

以上各式中 $T_{组内}$为组内差异；$T_{组间}$为组间差异；P_g为各区域人口总数占总人口数的比重；Y_g为各区域卫生资源占卫生资源总数的比重；T_g为各区域的 Theil-L 指数。

第八节　卫生服务综合评价

综合评价是将反映评价对象特征的多项指标进行系统加工和有机汇集，从整体上认识评价对象的优劣；或将多个单项评价指标组合成一个包含各个成分的综合指标，用来反映评价对象的全貌。卫生服务综合评价是指围绕特定的评价目标、评价对象和评价阶段，对卫生服务的计划、进展、成效和价值进行评判估量的过程。卫生服务的对象是社会人群，社会卫生状况和人群健康水平得到改善与提高的程度是评价卫生服务社会效益和经济效益的最终尺度。然而，社会效益和经济效益的大小，不仅受到卫生资源的投入、提供服务数量和质量等因素的制约，还受到社会、经济、文化、自然条件等因素直接或间接的影响。处于不同的社会经济发展阶段，人们对卫生服务的需求不同，卫生资源投入和服务水平也存在差异。因此，对一项涉及面较广的卫生服务项目进行综合评价时，需审时度势、因地制宜的根据国情、地情或项目本身关于卫生服务的发展计划、目标及评价工作所处的阶段，运用多学科的适宜技术与方法，对其进行多方位、多层次、多环节、多因素的综合评价，即从卫生服务的社会需要、卫生资源投入、提供的服务量及其效率、产生的社会效益和经济效益等方面做出评价，才能较全面地反映卫生服务的成效及其影响。

自 20 世纪 70 年代以来，卫生服务评价在国内外日益受到重视，并开展了众多的研究与应用。理念上，卫生服务综合评价是多方面的，可以从不同的角度着眼，既可应用于对一个国家或地区总的卫生发展计划（或项目）、实施及结果的宏观评价，又可应用于对某个乡镇实施新型农村合作医疗的运作机制的微观评价；既可以是定量评价，也可以是定性评价，但尽可能采用定量评价或定量与定性相结合的评价方法，以增强评价结果的说服力。

由于评价性质、目的、角度、层次、侧重点等方面的不同，国内外至今尚未对卫生服务综合评价的范围、内容和指标体系形成广泛的共识。但对于一项关于卫生服务的综合评价工作来说，若不与反映居民健康状况的指标相联系，其局限性也是显而易见的。Parker 根据系统分析的观点，从卫生服务系统的每一个要素的特征及各个要素间的相互关系出发，提出从人群卫生服务需要量、资源投入量、服务产出量、工作过程、结果、效益和效果七方面进行评价。Roemer 根据卫生服务的内容，建议从项目目标评价、医疗服务需要量评价、卫生服务利用接受能力评价、卫生资源评价、工作活动和态度评价、工作过程评价、结果与效果评价和费用与效益评价 8 个方面进行评价。Sackett 根据卫生服务研究的对象，提出卫生服务评价应围绕卫生服务是否有效、公众能否利用到有效的卫生服务、提供服务的数量和质量是否充分可靠、费用是否低廉四方面进行评价。

卫生服务综合评价是卫生规划和管理工作中的一个重要手段，是一项社会性、政策性、连续性很强的系统工作。评价工作并不是在项目管理的结束阶段才进行的，也不应将其看作是司法意义上的“最后宣判”，而应视为管理程序的一个连续过程，在每个程序上都要注重评价工作。对于一项完整的卫生服务评价，在项目实施前，首先应做社区需求诊断与计划评价，即评价项目是否符合卫生改革与发展的社会需要，制订的计划目标和指标是否切合实际，实施时可能遇到的障碍，是否具备实施的主、客观条件等。在项目实施的不同阶段，要做进展评价，即评价工作进程是否按预定的实施方案执行，检查计划目标和指标完成的情况，探讨存在的问题及相应的改进对策和措施等。在项目实施结束阶段，要做结果（成就）评价，即通过比较实施前后结果的变化，评价项目取得的社会效益和经济效益。卫生服务综合评价工作必须适应所在社区、政策制订者和行政管理者的需要，并必须在一定时间内提供结果。因此，需要紧紧围绕评价的领域和具体的评价问题，通过精心设计评价方法和指标，适时有效地开展评价工作，才能做出切合实际的判断，为制订新的计划和开展下一步工作提出建设性的方案和措施。无论是业务部门还是行政管理部门都应将评价工作视为管理与决策的一种重要手段，并能够建设性地运用评价技术与方法。

开展卫生服务综合评价工作的目的是了解卫生服务的社会需要和需求，探讨影响居民健康和卫生服务利用的因素，使人们更好地理解卫生问题，更有效地配置与使用现有的卫生资源，更合理地组织卫生保健服务，加强实施过程的监控和目标管理，提高卫生服务的效率、效益与效果，阐明卫生服务工作的进展和成效，改进与完善各项卫生服务计划，必要时通过制订或调整相关政策以适应复杂和多变的形势，为卫生服务提供规划、管理及决策的科学依据，为人们提供效率更高、效果更好、更加公平的卫生服务，改善社会卫生状况和提高人们健康水平。

一、卫生服务综合评价内容的特征

1. 适宜程度 即所制订和执行的各项卫生服务计划是否适应社会、经济、文化、卫生发展水平和现行的卫生政策，提出的目标、措施和配置的卫生资源是否适应居民的健康需要或需求，在经济、技术、民意支持方面是否可行，由此评价计划、政策、活动、措施和卫生服务机构及其功能的合理性。

2. 足够程度 即所制订的卫生服务计划对重要的卫生问题及其应对措施是否已经明确、是否能给予足够的重视，并在卫生资源配置上也能给予足够保证。

3. 进度 即根据预期目标检查计划的实施与落实情况，以及卫生资源提供与利用状况。应及时总结成功经验，找出差距，提出需要引起重视的问题，并及时向决策者或项目组织者反馈，必要时对计划和工作活动进行调整，以保证计划的顺利实施。

4. 效率　即卫生服务计划实施后，卫生服务提供在数量和质量方面的产出与卫生资源（包括人力、物力、财力等）投入之间的比值，也就是投入每单位资源所产出的符合规范要求的服务量。效率评价的目的在于改善卫生服务系统的工作效率，提高管理水平。

5. 效果　即卫生服务计划在实施中或结束阶段，对解决某些卫生问题所取得的成效或计划预期目标实际达到的程度。效果评价的目的是对一项卫生服务计划的价值做出科学评判。在可能的情况下，尽量采用一些定量或半定量的指标对目标实际达到的程度进行测量，以确切地反映评价目标，便于比较和分析。

6. 影响　即一项卫生服务计划的实施对社会、经济、卫生发展和居民健康的贡献和影响，或对其结果的可持续性做出评价。

二、卫生服务综合评价指标的筛选原则

科学合理地构建卫生服务综合评价指标体系是实施评价工作的前提。开展综合评价，就需要能表达评价对象特征、水平的指标，这既是所有评价工作的基础，也是评价能否准确反映评价对象真实水平的关键。因此，对卫生服务的计划、实施进展和效果进行客观、正确、可靠、综合的评价，必须建立一套适宜的指标体系。综合评价指标体系所包含的指标既要能够较全面地反映卫生服务的整体状况，指标数量又要尽量少而精，以免增加评价的难度和复杂性。为此，需采用专家咨询方法和数理统计方法，从众多的指标中筛选出有代表性的指标。

筛选评价指标时，通常需满足以下要求。

1. 重要性和实用性　要求所选指标是较为公认的重要而又实用的指标，能反映某些方面的情况。

2. 有效性　要求所选指标能确切反映评价目标的内容和实现的程度，一般可根据实际情况和经验进行判断。

3. 特异性　要求所选指标有其特点，能从一定角度有针对性地反映某个方面的信息，而不能被其他指标所取代。

4. 敏感性　要求所选指标灵敏，好区分，能迅速识别事物的变化。

5. 代表性　要求所选指标包含的信息量大，能在一定程度上反映其他指标（如落选指标）的信息。

6. 可靠性　要求所选指标能真实反映实际情况。

7. 可获得性　要求所选指标容易获得，并尽可能充分利用常规登记报告资料。

到目前为止，综合评价的方法虽较多，评价的范围和指标也不尽相同，但各种评价的实质都是将反映评价对象各个组成部分的代表性指标有机结合起来，进行比较分析、综合评价。

三、卫生服务综合评价模式

卫生服务研究的目的不仅要了解居民利用卫生服务的数量和质量，还要研究卫生服务需要、卫生资源和卫生服务利用三者之间的关系，分析“供求矛盾”的现况及其变动趋势，以此作为宏观调控、配置卫生资源的决策依据。WHO 曾对美国、加拿大、阿根廷、英国、

荷兰、芬兰、南斯拉夫 7 个国家 12 个地区的卫生服务进行了综合评价，并提出了一个值得借鉴的综合评价模式（表 5-23）。其基本思路是将人群健康需要、卫生服务利用和卫生资源三个方面有机联系起来，以人群健康需要量、卫生服务利用量和卫生资源投入量三类指标的平均数作为划分高低的标准，组成 8 种组合，以此对一个国家或地区的卫生服务状况进行综合评价，为制订卫生服务发展规划、合理配置卫生资源提供参考依据。

表 5-23　卫生服务综合评价模式

卫生服务利用	高需要		低需要	
	高资源	低资源	高资源	低资源
高	A 型（平衡型）	B 型	E 型	F 型
	资源分配适宜	资源利用率高	过度利用	资源利用率高
低	C 型	D 型	G 型	H 型（平衡型）
	资源利用率低	资源投入低	资源投入过度	资源分配适宜

A 型：人群卫生服务需要量大，卫生资源投入充足，卫生服务利用量大，三者之间在高水平状态下保持相对平衡。B 型：人群卫生服务需要量大，卫生资源投入不足，卫生服务利用量大，低资源与高需要不相适应。由于资源利用紧张，通过提高利用率保持平衡，但不能持久，应向 A 型转化。C 型：人群卫生服务需要量大，卫生资源投入充足，卫生服务利用量小，需研究人群卫生服务利用的障碍因素，提高卫生服务的效益。D 型：人群卫生服务需要量大，卫生资源投入不足，卫生服务利用量小，不能充分满足人群卫生服务需要，应增加卫生资源投入，提高卫生服务利用量，以适应人群卫生服务需要。E 型：人群卫生服务需要量小，卫生资源投入充足，卫生服务利用量大，很可能存在人群过度利用卫生服务、浪费卫生资源的情况。F 型：人群卫生服务需要量小，卫生资源投入不足，卫生服务利用量大，虽然服务效益良好，但建立在低资源与人群的低卫生服务需要相适应的基础上。G 型：人群卫生服务需要量小，卫生资源投入充足，卫生服务利用量小，卫生资源投入过度，应向 H 型转化。H 型：人群卫生服务需要量小，卫生资源投入不足，卫生服务利用量小，三者之间在低水平状态下保持相对平衡

第九节　疾病经济负担计算与评价

疾病、伤残会导致人们的身心与躯体负担，也会产生经济压力，造成因病致病和因病返贫。疾病负担是指疾病、伤残（失能）和过早死亡对健康和社会造成的总损失。这种损失包括经济上的损失、生活质量的恶化和生命年的损失。疾病负担是用来研究疾病和健康状况的一种社区诊断方法，是将早亡造成的损失与由于疾病、伤残（失能）造成的健康损失结合起来考虑的疾病对社会造成的总损失。疾病负担包括疾病流行病学负担和疾病经济负担。在疾病的流行病学方面，死亡人数、伤残人数和患病人数等绝对数指标是描述和反映健康状况与水平的常规指标；发病率、伤残率、患病率、死亡率等相对数指标可以用来比较不同特征人群疾病分布的差异；健康调整寿命年、伤残调整寿命年、与健康有关的生存质量和减寿年限等综合指标作为各种不同疾病造成的负担之间架起相互比较的测量指标。疾病的经济负担包括保健的成本、社会、工作单位、雇主、家庭和个人支出的疾病成本，反映疾病给个人、家庭和社会带来的直接疾病经济负担、间接经济负担和无形疾病经济负担。

疾病一旦发生就需要利用医疗服务（如诊断、治疗、康复等）和支付有关医疗费用；疾病也会损失劳动、学习能力和损失时间，同时还会影响人们的生活质量，从而产生疾病经济负担。

疾病经济负担（economical burden of disease）是由于发病、伤残（失能）和过早死亡

给病人本人、家庭及社会带来的经济损失和由于预防及治疗疾病所消耗的经济资源。疾病经济负担是针对人群由于疾病所引起的经济耗费或经济损失进行测算和分析，从而从经济层面研究或比较不同疾病对人们健康的影响。按疾病对社会与人们的影响，疾病经济负担可分为直接疾病经济负担、间接疾病经济负担和无形疾病经济负担。

直接疾病经济负担是指由于预防和治疗疾病所直接消耗的经济资源。直接疾病经济负担包括直接医疗经济负担和直接非医疗经济负担两个部分。直接医疗经济负担是指在医药保健部门购买卫生服务所消耗的经济资源，主要包括门诊费（如挂号费、检查费、处置费、诊断费、急救费等）、住院费（如手术费、治疗费等）和药费，以及其他防治疾病的费用；直接非医疗经济负担是指在非卫生保健部门所消耗的经济资源，或在治疗疾病过程中支持性活动的费用和疾病导致的财产损失，包括和疾病有关的营养费、交通费、住宿费、膳食费、陪护费和财产损失费等。

间接疾病经济负担是指由于发病、伤残（失能）和过早死亡给病人本人、家庭及社会带来的时间及劳动力损失而导致的经济负担。间接疾病经济负担是疾病使有效劳动力损失而导致的经济负担，具体包括：①因疾病、伤残和过早死亡所损失的劳动工作时间；②由于疾病和伤残导致个人工作能力和效率降低而造成的损失；③病人的陪护人员损失的劳动工作时间；④疾病和伤残对于病人本人及其家属造成的沉重的精神损失等。

无形疾病经济负担是指病人及其亲友因病在心理、生理和生活上遭受的痛苦、忧虑和不便、悲哀、社会隔离等生活质量低下而产生的无形损失。迄今为止，成功地对疾病无形经济损失进行衡量的研究并不多，可能的原因是对生活质量指标的确定和资料的收集有困难，同时对生活质量用货币来表示也不容易。

一、疾病经济负担测量指标

疾病经济负担测量指标是疾病经济负担测算的基础数据，主要包括以下指标。

（一）伤残/（失能）指标

病残率是测量人群中因各种原因致残发生的频率，可用来描述人群健康状况。

$$病残率=\frac{病残人数}{调查人数}\times k(k=100\%,1000‰)$$

$$某病病残率=\frac{某病病残人数}{调查人数}\times k(k=100\%,1000‰)$$

失能权重（disability weight，DW）是衡量疾病负担的重要参数。至2016年10月，全球疾病负担（GBD）公布的2015版失能权重体系，已开展了310种疾病和失能、2619种后遗症及79种危险因素的失能权重测算，其研究途径和测算方法已公开发布，国际上应用失能权重值来表示不同疾病对人群损失的严重程度（表5-24）。

表5-24 WHO 2015版糖尿病失能权重标准

后遗症	失能权重及可信区间
无并发症糖尿病	0.049（0.031，0.072）
糖尿病神经病变	0.133（0.089，0.187）

续表

后遗症	失能权重及可信区间
糖尿病足	0.133（0.089，0.187）
截肢（经治疗）	0.133（0.089，0.187）
截肢（未治疗）	0.133（0.089，0.187）
糖尿病轻度眼病	0.031（0.019，0.049）
糖尿病重度眼病	0.184（0.125，0.258）
失明	0.187（0.124，0.260）

（二）时间指标

病人因病休工、休学或者早死带来的工作、学习及生命方面的时间损失，是测算疾病间接经济负担的基础。

$$2周患病持续天数=\frac{某人群调查前2周患病持续总天数}{调查人数}$$

$$2周患病休工（休学）天数=\frac{某人群调查前2周患病休工（休学）天数}{调查人数}$$

我国第五次卫生服务调查报告显示，2013 年我国居民每千人 2 周患病天数为 2237 日，比 2008 年增加了 700 日，每千人 2 周患病休工天数为 141 日，休工率为 2.30%，高于 2008 年的相关数值（90 日，1.66%）；每千人 2 周患病休学天数为 24 日，休工率为 0.57%，低于 2008 年的相关数值（44 日，1.31%）。

（三）生命质量指标

1. 潜在减寿年数（potential years of life lost，PYLL） 是 1982 年由美国疾病控制中心提出的，是指疾病造成的实际死亡年龄与该年龄组人群的预期寿命之差的总和。通过估算不同疾病死亡者总的减寿年数，继而估算疾病带来的劳动者工作日的损失。PYLL 主要用于评价疾病对人群健康影响的程度，能够消除死亡率年龄构成的不同对预期寿命损失的影响。

$$\text{PYLL}=\sum_{i=1}^{e}a_i d_i$$

式中：e 为预期寿命（岁）；i 为第 i 年龄组（取组中值）；a 为第 i 年龄组剩余年龄；d 为第 i 年龄组的死亡人数。

2013 年全球疾病负担报告结果显示我国 PYLL 的前 10 位疾病为脑卒中、缺血性心脏病、道路交通伤害、慢性阻塞性肺疾病（COPD）、肺癌、肝癌、胃癌、先天性疾病、下呼吸道感染和肝硬化。

2. 质量调整生命年（quality adjusted life year，QALY） 该指标是一种健康状况和寿命质量的正向综合测量指标，一个 QALY 反映一个健康生存年。对一些慢性病或具有死亡威胁的疾病进行干预时，可以采用 QALY 来评价（表 5-25）。

$$\text{QALY}=\sum_{i=1}^{n}w_i y_i$$

式中：w_i 表示权重（效用值）；n 表示功能状态数；y_i 表示各状态下生存年数。

表 5-25　某地人群的质量调整生存年数

功能状态	效用（w_i）	生存年数（y_i）	w_iy_i
住院	0.33	0.80	0.264
长期活动受限	0.57	7.70	4.898
暂时活动受限	0.88	2.70	2.438
完好	1.00	59.04	59.04
合计		70.24	66.14

3. 伤残调整生命年　为了更加客观、准确地评价疾病，需要从死亡、发病、致残、疾病的流行病学一级经济损失等多方面对疾病的危害程度进行全方位的综合评价。世界银行和 WHO 的有关专家经过多年研究，于 1993 年提出了一个全新的综合指标，即伤残调整生命年（disability adjusted life year，DALY），该指标综合考虑了死亡、发病、疾病严重权重、年龄相对重要性权重及时间偏好率（贴现率）等因素，是综合评价各种非致死性健康结果（包括各种伤残状态）与早死的效用指标。该指标可用于不同地区、不同对象、不同病种之间的比较，帮助确定优先重点；可用于成本效用分析和疾病负担的排序。一个个体 DALY 损失的一般计算公式为

$$\mathrm{DALY}=\mathrm{YLL}+\mathrm{YLD}=\int_{X=a}^{x=a+L} DC_{xe}^{-\beta x}e^{-r(x-a)}\mathrm{d}x$$

式中：x 表示年龄；a 表示发病年龄；L 表示残疾（失能）持续时间或早死损失时间；D 表示残疾（失能）权重（0～1）。例如，早逝=1；$DC_{xe}^{-\beta x}$ 表示不同年龄的生存时间，一般 C=0.1658；r 表示贴现率，一般取 3%；$e^{-r(x-a)}$ 表示连续贴现函数；β 表示年龄权重函数的参数（一般取值为 0.04）。

2015 年 8 月 27 日《柳叶刀》发表的一项研究，谈到了 2013 年全球疾病负担研究（GBD2013）数据中的年龄别死亡率、早死损失寿命年（YLL）、伤残损失寿命年（YLD），计算 188 个国家 1990 年、2000 年、2005 年、2010 年和 2013 年的伤残调整生命年的变化。

二、疾病经济负担测算方法

（一）疾病直接经济负担测算

1. 自下而上法　是根据疾病的平均治疗成本与疾病发病率（患病率）的乘积来计算疾病直接经济负担。通常利用不同卫生服务种类的平均费用乘以相应卫生服务利用次数来获得平均治疗成本。

（1）疾病直接医疗负担：按照下列公式测算。

$$\mathrm{DMC}_i=[\mathrm{PH}_i\times\mathrm{QH}_i+\mathrm{PV}_i\times\mathrm{QV}_i\times26+\mathrm{PM}_i\times\mathrm{QM}_i\times26]\times\mathrm{POP}$$

式中：DMC 表示直接医疗负担；PH 表示每次住院治疗平均费用；QH 表示 12 个月内人均住院治疗次数；PV 表示每次门诊平均费用；QV 表示 2 周内人均门诊次数；PM 表示每次自我医疗平均费用；QM 表示 2 周人均自我医疗次数；POP 表示某年平均人口数。

（2）疾病直接非医疗负担：按照下列公式测算。

$$\mathrm{NDMC}_i=[\mathrm{PHI}_i\times\mathrm{QH}_i+\mathrm{PVI}_i\times\mathrm{QV}_i\times26+\mathrm{PMI}_i\times\mathrm{QM}_i\times26]\times\mathrm{POP}$$

式中：NDMC 表示直接非医疗负担；PHI 表示每次住院治疗用于交通、营养伙食和陪

护人费用；PVI 表示每次门诊用于交通和其他非医疗费的费用；PMI 表示每次自我医疗用于交通和其他非医疗费的费用，其他含义和上式相同。

2. 自上而下法 又称为流行病学归因法，用于测量归因于某危险因素暴露的经济负担。按照下列公式计算人群归因分值（population attributable fraction，PAF）。

$$\mathrm{PAF}=\frac{P(\mathrm{RR}-1)}{P(\mathrm{RR}-1)+1}$$

式中：P 表示疾病患病率；RR 表示相对危险度。

获得人群归因分值后，将人群归因分值与某病的直接经济负担相乘，即可获得归因于某危险因素的疾病经济负担；或根据全国或地区的总医疗费用，将其按照一定标准分配到患病人群中，从而获得疾病的总费用和例均费用。

3. 分步模型法 国内较多应用的四步模型法是对门诊利用和门诊费用、住院利用和住院费用建立测算模型。推算方法如下所述。

（1）年门诊医药费用：

$$\text{年门诊医药费}=\sum(\text{次均就诊医药费用}\times 2\text{周就诊率}\times\text{年龄组就诊率}\times\text{年龄组人口数}\times 26)$$

（2）年住院医药费用：

$$\text{年住院医药费用}=\sum(\text{次均住院医药费用}\times\text{年住院率}\times\text{人口数})$$

（3）年门诊交通费用：

$$\text{年门诊交通费用}=\sum(\text{次均住院交通、营养、陪护费用}\times\text{年住院率}\times\text{年龄组人口数})$$

（4）年住院交通、营养、陪护费用：该类费用，具体明确，易于测量，可以从卫生机构收集，也可以从病人或其家属处收集。

4. 直接法 是通过调查得到疾病的例均直接经济负担，再结合地区人口、患病率等计算疾病总的直接经济负担。某病直接费用=年平均直接费用×患病率×人口数。各种疾病直接费用之和为总的疾病直接费用。

（二）疾病间接经济负担测算

1. 人力资本法 是根据病人损失时间而引起收入减少来测算间接经济负担。常用的折算方法有三种。

（1）用工作或市场劳动力价值测算：表示劳动者对社会贡献的大小，西方国家多采用该方法进行测算，我国采用工资总额或平均工资进行测算。

间接经济负担=年人均工资×损失工作人年数

损失工作人年数=人口期望寿命−死亡或残疾时间

（2）用人均国民收入或人均净产值测算：间接经济损失=误工日×人均国民收入÷365。

（3）用人均国民生产总值测算：目前较为合理的人力资本测算方法是以人均国民生产总值为基础，计算各疾病因残疾调整生命年（DALY）损失所带来的社会经济损失，可以按照下列公式计算。

间接经济损失=损失时间×人均国民生产总值

或

间接经济损失=人均国民生产总值×DALY×生产力权重

考虑到各年龄组生产力水平的不同给予一定的权重。0～14 岁生产力权重为 0.15；15～44 岁和 45～59 岁为社会财富的主要创造者，生产力权重分别为 0.75 和 0.80。60 岁及以上的老年人生产力权重减少到 0.10。

2. 支付意愿法　是通过询问病人为避免某种疾病或死亡的发生而愿意支付的最多费用。这种方法是在假定的情景下收集相关数据。该方法能够更加体现健康价值，包括生命时间、生命质量等。收集个人资料的方法有两种：①显示偏好法，即测量个体对健康结果支付意愿的方法，观察个体对有关健康危险因素所采取的行动，推测其用货币来唤起这些健康结果的意愿；②表达偏好法，利用调查表来调查个体的支付意愿。由于该方法是主观性极高的估计方法，一般会高估间接经济负担。

3. 磨合成本法　基本原理是：疾病或伤残导致产生损失的数量取决于组织恢复生产所花费的时间。磨合期是病人在等待他人接替工作期间造成生产时间损失的时间跨度，培训新人所消耗的上岗成本。磨合法用于估计病人患病后离开岗位到其他人完全胜任该项工作这一过程所产生的社会损失。该方法通过估计磨合期总量和磨合期间的生产损失价值或报酬正常所需成本来测算间接经济负担。由于该方法评价的是实际的生产力损失，认为疾病的间接成本只发生在磨合期内，因此通常会低估疾病间接经济负担。

（三）疾病无形经济负担测算

疾病无形经济负担也称为社会费用，其测算方法是将无形损失进行货币化表示。

1. 失能调整生命年（DALY）法　由 4 个方面构成：疾病死亡损失的健康生命年；伤残（失能）损失的健康生命年；健康生命年的年龄权重；健康生命年的贴现率。一个 DALY 定义为一个健康生命年的损失，具体计算是将疾病死亡损失的健康生命年和伤残（失能）损失的健康生命年综合，再通过年龄权重和贴现率加以调整。

2. 质量调整生命年（QALY）法　QALY 将健康结果进行赋值，完全健康为 1，死亡为 0。QALY 损失由影响健康的疾病或伤残持续时间与严重程度来决定。疾病或伤残的等级有 8 类，痛苦等级有 4 类。

3. 支付意愿法　痛苦价值和生命质量损失的费用可被称为意愿支付费用或综合费用。通过询问人们愿意支付多少费用来避免潜在的疾病或伤残的可能性。

例如，李青等发表的《云南省农村居民四种常见慢性病经济负担及其与肥胖的关系研究》一文，采用二步模型法测算云南省农村居民（样本数 4979）的直接经济负担，采用人力资本法结合伤残调整生命年（DALY）测算居民的间接经济负担，并与归因危险度（PAR）相结合测算归因于全身性肥胖、中心性肥胖的疾病经济负担。在进行疾病经济负担测算时，测算了直接经济负担和间接经济负担两部分。人均疾病经济负担=人均直接经济负担+人均间接经济负担，总疾病经济负担=当地总人口数×疾病患病率×人均疾病经济负担。人口和国内生产总值数据由云南省统计局提供，死亡数据来源于当地疾病预防控制中心 2014 年的全死因死亡登记报告资料。其中直接经济负担采用二步模型法测算，收集病人近 1 年因糖尿病、高血压、冠心病、脑卒中 4 种常见慢性病在卫生部门消耗的直接医疗费用，包括门诊费、住院费、药费，以及在非卫生部门消耗的经济资源，如交通费、营养费、住宿费；间接经济负担采用人力资本法结合伤残调整生命年 DALY 测算，计算公式为：人均间接经济负担=当地人均 GDP×疾病的 DALY×生产力权重（2014 年云南省的人均 GDP 为 27368.9 元，生产力权重为 0.5）。DALY =死亡损失健康生命年（YLL）+残疾损失健康生命年（YLD）。YLD=P×伤残权重（DW），其中 P 为 4 种常见慢性病的各自患病率，DW 采用全球疾病负担研究中的权重值，糖尿病为 0.033、冠心病为 0.395、脑卒中为 0.258、高血压为 0。肥胖的归因危险度（population attributable risk，PAR），测算 PAR 的计算公式为

$$\text{PAR} = \frac{P(\text{OR}-1)}{P(\text{OR}-1)+1}$$

式中：P 为肥胖患病率；OR 为相对危险度。归因于肥胖的 4 种常见慢性病经济负担=PAR×该疾病的疾病经济负担，据此得到的结果如表 5-28。

表 5-28　4 种常见慢性病的疾病经济负担及其归因于肥胖的疾病经济负担

慢性病	人均疾病经济负担（元）		归因于全身性肥胖的经济负担（元）		归因于中心性肥胖的经济负担（元）	
	直接经济负担	间接经济负担	直接经济负担	间接经济负担	直接经济负担	间接经济负担
高血压	6634.6	32.8	8127.3	40.3	34194.5	175.7
糖尿病	9054.9	71.2	6825.2	51.4	10613.5	82.6
冠心病	8948.4	321.6	3383.6	108.1	3159.9	72.5
脑卒中	15898.5	288.7	2688.3	51.9	3114.6	62.4

参 考 文 献

卜良辉，2009. 慢性前列腺炎患者生活质量量表的研究. 长沙：湖南中医药大学.
曹静静，2012. 慢性丙型肝炎中医生存质量量表的研究与验证. 南京：南京中医药大学.
陈荣明，2007. 失眠症中医生存质量量表的研制. 广州：广州中医药大学.
陈树彤，冼利青，2012. 对影响病人满意度相关因素的医学伦理思考. 医学与哲学（A），33（9）：25-27.
陈伟伟，隋辉，马丽媛，2016. 中国心脑血管病流行现况及防治进展. 心脑血管病防治，16（2）：79-83.
陈文，2017. 卫生经济学. 4 版. 北京：人民卫生出版社.
程晓明，2012. 卫生经济学. 3 版. 北京：人民卫生出版社.
邓梦筑，耿仁文，2013. 非医疗技术因素对门诊患者满意度的调查与分析. 中国医院管理，33（9）：35-37.
刁佳，2007. 中晚期肺癌患者中医生存质量量表（QOL-AL）的研究. 南京：南京中医药大学.
段勇，2010. 乡镇卫生院人力资源配置标准研究. 长沙：中南大学.
方爱珍，英立平，姜凤梅，2007. 医疗服务满意度问卷调查的调查方式及质量控制. 中国卫生事业管理，23（2）：87-88，140.
方积乾，2000. 生存质量测定方法及应用. 北京：北京医科大学出版社.
冯文，林明健，周子君，等，2003. 三城市居民对民营医疗门诊服务的绩效评价. 中华医院管理杂志，19（9）：532-536.
符琼方，2007. 帕金森病中医生存质量量表的初步考评. 广州：广州中医药大学.
付振涛，王媛媛，郭晓雷，等，2017. 2012 年山东省居民伤害死亡状况及潜在减寿年数分析. 中国卫生统计杂志，34（2）：236-238.
高鹏，2014. 急性心肌梗死中医临床疗效评价生命质量量表的开发. 北京：北京中医药大学.
龚向光，胡善联，2005. 各省、市、区卫生资源配置标准的比较研究. 中国卫生经济，24（3）：67-69.
顾海，2008. 城镇居民医疗顾客满意度指数的实证研究.南京社会科学，5（3）：102-107.
郭良芬，2008. 鼻咽癌患者生存质量量表的初步研制. 广州：广州中医药大学.
国超，2011. 变应性鼻炎生活质量量表初步探索. 南京：南京中医药大学.
何敏媚，何闽江，崔斌，2010. 疾病经济负担研究进展.中国老年学，30（18）：2700-2702.
和沛森，吴群红，郝艳华，等，2011. 全球疾病负担测算指标：伤残调整生命年的探讨. 中国卫生经济，30（10）：78-79.
侯胜田，张永康，2012. 患者满意度测评在中国医院管理中的应用与问题. 中国医院管理，32（5）：35-36.
侯胜田，张永康，2012. 基于管理改进视角的医院患者满意度测评研究. 中国医院管理，32（8）：45-48.
胡广宇，谢学勤，2012. 健康期望寿命指标分类及评价比较. 中国社会医学杂志，29（3）：149-151.
胡学军，张伯礼，蔡光先，2006. 中风病患者生存质量量表的研制与考评. 中医药学刊，24（9）：1638-1640.
黄鹏，2010. 湖南浏阳农村慢性病疾病负担综合评价模型的构建及其实证研究. 长沙：中南大学.
姬军生，2004. 病人满意度调查是医疗质量考评的重要内容.中华医院管理杂志，20（1）：49-50.
纪颖，2008. 患者满意度测评的困境分析. 中华医院管理杂志，24（7）：437-440.
金金，2011. 慢性心衰中西医结合生存质量量表的研究及应用. 北京：北京中医药大学.
李冬艳，2010. 农村子宫肌瘤筛查方案的卫生经济学评价及经济可行性研究. 大连：大连医科大学.
李慧，梁伟雄，2008. 中医中风生存质量量表的研究编制（1）——量表的建立. 辽宁中医杂志，35（3）：376-378.
李相荣，汤榕，张晨曦，等，2018. 我国卫生总费用影响因素分析. 卫生软科学，32（1）：50-53，58.
李振华，黄拓，刘玉欢，等，2015. 严重原发性骨质疏松症患者中医生存质量量表的构建策略. 中国中医药现代远程教育，13（24）：15-17.
李稚，陆志军，1994.《1993 年世界发展报告》评介——写在中国医疗保障制度重构之际.管理世界，（4）：215-216.
厉传琳，陈英耀，2006. 病人满意度调查问卷研制初探.中华医院管理杂志，22（7）：472-475.
廖慧群，曾新宇，任裕谦，等，2010. 深圳市某区医院门诊病人满意度及影响因素分析. 中国卫生统计，27（4）：375-376.
刘飞跃，肖水源，曾望军，等，2012. 卫生人力资源需求预测方法学研究——基于卫生人力规划的视角. 中国卫生事业管理，29（12）：887-890，912.
刘凤斌，赵利，郎建英，等，2007. 中华生存质量量表的研制. 中国组织工程研究，11（52）：10492-10495.
刘鸿宇，2017. 卫生人力规划和预测：框架、国际经验与启示. 中国医院管理，37（11）：94-97.
刘铭山，2005. 慢性盆腔炎生存质量量表的初步建立. 广州：广州中医药大学.
刘宁，2009. 建立痤疮患者中医生活质量量表的研究. 长沙：湖南中医药大学.
刘韫宁，刘江美，殷鹏，等，2015. 1990 年与 2010 年中国恶性肿瘤疾病负担研究. 中华预防医学杂志，49（4）：309-314.
卢广均，2011. 慢性荨麻疹中医生活质量量表的研究. 长沙：湖南中医药大学.
陆远，2014. 过敏性紫癜性肾炎中医生存质量量表的初步编制. 南京：南京中医药大学.
吕繁，曾光，2001. 疾病负担评价的理论框架及其发展. 中华流行病学杂志，22（4）：25-27.

孟庆跃，2013. 卫生经济学. 北京：人民卫生出版社.
庞琳，金水高，宋桂德，2000. 疾病社会负担测量方法探讨及其意义. 中华预防医学杂志，34（4）：27-29.
容丽辉，张涛，熊焰，等，2015. 慢性肝病中医生命质量量表的研制. 湖南中医药大学学报，35（11）：56-60.
石景芬，龚永，李元峰，等，2015. 门诊患者满意度测评量表研制及实证研究. 中国卫生事业管理，32（4）：262-265.
宋群利，2006. 肾内科生存质量量表研制、评价及临床初步应用. 广州：广州中医药大学.
孙燕，2012. 变应性鼻炎中医生活质量量表再探索. 南京：南京中医药大学.
万崇华，2007. 癌症患者生命质量测定与应用. 北京：科学出版社.
王畅，2006. 建立银屑患者生存质量量表的研究. 长沙：湖南中医药大学.
王琤琤，郭继志，于长海，2011. 社区卫生服务患者满意度评价引入第三方的评价分析研究. 中国卫生事业管理，28（10）：732-734.
王富珍，齐亚莉，李辉，2003. 疾病负担研究的方法学进展——疾病负担综合评价. 疾病控制杂志，7（6）：537-539.
王海鹏，孟庆跃，2012. 基层卫生人员工作时间分布研究. 中国初级卫生保健，26（323）：4-6.
王浩，2012. 结直肠癌术后中医生存质量量表的研制. 广州：广州中医药大学.
王建凯，2006. 膝骨性关节炎中医生存质量量表的制定及临床观察研究. 广州：广州中医药大学.
王黎君，刘韫宁，刘世炜，等，2015. 1990 年与 2010 年中国人群伤害疾病负担分析. 中华预防医学杂志，49（4）：321-326.
王伟，2009. 冠心病中西医结合生存质量量表的研制及考评. 广州：广州中医药大学.
王义国，张启明，王永炎，等，2007. “中医生存质量自评量表”的评价. 山东中医药大学学报，31（3）：182-185.
卫生部统计信息中心，2009. 2008 中国卫生服务调查研究：第四次家庭健康询问调查分析报告. 北京：中国协和医科大学出版社.
魏颖，杜乐勋，1998. 卫生经济学与卫生经济管理. 北京：人民卫生出版社.
温全衡，纪春明，2007. 基于患者满意度调查的医患关系研究.科学学与科学技术管理，12（S1）：201-203.
吴妮娜，吕兆丰，王晓燕，等，2015. 北京远郊区县社区卫生服务机构人力配置标准研究. 中国全科医学，18（8）：2638-2640.
向亚平，陈立明，杨志波，等，2010. 白癜风患者中医生存质量量表的研究. 湖南中医药大学学报，30（1）：56-59.
肖欣，2009. 带状疱疹后遗神经痛患者中医生活质量量表的研究. 长沙：湖南中医药大学.
辛莉，2008. 维持性血液透析患者中医生存质量表的研制、评价及临床初步应用. 广州：广州中医药大学.
新颖，周脉耕，李镒冲，等，2015. 1990 年和 2010 年中国糖尿病的疾病负担研究. 中国慢性病预防与控制，23（12）：904-907.
胥昊，2008. 慢性乙肝患者中医生存质量量表（QOL-CHB）研制. 南京：南京中医药大学.
徐勇，赵露，吴婵，等，2017. 健康期望寿命的应用与发展. 公共卫生与预防医学，28（1）：81-86.
徐张燕，张敏，崔亚萍，等，2013. 疾病负担研究的发展与应用. 中国肿瘤，22（8）：638-643.
严慧萍，苏小强，严祥，等，2011. 出院患者满意度测评工具的研制.中国医院管理，31（12）：72-73.
杨玲，段培蓓，2015. 基于德尔菲法构建具有中医特色的溃疡性结肠炎生存质量量表研究. 护理研究，25（2）：3099-3103.
杨平，古丽巴哈尔·卡德尔，谢慧玲，2008. 患者满意度测评方法研究. 现代医学，36（2）：145-147.
杨铮，陆金根，花永强，等，2013. 基于中医理论胃癌生活质量评价量表研制. 中国公共卫生，29（7）：960-964.
杨志波，刘娟，刘翔，等，2008. 建立慢性湿疹中医生存质量量表的初步研究. 中医药导报，14（8）：1-5.
姚水才，2004. 市场经济条件下实施区域卫生规划的思考.中国卫生经济，13（9）：41-43.
于德华，张一奇，吴绍敏，等，2007. 现代医学人文服务体系的构建. 中国医院，11（3）：58-60.
于长禾，孙亚男，何丽云，等，2016. 中医普适性生活质量量表的系统评价. 中华中医药杂志，31（2）：432-437.
宇传华，崔芳芳，2014. 全球疾病负担研究及其对我国的启示. 公共卫生与预防医学，25（2）：1-5.
宇传华，罗丽莎，李梅，等，2016. 从全球视角看中国脑卒中疾病负担的严峻性.公共卫生与预防医学，27（1）：1-5.
张国新，2016. 2008—2012 年北京市平谷区南独乐河镇居民死因顺位分析. 中国老年保健医学，14（1）：11-13.
张慧，2012. 肝硬化中医生存质量量表的研究与考核. 南京：南京中医药大学.
张洁，钱序，陈英耀，2005. 疾病负担研究进展. 中国卫生经济，24（5）：69-71.
张露，沈洪，段培蓓，等，2015. 具有中医特色的溃疡性结肠炎生存质量量表的研制. 世界科学技术-中医药现代化，17（12）：2598-2602.
张明利，魏俊英，吴毓敏，等，2010. HIV/AIDS 生存质量量表（HIV/AIDSQOL-46）. 中医学报，25（4）：599-601
张柠，孙冬悦，周海清，2011. 大型综合性医院门诊患者满意度影响因素分析. 中国医院，15（10）：25-27.
张玮，张丽娟，姚培芬，等，2015. 慢性乙型肝炎患者中医生存质量量表（测试版）的信效度检验. 中西医结合肝病杂志，25（2）：118-123.
张远兰，王文艳，2007. 门诊病人满意度的影响因素分析.护理管理杂志，7（9）：35-36，38.
赵明利，宋葆云，2013. 住院患者满意度指标体系的构建. 中国护理管理，3（13）：29-32.
郑静，凌莉，张福林，等，2004. 门诊病人满意度的测量和评价.中华医院管理杂志，20（6）：372-374.
钟霞，2009. 特应性皮炎中医生活质量量表的研究. 长沙：湖南中医药大学.
周梅花，2008. 银屑病中医生存质量量表的初步建立. 广州：广州中医药大学.
周亚男，张军平，2010. 病毒性心肌炎生活质量量表的研制. 中华中医药学会心病分会全国第十二次学术年会.
朱明芳，任群，谭清文，等，2010. 建立斑秃中医生活质量量表的初步研究. 湖南中医药大学学报，30（9）：149-151.
朱婷，毛静远，2008. 中医特色冠心病生存质量量表的制定及考评. 辽宁中医杂志，35（6）：854-855.

朱燕波，2010. 生命质量（QOL）测量与评价. 北京：人民军医出版社.

宗欣，孙利华，2012. 成本效果阈值确定方法：灵活预算背景. 中国卫生经济，31（3）：70-72.

Annalisa Malgieri，PAOLO Michelutti，MICHEL Van Hoegaerden，2015. Handbook on health workforce planning methodologies across EU Countries. World Health Programme of the European Union.

Bain GH，Lemmon H，Teunisse S，et al，2003. Quality of Life in healthy old age：relationships with childhood IQ，minor psychological symptoms and optimism. Social psychiatry and psychiatric epidemiology，38（11）：632-636.

Baker R，1990. Development of a questionnaire to assess patients satisfaction with consultations in generl practice. British Journal of General Pracice，40（341）：487-490.

Bayle B，Kemoun G，Migaud H，et al，2000. Comparison of two modes of administration of a personalized quality of life scale in a longitudinal study of total hip arthroplasty. Joint，bone，spine：revue du rhumatisme，67（2）：101-106.

Beaumont JG，Kenealy PM，2004. Quality of life perceptions and social comparisons in healthy old age . Ageing and Society，24（5）：755-770.

Becker G，Merk CS，Meffert C，et al，2014. Measuring individual quality of life in patients receiving radiation therapy：the SEIQoL-Questionnaire. Qual Life Res，23（7）：2025-2030.

Beinhardt U，Cheng T，2000.World Health Report 2000.Health Systems：Improving performance. Bull World Health Organ，78（8）：1064.

Bradley C，Todd C，Gorton T，et al，1999. The development of an individualized questionnaire measure of perceived impact of diabetes on quality of life：the ADDQoL. Qual Life Res，8（1-2）：79-91.

Browne JP，O'Boyle CA，McGee HM，et al，1997. Development of a direct weighting procedure for quality of life domains. Quality of life Research，6（4）：301-309.

Browne JP，O'Boyle CA，McGee HM，et al，1994. Individual quality of life in the healthy elderly. Quality of life Research，3（4）：235-244.

Callaghan BG，Condie ME，2003. A post-discharge quality of life outcome measure for lower limb amputees：test-retest reliability and construct validity. Clinical rehabilitation，17（8）：858-864.

Camfield L，Ruta D，2007. 'Translation is not enough'：using the Global Person Generated Index（GPGI）to assess individual quality of life in Bangladesh，Thailand，and Ethiopia. Qual Life Res，16（6）：1039-1051.

Camilleri-Brennan J，Ruta DA，2002. Patient generated index：new instrument for measuring quality of life in patients with rectal cancer. World journal of surgery，26（11）：1354-1359.

Carr AJ，Higginson IJ，2001. Are quality of life measures patient centred?. BMJ，322（7298）：1357-1360.

Carrhill RA，2002. The measurement of patient satisfaction.Journal of Public Health Medicine，16（14）：23-29.

Centers for Disease Control and Prevention，1992. Years of potential life lost before ages 65 and 85-United States，1989-1990. Morbidity and Mortality Weekly Report，41（18）：313-315.

Chio A，Gauthier A，Montuschi A，et al，2004. A cross sectional study on determinants of quality of life in ALS. Journal of Neurology，Neurosurgery&Psychiatry，75（11）：1597-1601.

Clarke S，Hickey A，O'Boyle C，et al，2001. Assessing individual quality of life in amyotrophic lateral sclerosis. Quality of Life Research，10（2）：149-158.

Dewdney J，2001. WPRO/RTC Health workforce planning workbook. Sydney：Centre for Public Health，University of New South Wales.

Dijkers MP，2003. Individualization in quality of life measurement：instruments and approaches. Arch Phys Med Rehabil，84（4 Suppl 2）：S3-S14.

Dorothea MGNK，et al，2011. Who's behind an HCAHPS Score?. The Joint Commission Journal on Quality and Patient Safety，37（10）：461-468.

Dozier AM，Kitzman HJ，Ingersoll GL，et al，2001. Development of an instrument to measure patient perception of the quality of nursing care.Res. Nurs. Health，24（6）：506-517.

Fegg M J，Wasner M，Neudert C，et al，2005. Personal values and individual quality of life in palliative care patients.Journal of Pain and Symptom Management，30（2）：154-159.

Fisk TA，Brown CJ，Cannizzaro KG，et al，1990. Creating patient satisfaction and loyalty. Journal of health care marketing，10（2）：5-15.

GBD Causes of Death Collaborators，2017. Global，regional，and national age-sex specific mortality for 264 causes of death，1980-2016：a systematic analysis for the Global Burden of Disease Study. Lancet，390（10100）：1151- 1210.

GBD DALYs，HALE Collaborators，2017. Global，regional，and national disability-adjusted life-years（DALYs）for 333 diseases and injuries and healthy life expectancy（HALE）for 195 countries and territories，1990—2016：a systematic analysis for the Global Burden of Disease Study 2016. Lancet，390（10100）：1260.

Godfrey C，2001. Economic evaluation of health promotion. Who Regional Publication European，2001（92）：149-170.

Goldstein LH，Atkins L，Leigh PN，2002. Correlates of quality of life in people with motor neuron disease（MND）.Amyotrophic Lateral Sclerosis，3（3）：123-129.

Hagopian A，Mohanty MK，Das A，et al，2011. Applying WHO's'workforce indicators of staffing need（WISN）method to calculate the health worker requirements for Indias maternal and child health service guarantees in Orissa State.Health policy and planning，27（1）：11-18.

Hall TL，1998. Why plan human resources for health?. Human resources for health development journal，2（2）：77-86.

Haywood KL，Garratt AM，Dziedzic K，et al，2003. Patient centered assessment of ankylosing spondylitis-specific health related quality of life：evaluation of the Patient Generated Index. The Journal of rheumatology，30（4）：764-773.

Heimann P，Issakov A，2001. The essential health care technology package：A new WHO tool for planning and managing resources for health interventions. La Habana：Memorias il Congreso Latinoamericano de Ingenie ia Biomédica.

Herd RM，Tidman MJ，Ruta DA，et al，1997. Measurement of quality of life in atopic dermatitis：correlation and validation of two different methods. British Journal of Dermatology，136（4）：502-507.

Hornby P，2007. Exploring the use of the World Health Organization human resources for health projection model. Presented at the HRH Workforce Planning Workshop. Washington DC：World Health Organization.

Hyder AA，Rotllant G，Morrow RH，1998. Measuring the burden of disease：healthy life-years. Am J Pub Health，88（2）：196-202.

Jie L，2011. Research of Hospitalization Patient Satisfaction Based on Path Analysis，International Conference on Information，256（26-27）：460-463.

Joyce CRB，O'Boyle CA，McGee H，et al，1999. Individual Quality of Life：Approaches to Conceptualism and Assessment. Amsterdam：Harwood Academic Publishers.

Katikireddi SV，2017. Global，regional，and national incidence and prevalence，and years lived with disability for 328 diseases and injuries in 195 countries，1990-2016：a systematic analysis for the Global Burden of Disease Study 2016. Lancet，390（10100）：1211-1259.

Kominski GF，Simon PA，Ho A，et al，2002. Assessing the burden of disease and injury in Los Angeles County using disability-adjusted life years. Public Health Reports，117（2）：185.

Larsson IE，Sahlsten MJ，Segesten K，et al，2011. Gaston-Johansson. Patients' Perceptions of Nurses' Behaviour That Influence Patient Participation in Nursing Care：A Critical Incident Study. Nursing Research and Practice，27（4）：1-8.

Lee MA，Walker RW，Hildreth AJ，et al，2006. Individualized assessment of quality of life in idiopathic Parkinson's disease . Movement Disorders，21（11）：1929-1934.

Lexomboon D，Punyashingh K，2000. Supply projections for dentists，Thailand（2000-2030）. Human resources development journal，4（2）：1-13.

Licitra L，Mesia R，Keilholz U，2016. Individualised quality of life as a measure to guide treatment choices in squamous cell carcinoma of the head and neck. Oral ncol，52（11）：18-23

Martin F，Camfield L，Rodham K，et al，2007. Twelve years-experience with the Patient Generated Index（PGI）of quality of life：a graded structured review. Quality of Life Research，16（4）：705-715.

Mcgee HM，O'Boyle CA，HickeyA，et al，1991. Assessing the quality of life of the individual：the SEIQoL with a healthy and a gastroenterology unit population. Psychological medicine，21（3）：749-759.

Mckenna MT，Michaud CM，Murray CJ，et al，2005. Assessing the burden of disease in the United States using disability-adjusted life years. American Journal of Preventive Medicine，28（5）：415-423.

Mcquide PA，Kolehmainen-Aitken RL，Forster N，2013. Applying the workload indicators of staffing need（WISN）method in Namibia：challenges and implications for human resources for health policy. Human resources for health，11（1）：1.

Mitchell J，Bradley C，2004. Design of an individualized measure of the impact of macular disease on quality of life（the MacDQoL）.Qual Life Res，13（6）：1163-1175.

Montgomery C，Pocock M，Titley K，et al，2002. Individual quality of life in patients with leukaemia and lymphoma. Psycho-Oncology，11（3）：239-243.

Murray CJ，1994. Quantifying the burden of disease：the technical basis for disability-adjusted life years. Bulletin of the World Health Organization，72（3）：429.

O'Brien-pallas L，Baumann A，Donner G，et al，2001. Forecasting models for human resources in health care.Journal of advanced nursing，33（1）：120-129.

O'boyle CA，McGee HM，HickeyA，et al，1992. Individual quality of life in patients undergoing hip replacement.The Lancet，339（8801）：1088-1091.

Organization WH，1997. World health report：conquering suffering，enriching humanity. World Health Report，2（6）：248- 260.

Pan J，Liu GG，2012. The determinants of Chinese Provincial Government Health Expenditures：Urban Resident Basis Medical Insurance. Health Economics，21（7）：757-777.

Pascore GC，1983. Patient satisfaction in primary health care：a literature review and analysis. Evaluation and Program Planning，6（3-4）：185-210.

Rogut L，Newman LS，Cleary PD，1996. Variability in patient experiences at 15 New York City hospitals. Bulletin of the New York Academy of Medicine，73（2）：314-334.

Ruta DA，Garratt AM，Leng M，et al，1994. A new approach to the measurement of quality of life：the Patient-Generated Index. Medical care，32（11）：1109-1126.

Ruta DA，Garratt AM，Russell IT，1999. Patient centred assessment of quality of life for patients with four common conditions. Quality in Health Care，8（1）：22-29.

Reinhardt U，Cheng T，2000. World Health Report 2000 Health Systems：Improving Performance. Bull World Health Organ，78（8）：1064.

Sansone VA，Panzeri M，Montanari M，et al，2010. Italian validation of INQoL，a quality of life questionnaire for adults with muscle diseases. Eur J Neurol，17（9）：1178-1187.

Scheffler RM，Mahoney CB，Fulton BD，et al，2009. Estimates of health care professional shortages in sub- Saharan Africa by 2015.Health Affairs，28（5）：849-862.

Schwuebel V，1994. The DALY：an indicator for measuring disease burden. Rev Epidemiol Sante Publique，42（2）：183-184.

Symon A，MacDonald A，Ruta D，2002. Postnatal Quality of Life Assessment：Introducing the Mother-Generated Index.Birth，29（1）：40-46.

Symon A，MacKay A，Ruta D，2003. Postnatal quality of life：a pilot study using the Mother-Generated Index. Journal of Advanced Nursing，42（1）：21-29.

Thiel C，Landgrebe K，Knubben E，et al，2013. Contributors to individual quality of life after liver transplantation. Eur J Clin Invest，43（1）：11-19.

Tjoa A，Kapihya M，Libetwa M，et al，2010. Meeting human resources for health staffing goals by 2018：a quantitative analysis of policy options in Zambia. Human resources for health，8（1）：1.

Tully MP，Cantrill JA，2000. The validity of the modified patient generated index-a quantitative and qualitative approach. Quality of Life Research，9（5）：509-520.

United Nation，1993. Word development. New York：United Nations.

United Nations Millennium Project，2007. MDG needs assessment methodology：integrated health costing tool. New York：UNDP.

Vincent KA，Carr AJ，Walburn J，et al，2007. Construction and validation of a quality of life questionnaire for neuromuscular disease（INQoL）. Neurology，68（13）：1051-1057.

Waldron D，O'Boyle CA，Kearney M，et al，1999. Quality-oflife measurement in advanced cancer：assessing the individual. Journal of Clinical Oncology，17（11）：3603-3611.

Westerman M，Hak T，The AM，et al，2006. Problems eliciting cues in SEIQoL-DW：Quality of life areas in small-cell lung cancer patients.Qual Life Res，15（3）：441-449.

Wettergren L，Bjrkholm M，Axdorph U，et al，2004. Determinants of health-related quality of life in long-term survivors of Hodgkin's lymphoma. Quality of Life Research，13（8）：1369-1379.

Wettergren L，Kettis-Lindblad A，Sprangers M，et al，2009. The use，feasibility and psychometric properties of an individualised quality-of-life instrument：a systematic review of the SEIQoL-DW. Quality of Life Research，18（6）：737-746.

Wilkin D，Hallam L，Doggett M，1992. Measures of need and outcome for primary health care：Quality and Safety in Health Care，1（2）：143.

Woodcock A，Bradley C，Plowright R，et al，2004. The influence of diabetic retinopathy on quality of life：interviews to guide the design of a condition-specific，individualised questionnaire：the RetDQoL. Patient Educ Couns，53（3）：365-383.

World Health Organization，1997. The World Health Report.Geneva：World Health Organization.

World Health Organization，2008. WWPT：WPRO workforce projection tool，version 1.0. Manila：WHO Western Pacific Regional Office.

World Health Organization，2010. Models and tools for health workforce planning and projections. Geneva：World Health Organization.

World Health Organization，2010. Workload indicators of staffing need：user's manual. Geneva：World Health Organization.

World Health Organization，2016. Workload indicators of staffing need（WISN）：selected country implementation experiences . Geneva：World Health Organization.